Dr. med. Ulf Böhmig
DAS GROSSE BUCH
der **NATÜRLICHEN**
HEILKUNDE

W0011954

Orac

Meinen Freunden
cand. med. Walter Salmhofer, † 1953
Dr. med. Karl-Heinz Remschmidt, † 1960
gewidmet.

6. Auflage 1985
Die Illustrationen in diesem Buch
zeichnete Kurt Paul
ISBN 3-85368-888-8
Copyright © 1981 by Verlag ORAC, Wien
Alle Rechte vorbehalten
Schutzumschlag: Bronislaw Zelek
Lektorat: Leo Mazakarini
Technik: W. Menches
Gesamtherstellung: Wiener Verlag, Himberg bei Wien

Natürliche Heilkunde

Inhaltsverzeichnis

Wesen und Grenzen
der natürlichen Therapien

Natürliche Therapien im engeren Sinn entsprechen den angeborenen Verhaltensweisen bei Störungen des Wohlbefindens. Diese kann auch ein erkranktes Tier nützen, und es nützt sie tatsächlich.

In erster Linie handelt es sich dabei um Wasseranwendungen, um die Nutzung der Heilkräfte von Kräutern, um das Fasten und das Sich-ruhig-Verhalten, um wieder zu Kräften zu kommen. So sucht ein Reh, das sich am Lauf verletzt hat, eine kalte Quelle auf und betreibt gleichsam »Wasseranwendung«. Ein solches Tier hat Vinzenz Prießnitz beobachtet und dabei festgestellt, daß es nach dem »gezielten« Bad besser laufen konnte als zuvor. Dieses Erlebnis war für ihn mit ein Anlaß, seine Wassertherapie zu entwickeln.

Auch von Heilkräutern machen Tiere Gebrauch. Ein instinktives Begehren, ausgelöst durch das Auftreten einer Erkrankung, zwingt sie, etwas zu sich zu nehmen, was sie im Zustand völliger Gesundheit ablehnen würden. Es ist nicht der Nährwert, sondern der therapeutische Wert eines Krauts, eines Grases, einer Wurzel, der angestrebt und genutzt wird, gezielt und wohldosiert.

Ein Ziegenbock frißt bei gewissen Störungen seines Wohlbefindens bestimmte Schneisen ins Gras und kaut an bestimmten Blättern. Solch ein Tier hat Siegfried Lübke beobachtet und damit seine Kenntnis der Heilkräuter vertieft. Wild lebende Tiere, auch Fleischfresser, haben in ihrem jeweiligen Lebensraum eine ihren möglichen Krankheiten entsprechende Auswahl an Kräutern zur Verfügung, an die sie sich immer dann erinnern, wenn sie krank sind. So lange der Lebensraum in dieser Hinsicht intakt ist, wird das Tier gesünder leben, da das richtige Kraut zur richtigen Zeit verfügbar ist. Sein – fast unfehlbarer – Arzt, der Diagnosen stellt und Therapien verordnet, ist der *Instinkt*. Der gleiche Instinkt »verordnet« Ruhe, wenn diese angebracht ist, und er veranlaßt das Tier auch zum sinnvollen Fasten. Die Ursache dafür ist stets das gestörte Wohlbefinden; der Zweck: einen Heilverlauf zu fördern; das Ziel: Gesundheit wiederzuerlangen. Der Mensch hat diesen Instinkt, der ihm das Wissen um die Anwendungsmöglichkeiten jener »natürlichen Therapien« im engeren Sinn vermittelt, zwar nicht verloren – da er seinen ursprünglichen Lebensraum verlassen hat, da er in Häuser und Städte gezogen ist –, er ist aber auch nicht ununterbrochen wie ein Tier jenen, den Instinkt erhaltenden Sinneseindrücken ausgesetzt. So ist dieser verkümmert, in der Anlage jedoch immer noch vorhanden.

Einsiedler, die jahrzehntelang in der freien Natur lebten, berichten, daß sie zu bestimmten Zeiten von einem unwiderstehlichen Verlangen befallen wurden, von dem einen oder anderen Kraut zu essen, von einem Kraut, das keinen Nährwert besitzt. Also muß es der therapeutische Wert sein, der – unter Vermittlung des Instinkts – angestrebt wird. Es sind die kleinen, aber häufigen Störungen des Wohlbefindens, die kleinen Verletzungen, Prellungen und Stauchungen, für die diese natürlichen Therapien im engeren Sinn vorgesehen sind: Erkrankungen, die an sich eine hohe Ausheiltendenz besitzen. Ein normaler Heilverlauf soll – durch Wasseranwendung, Fasten, Ruhe oder Heilkräuter – ermöglicht oder gefördert werden.

Zu den »natürlichen Therapien im engeren Sinn« zählt man heute häufig auch die Ernährung und gezielte Bewegung. Tatsächlich haben beide einen beachtlichen gesunderhaltenden und auch Gesundheit bringenden Wert. Das, obwohl man streng genommen weder Ernährung noch Bewegung als Therapien im eigentlichen Sinn bezeichnen kann. Zu solchen sind sie erst geworden, als der Mensch begann, sich selbst und vielfach auch seine Haustiere naturfremd zu ernähren und zu bewegen. Was die Ernährung betrifft, ist der Mensch zu exaltiert geworden, was die Bewegung anbetrifft, zu bequem. Das begann mit der Erfindung der Kochstellen einerseits und der Erfindung der Sitzgelegenheiten im modernen Sinn anderseits. Dadurch traten bestimmte gesundheitliche Probleme auf, die ein wild lebendes Tier – oder auch ein ständig in der Wildnis lebender Mensch – nicht kennt. Dort ist die Dimension seines Reviers und dessen Fruchtbarkeit so bemessen, daß er einen großen Teil des Tages – sammelnd oder jagend – auf den Beinen sein muß, um sich ernähren zu können. Das Maß an Bewegung ist durch das täglich notwendige Maß an Ernährung bestimmt und wurde so in jeder Hinsicht zu einem gesunderhaltenden Faktor.

Dem zivilisierten Menschen werden, freilich nicht überall, die gebratenen Tauben mundgerecht serviert. Man muß das Essen heute nicht mehr »erlaufen«, sondern nur bar bezahlen. Weil man zu wenig gelaufen ist und meist auch zu viel gegessen hat, bezahlt man letztlich mit seiner Gesundheit. So werden Bewegung und Ernährung zu dem, was sie ursprünglich nicht gewesen sind: zu therapeutischen Größen ersten Ranges. Deshalb ist ihnen, neben den eigentlichen »natürlichen Therapien« im engeren Sinne wie der Wasseranwendung bzw. den Heilkräutern, in diesem Buch breiter Raum gewidmet.

In den letzten Jahrzehnten sind zahlreiche Ernährungslehren im wahrsten Wortsinn »auf den Markt« geworfen worden, einander oft konkurrenzierend, jede ihr eigenes Gedankengut äußerst raffiniert anpreisend. Für den Laien ist es unmöglich, sich aus dieser Vielfalt einander widersprechender Meinungen ein klares Bild zu schaffen.

Was ist nun richtig, und was ist falsch?

Einer Reihe eindeutiger Wahrheiten stehen fragwürdige (um nicht zu sagen: falsche) Behauptungen gegenüber. Etwa, weil eine für Ernährungsfragen nicht zuständige weltanschauliche Position als Ausgangspunkt gewählt oder weil die Häufigkeit einer bestimmten Erkrankung überschätzt wurde. So kann es geschehen, daß die eine oder andere Ernährungsvorstellung, die an den Menschen herangetragen wird, diesem zwar einleuchtet und imponiert, aber dennoch falsch ist. Auch damit müssen wir uns hier auseinandersetzen: eine unangenehme, aber notwendige Aufgabe.

Ernährungslehren, deren Anhängerschaft in die Hunderttausend oder gar in die Millionen geht, können nicht als indiskutabel (von der Fachwelt aus gesehen) zur Seite geschoben werden, man muß sich – selbstverständlich nach bestem Wissen und Gewissen – damit auseinandersetzen. Daher unterzieht dieses Buch einige dieser verbreiteten Lehren einer kritischen Betrachtung. Die Auswahl freilich mag dem einen oder anderen willkürlich erscheinen, strebt aber nichts anderes an, als dem Leser zu helfen, sich in diesem wild wuchernden Dschungel zurechtzufinden. Jede Polarisierung, wie sie sich aus einander widersprechenden Lehren konsequenterweise ergibt, macht eine Stellungnahme unumgänglich. Doch Stellungnahme heißt nicht Angriff aus persönlichen Gründen.

Ein breites Anwendungsgebiet, auch für die Selbstbehandlung, stellen die

verschiedenen Massagetechniken dar. Teilweise auf Reflexmechanismen beruhend, teilweise aus dem chinesischen Akupunktursystem entwickelt, sind sie imstande, nicht nur Schmerzlinderung, sondern häufig auch eine echte Verbesserung gestörter Organfunktion zu erzielen. Daher haben fachgemäß durchgeführte, regelmäßig angewandte Massagen oft beachtlichen therapeutischen Wert. Diese funktionsverbessernde Wirkung wird ausführlich beschrieben, ohne daß deshalb die Punkte und Flächen mit schmerzlinderndem Effekt zu kurz kommen. Bei letzterem handelt es sich um das Wegdämpfen eines lästigen Symptomes – ohne jeden therapeutischen Wert. Dessen muß man sich bewußt sein.
Grundsätzliche Betrachtungen über einfache Meditationspraxen mit heilsamem Charakter schließen die vorliegende Arbeit ab.

*

Es stellt sich die Frage, welche Therapieformen im Gegensatz zu den natürlichen im engeren Sinne stehen. Einen wirklichen Gegensatz gibt es nicht, denn es gibt keine »unnatürlichen« Therapien. Es gibt nur zielführende und ihr Ziel verfehlende, notwendige und überflüssige, sachgemäß oder falsch durchgeführte Therapien.
Wohl aber gibt es natürliche Therapien im erweiterten Sinn: unsere Medizin schlechthin. Sie erweitert die Möglichkeiten der Anwendung mit Hilfe konsequenter, logischer Gedankengänge. Das konsequente logische Denken ist ja dem Menschen gegeben. Es entspricht seiner Natur, ist also – so gesehen – natürlich. Die Frage nach den Grenzen zwischen den »natürlichen Therapien im engeren Sinn« und jenen im »erweiterten« ist innerhalb der Möglichkeitengrenze, die den im engeren Sinn natürlichen Therapien gestellt ist, zu suchen.
So lange ein Reh nur einen verstauchten oder geprellten Lauf hat, wird es mit seiner Wasseranwendung und ohne fremde Hilfe Erfolg haben. Ist der Lauf aber gebrochen oder sogar im Winkel abgeknickt, wird es die Quelle vergebens aufsuchen. Hier gäbe es nur einen Gedankengang: Einrichten – Schienen – Fixieren. Das ist – in dieser Reihenfolge gedacht – konsequent, logisch und deshalb zielführend. Somit auch natürlich. Die daraus resultierende Therapie ist eine natürliche, jetzt im erweiterten Sinn. So deduzieren und realisieren kann nur der Mensch, Homo sapiens, Sohn des Homo habilis.
Man kann diese Gedankengänge beliebig weiterverfolgen und wird erkennen, daß unsere hochspezialisierte Medizin in jeder Sparte natürliche Therapie – im erweiterten Sinn – betreibt. Bis hin zur radioaktiven Bestrahlung von Tumoren, bis hin zu Organverpflanzungen.
Die Grenzen der »natürlichen Therapien im engeren Sinn« sind ein für allemal von der Natur selbst gesetzt. Die Grenzen der Humanmedizin werden stets weiter hinausgeschoben. Tuberkulose, Kinderlähmung und Pocken, um nur drei von Hunderten zu erwähnen, stehen bereits auf ihrer Abschußliste: Krankheiten, mit denen die Natur nie zu Rande gekommen ist und die es schon seit zehntausenden Jahren gibt; also keineswegs Zivilisationskrankheiten, sondern Geiseln auch schon der frühesten Menschheit.
Es ist ein Irrtum, daß der Mensch prinzipiell die Natur nicht verbessern könne. Er kann es, wenn auch nur unter Schwierigkeiten und über den Weg vieler Fehler. So wird es heute wohl kaum einen noch so überzeugten Anhänger der reinen, unverfälschten Natur geben, der sich selbst einen Tee aus dem Roten

Fingerhut zubereitet, um sein krankes Herz zu stärken. Die Wirksubstanz, das Digitalis-Alkaloid, läßt sich auf diese Weise nicht exakt extrahieren: unter Umständen kann dieser selbstgebraute Tee zum Tod führen. Es war eine echte Verbesserung des natürlichen Angebotes, dieses hochwertige und vielgebrauchte Heilmittel (schätzungsweise 100 Millionen Menschen auf dieser Welt brauchen es täglich zu ihrem Vorteil) in exakte Dosen zu bringen. Erst durch die pharmazeutische Industrie ist es wirklich anwendbar geworden. Das gleiche gilt für eine große Anzahl in der Natur vorkommender Heilmittel: Tollkirsche, Maiglöckchen, Mutterkorn und viele andere »Gifte«.

Ob homöopathisches oder allopathisches Heilmittel: Hier zeigt sich, daß die »manipulierte« Natur sehr wohl eine Erweiterung der therapeutischen Möglichkeiten und damit eine Verbesserung darstellen kann.

Die Kunst des Arztes ist auch die Kunst der richtigen Entscheidung. Nur er kann – kraft seiner Ausbildung und seiner Erfahrung – abwägen, welche von mehreren sich anbietenden Behandlungsweisen für sich allein oder in Kombination zielführend ist. Er entscheidet allein, ob man einen Krankheitsverlauf sich selbst überläßt (Ruhe, ev. Fasten), ob man sich damit begnügen kann, einen körpereigenen Heilverlauf nur zu fördern (die eigentliche Domäne der natürlichen Therapien im engeren Sinn), oder ob es unumgänglich ist, einen Heilverlauf zu erzwingen, da es sonst zur Katastrophe kommen könnte. In diesem Fall sind Operation, Antibiotika usw. die einzig möglichen »natürlichen« Therapien.

Immer mehr Kollegen machen im Rahmen der Betreuung ihrer Patienten von den einfacheren Heilmethoden (auch so könnte man die natürlichen Therapien im engeren Sinn bezeichnen) zusätzlich Gebrauch. Das notwendige klassische Wissen, über das ein Arzt verfügt, wird durch die Methoden der Alten (die gelegentlich sogar bevorzugt anzuwenden sind) ideal ergänzt. Auch hört man im Kollegengespräch wiederholt, daß ein derart erweitertes Medizinverständnis vielfach die Freude, Arzt zu sein, vertieft hat.

*

Thema dieses Buches ist die Gesundheit – und wie man dieses Gut mit einfachen, die ärztliche Tätigkeit unterstützenden Maßnahmen erreichen kann. Jedes Kapitel, so muß der Autor nun nach Niederschrift dieses Buches bemerken, hat seinen eigenen Duktus. Über Ernährung kann man nur exakt und unter Heranziehung vieler Daten schreiben; setzt man sich hingegen mit den Wasseranwendungen auseinander, fordern einen die innigen und spannungsreichen Verflechtungen der einzelnen Therapeuten dazu heraus, sich auch mit geschichtlichen Tatsachen zu beschäftigen. Schließlich gibt es bis heute keine »Wasseranwendung als solche«, sondern die Prießnitz-, die Schroth-, die Kneipp-Anwendung ... Es versteht sich von selbst, daß man diesen oder jenen Bereich anders erörtern muß als den der Meditation: daher kam es, daß dieses Buch keinen »einheitlichen Stil« aufweist, sondern daß gleichsam jeder Bereich dem Autor seinen eigenen, dem »Stoff« immanenten Stil aufgezwungen hat.

Gesundheit über Punkte und Flächen

Der Aufbau der Widerstandskraft

Widerstandskraft ist das Maß der Fähigkeit des Organismus, Belastungen zu widerstehen. Wir unterscheiden zwischen physischer und psychischer Widerstandskraft.

Für den Aufbau der Widerstandskraft über Hautflächen werden wir zwei Basisprogramme besprechen und zusätzliche Punkte – je nach Symptomatik – anführen.

Den Organismus kann ein Infekt befallen und ihn zwingen, sich mit ihm auseinanderzusetzen. Vergleichen wir dieses Geschehen mit Hilfs-Begriffen aus der Wirtschaft: Wird der Infekt von Beginn an abgewehrt, kommt es nicht zum »Ausgleichsverfahren«, zur Krankheit. Der Körper wird also nicht zu einem Regulationsmechanismus gezwungen (das wäre der Krankheitsprozeß), sondern beherrscht den Infekt von vornherein.

Kommt es aber doch zum »Ausgleichsverfahren«, soll die Krankheit möglichst klaglos abgewickelt werden. Auf keinen Fall darf es zum »Konkurs« kommen, zum Tod des Patienten.

Das Maß der *körperlichen Widerstandskraft* entscheidet nun:

Wird der Infekt als solcher gar nicht wahrgenommen (das heißt: das Virus hat zwar mit dem Körper Kontakt aufgenommen, ist aber, bevor er sich ausbreiten konnte, abgewehrt worden), so ist ein ausreichendes Maß an körperlicher Widerstandskraft vorhanden.

Streß erleben wir täglich: Plötzlich erreicht uns eine Nachricht, auf die wir nicht vorbereitet waren. Nun ist von Bedeutung, wie sehr die Psyche zu einer Regulation gezwungen wird. Nimmt man den Streß lediglich als Anreiz wahr und steht zugleich kühl über der Sache, bleibt also das Hirn ungetrübt, so kann man dem Streß begegnen. Oder aber: man spürt körperliche Sensationen, wie Herzklopfen, Hitzewallungen, Regungen im Magen, Angst oder Denkhemmungen: Im ersten Fall hat man keinen Zwang zur Regulation, im zweiten hat man die Belastung direkt, meist auch körperlich erlebt. Man weiß, daß solche »Sensationen« z. B. im Magen zu Geschwüren führen können. Das sind dann körperliche Erkrankungen mit psychischer Ursache (psychosomatische Erkrankungen).

Im Rahmen einer Ganzheitsmedizin wird theoretisch gefordert, Körper und Seele nicht zu trennen. Praktisch ist das nicht möglich; und jeder Leidende unterscheidet meist sehr wohl selbst, ob er physischen oder psychischen Schmerz empfindet – wenn auch diese sehr oft miteinander verflochten sind.

Die chinesische Akupunktur trägt dem Rechnung. Es gibt Punkte auf der Haut, die vorwiegend in psychischer Richtung – im Sinne einer Heilung und Stärkung – wirken, und Punkte, die vorwiegend das Körperliche beeinflussen. Deshalb ist es auch möglich, getrennte Konzepte für den Aufbau der körperlichen und für den Aufbau der psychischen Widerstandskraft zu erstellen.

Für die Bearbeitung der verschiedenen Punkte und Flächen auf der Haut verwendet man verschiedene, den Punkten entsprechende Reizmittel.

Für die beiden Kombinationen braucht man:
– zum Aufbau der *körperlichen Widerstandskraft* einen Kieselstein und die Brennessel;
– zum Aufbau der *psychischen Widerstandskraft* Johanniskrautöl und Distelöl.

Die Punkte werden nicht nur – wie bei der Akupressur – mit der Finger-kuppe oder mit einem Silbergriffel bearbeitet, sondern mit spezifischen, ihnen entsprechenden Materialien.

AUFBAU DER KÖRPERLICHEN WIDERSTANDSKRAFT ÜBER HAUTFLÄCHEN

Allgemeine Grundkombination

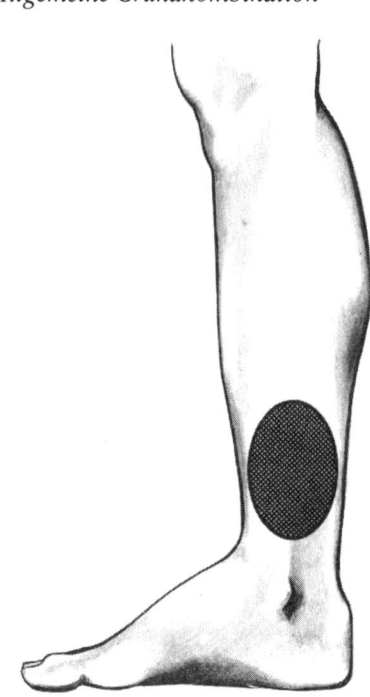 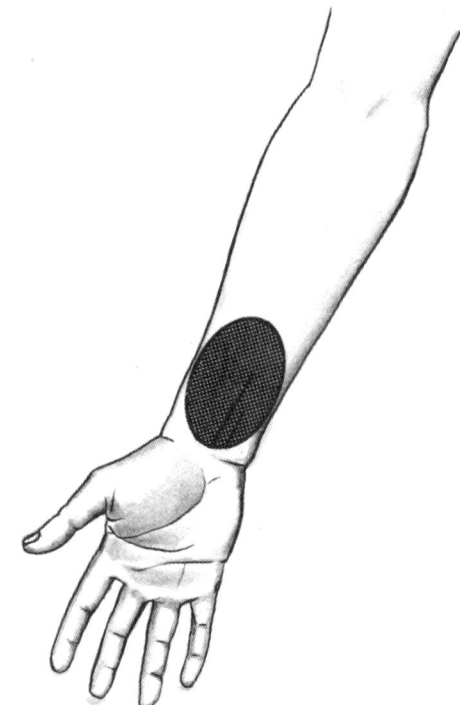

MP 6 SAN YIN JIAO,
Treffpunkt der 3 YIN.
1 + 2. Beide Unterschenkel-Innenseiten,
unteres Drittel.

KS 5 JIAN SHI, Der
Zwischengesandte (oben).
KS 6 NEI GUAN, Innengrenze (unten).
3 + 4. Beide Unterarm-Innenseiten,
unteres Drittel.

Diese vier Flächen werden 1 × täglich behandelt:
Morgens, vor dem Waschen, mit einem glatten Kieselstein erst sanft anmalen. Den Stein weglegen und die bemalten Flächen mit der Faust gut heißreiben.

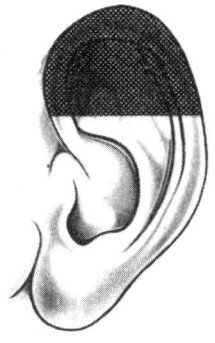

CHENN MENN, Tor der Götter.
5. Oberes Drittel des linken Ohres.
Diese Fläche wird 1 × wöchentlich
behandelt: Mit einer frischen Brennessel
verbrennen. Von März bis Oktober.

Die Lage der Punkte
und ihre Wirksamkeit
Die fünf Punkte werden folgendermaßen behandelt:
1 + 2. An der *Unterschenkelinnenseite*, also an beiden Beinen etwa drei Querfinger oberhalb des inneren Knöchels, liegt der zentrale Punkt MP 6. Das ist – fachlich gesprochen – der sechste Punkt des Meridians »Milz-Pankreas«. Chinesisch heißt er SAN-YIN-JIAO, was soviel wie: »Treffpunkt der drei YIN« bedeutet, oder: die »Drei-YIN-Vereinigung«. Die chinesische Bezeichnung bringt zum Ausdruck, daß sich hier drei der YIN-Meridiane, nämlich neben dem Milz-Pankreas-Meridian auch der Leber- und der Nieren-Meridian treffen: ein für unseren Organismus sehr wichtiger Punkt.
3 + 4. An den *Unterarmen*, drei Querfinger oberhalb des Handgelenks, befindet sich der Punkt KS 5, das ist der fünfte Punkt des Meridians »Kreislauf-Sexualität«. Chinesisch heißt er JIAN-SHI, »der Zwischengesandte«. Knapp daneben liegt der Punkt KS 6, NEI GUAN, das bedeutet »Innengrenze«. Die chinesischen Namen sagen aus, daß hier eine selektive Grenzwirkung, sowohl zu YIN (Material) als auch zu YANG (Regulation) gerichtet, entwickelt werden kann.
5. Zusätzlich, als fünfte Fläche, das obere äußere Drittel des linken – nur des linken – *Ohres*. Hier liegt der Punkt »Ohr Nr. 55«, CHENN MENN, das »Tor der Götter«.

YANG	YIN
allgemein:	*allgemein:*
Das ordnende Prinzip	Das zu ordnende Prinzip
im Lebendigen:	*im Lebendigen:*
Regulation	Substanz

Das YANG belebt das YIN
Das YIN erhält das YANG

Die Wirkung der Punkte
MP 6 hat ausgesprochen materialverbessernde Wirkung auf den gesamten Organismus. Das Material unseres Körpers ist das YIN. Dieses müssen wir immer wieder erneuern: primär durch unsere Nahrung. Unter Umständen

können wir uns aber noch so wertvoll ernähren, und unser Körper ist dennoch nicht imstande, sein Material, also sein YIN, richtig zu erneuern. Der Punkt MP 6 nun könnte unseren Organismus dabei unterstützen.

Ein einfaches Beispiel: Brennesselspinat ist gesund, der Körper kann ihn gut verwerten, kann ihn zum Aufbau und zum Austausch seines Materials gebrauchen. Wie gut er das kann, entscheidet die YIN-Kraft des Körpers.

MP 6 ist aber nicht nur ein YIN-Punkt. Er hat auch eine gewisse regulative Wirkung, was die Anpassung an die Umwelt betrifft. Er ist einer der wirksamsten Punkte für die Normalisierung der Menstruation und der Punkt, der unseren Biorhythmus in die richtige Bahn lenkt. Das ist eine *zyklische YANG-Wirkung*.

Die Punkte am Arm, KS 5 und KS 6, fördern ebenso wie MP 6 das YIN, aber sie haben schon eine etwas verstärkte, regulationsauslösende Kraft, also YANG-Wirkung. Sie helfen dem Organismus auch, das Unerwartete zu verarbeiten, wie z. B. einen Infekt. Hier ist nicht nur eine YIN-Wirkung, sondern auch eine *aktuelle* YANG-Wirkung vorhanden. Die beiden Punkte sind verantwortlich für die Regulation des Realgeschehens. Sie helfen Störungen in der Atmosphäre (z. B. ein unerwartetes Gewitter, einen plötzlichen Föhneinbruch oder Störungen in der unmittelbaren Umgebung) besser zu bewältigen.

Alle besprochenen Punkte passen den Stoffwechsel, den Kreislauf und die Hirnleistung an die jeweils geforderten Bedingungen an. Da es sich um Regulationsvorgänge handelt, ist das eine YANG-Eigenschaft. Zusammen mit der grundsätzlichen YIN-Eigenschaft – Verbesserung des Materials –, machen diese Punkte einen wichtigen Teil für den Aufbau der körperlichen Widerstandskraft aus.

Darüber hinaus bieten diese Punkte eine ganze Reihe von speziellen Anwendungsmöglichkeiten. Es gibt in der chinesischen Akupunktur kaum andere Punkte, die eine so große Anzahl von Krankheiten bekämpfen helfen. Bei manchen wirken beide Punkte gemeinsam, bei einigen getrennt. Vielleicht wirken manche Diagnosen auf der Tabelle für uns etwas eigenartig – sie entsprechen jedoch den chinesischen Krankheitsbegriffen, die oft durch das Kardinalsymptom ausgedrückt sind (siehe Tabelle auf Seite 17).

Der Punkt »Ohr Nr. 55« am oberen äußeren Rand des linken Ohres – »Tor der Götter« – gehört zu jenen Punkten, die man schon vor 3000 Jahren kannte. Er hat die Fähigkeit, unseren Körper derart zu beeinflussen, daß er Fremdenergien optimal auswerten kann. Ein Beispiel: Sonnenbestrahlung kann bewirken, daß es zu Sonnenbrand kommt. Sonnenbestrahlung der gleichen Intensität und der gleichen Zeitdauer kann aber auch nur Bräunung hervorrufen.

Sonnenbrand ist eine Krankheit, bei der der Körper Energien zuführen muß, damit er dieser Belastung Herr werden kann; Bräunung aber ist selbst Energie, die zerfällt, wenn die Sonnenbeeinflussung vorbei ist: Aus dem Zerfall entstehen Energiepartikelchen, die der Körper ganz ausgezeichnet verwerten kann, wo immer er sie braucht. Diese Energie stellt eine Art Reserve für unseren Organismus dar.

Das »Tor der Götter« hilft, diese Energien zu regulieren, so daß keine Krankheit entsteht, die Energie kostet, sondern Gesundheit, die Energie bringt.

Alle fünf Flächen bilden gemeinsam ein einheitliches Konzept und bewirken den Aufbau der körperlichen Widerstandskraft, eine Material- und eine Regulationsverbesserung sowie im Hinblick auf die Fremdenergien eine Auseinandersetzung mit der Natur und ihren Kräften.

MP 6	KS 6
1. Afterjucken	1. Armlähmung
2. Appetitmangel	2. Atembeschwerden
3. Beinlähmung	3. Augenkrankheiten
4. Bettnässen	4. Bronchitis
5. Blähungen	5. Drehschwindel
6. Blasenentzündungen	6. Druckgefühl im Brustkorb
7. Bluthochdruck	7. Dünndarmentzündung, akut
8. Blutniederdruck	8. Durchfall
9. Dünndarmentzündung, chronisch	9. Erbrechen
10. Dickdarmentzündung	10. Gallenleiden
11. Geburtserleichterung	11. Gleichgewichtsstörungen
12. Gelbsucht	12. Heiserkeit
13. Harnverhaltung	13. Husten
14. Häufiger Harndrang	14. Magenschmerzen
15. Impotenz	15. Nasenbluten
16. Magengeschwür	16. Schluckauf
17. Mastdarmvorfall	17. Schluckhemmung
18. Menstruationsstörungen	18. Zwerchfellkrampf
19. Nervenentzündung	19. Zwischenrippenschmerz
20. Nesselsucht	
21. Nierenbeckenentzündung	
22. Nierenkolik	
23. Schwellungen	
24. Sehnerventzündung	
25. Vorzeitiger Samenerguß	

1. Asthma bronchiale
2. Darmgärung, Fäulnis
3. Darmkrämpfe
4. Epilepsie
5. Erschöpfungszustände
6. Herzbeschwerden
7. Hysterie
8. Kropf
9. Neurosen
10. Samenfluß
11. Schlafstörungen

Die Punkte MP 6 (Treffpunkt der 3 YIN) und KS 6 (Innengrenze) gehören zu jenen des gesamten Meridiansystems mit dem breitesten Anwendungsgebiet. Elf Anwendungen haben diese beiden Punkte gemeinsam, in weiteren 44 ergänzen sie einander. Sie sind ideal für die tägliche Grundbehandlung. (Indikationen nach Stephan Pálos, Consilium acupuncturae)

Anwendungstechnik

Die vier Flächen an Beinen und Armen werden einmal täglich – gleich nach dem Aufstehen –, sozusagen noch auf der Bettkante und vor dem Waschen, behandelt. Man verwendet dazu einen glatten Kieselstein, mit dem man die vier Flächen sanft, aber ausreichend, bemalt.

Danach reibt man die vier Flächen mit der Faust ordentlich heiß. Die Reihenfolge ist gleichgültig.

Bald spürt man, wie eine wohlige innere Wärme von den Gliedern ins Zentrum des Körpers steigt: in den Bauch- und in den Brustraum, zum Herz- und in das Kopfgebiet. Gewöhnlich »endet« diese Wärme knapp hinter den Augen, zumal das Gehirn selbst keine Wärmefasern besitzt.

Dieses Wärmegefühl ist auf verbesserte Durchblutung zurückzuführen. Die Wirkung dieser Durchblutung des Gehirns äußert sich tagsüber durch gesteigerte Leistungsfähigkeit; man denkt schneller, nimmt am Tagesgeschehen intensiver teil.

Die fünfte Fläche, am oberen, äußeren Drittel des linken Ohres, wird nur einmal wöchentlich und nur in der lichtreichen Jahreszeit, etwa von März bis Oktober, behandelt. Man verbrennt sich an dieser Stelle mit einem Brennesselblatt, bis eine schwache Rötung entsteht. Am vorteilhaftesten wäre vielleicht der Sonntag, weil man da meist ausreichend Zeit hat.

Im Winter macht der Punkt »Tor der Götter« eine Art Winterschlaf.

Dazu eine kleine Geschichte aus der Praxis: Einer der »Zusatzpunkte für Haarausfall« befindet sich an der rechten Ohrspitze. Leidet also jemand unter diesem Übel, kann er sich zusätzlich auch das rechte Ohr verbrennen. Ein mir bekannter deutscher Gärtner tat dies und konnte bald feststellen, daß der Haarausfall gestoppt werden konnte und bald neue Haare zu sprießen begannen. Als der Winter kam, züchtete der Gärtner im Glashaus Brennessel und behandelte weiter. Er mußte aber erkennen, daß die Wirkung ausblieb. Es fielen zwar keine Haare mehr aus, aber es war auch kein Wachstum, wie den Sommer über, zu beobachten. Als er mir davon mitteilte, mußte ich ihm erklären, daß es Punkte gibt, die nur im Sommer wirksam sind, im Winter aber nicht.

Ein Beispiel zur Wirkung des Punktes »OHR 55«: Vor Jahren habe ich diesen Punkt österreichischen Kanuten empfohlen, als sie zu einer Regatta in die USA fuhren. Es herrschten dort 40 Grad im Schatten, allen anderen Mannschaften hing bald die Haut in Fetzen herunter, aber den Österreichern geschah nichts dergleichen. Sie hatten zuvor regelmäßig den Punkt »Ohr 55« behandelt . . .

Man sieht also: die Fremdenergie Sonne wird durch diesen Punkt insofern reguliert, daß sie nur ihre positiven Wirkungen entfaltet und daß selten Überdosierungen vorkommen.

Ersatzpunkte für die Anwendung

Es gibt Fälle, in denen die beschriebenen Flächen nicht behandelt werden können, sei es wegen einer Amputation, wegen eines Geschwürs oder wegen einer starken Vene, die gerade dort verläuft. Dafür gibt es Ausweichflächen, die man sich leicht merken kann: unsere eigentlichen »Flächen« befinden sich jeweils drei Querfinger breit oberhalb vom Sprung- oder Handgelenk. Die jeweiligen Ausweichflächen sind immer drei Querfinger breit oberhalb des nächsten Gelenkes, also des Knie- oder Ellbogengelenks, immer an der Innenseite zu finden. Wenn selbst das nicht möglich ist, befindet sich die Ausweichfläche drei Querfinger unterhalb der Achsel, bei erhobenem Arm, das ist etwa einige Zentimeter außerhalb der Brustwarze, dort, wo der Brustmuskel seinen »Rand« hat. Am Bein wären diese Punkte drei Querfinger oberhalb der Leistenmitte.

Es ist durchaus möglich, auf der einen Körperhälfte die »Originalfläche« zu behandeln, auf der anderen jedoch die Ausweichfläche.

AUFBAU DER PSYCHISCHEN WIDERSTANDSKRAFT ÜBER HAUTFLÄCHEN

Allgemeine Grundkombination

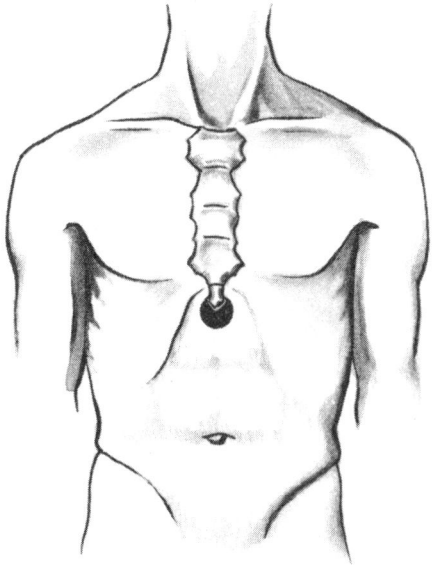

KG 15 JIU WEI, Taubenschwanz.
1. Unterste Stelle des Brustbeins.

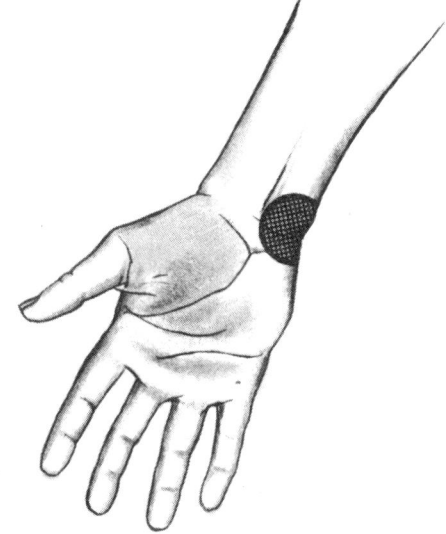

H 6, YIN XI, YIN-Grenze (oben).
H 7 CHENN MENN, Göttliches Tor (unten).
2. Handgelenksfalte am Kleinfingerballen. Beidseits.

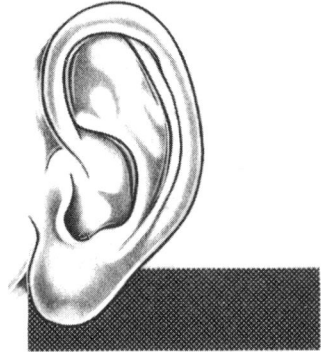

NEU P 27, 28 AN MIAN 1, AN MIAN 2.
3. Unter und hinter dem Ohrläppchen, eine 5-cm-Strecke. Beidseits.

Diese 5 Flächen werden 2× täglich behandelt.
1. Morgens, nach dem Waschen, mit Johanniskrautöl beschichten. 1 Minute einwirken lassen. Sodann jede Fläche ½ Minute lang sanft massieren oder bürsten.
2. Abends, direkt vor dem Schlafengehen, mit Distelöl beschichten. 1 Minute einwirken lassen. Sodann jede Fläche ½ Minute lang gut massieren oder bürsten. Zum Bürsten eine weiche Zahnbürste verwenden.

Die Lage der Punkte
und ihre Wirksamkeit

Es werden hier ebenfalls fünf Punkte behandelt, um eine gesteigerte psychische Widerstandskraft zu erreichen.

1: Der erste Punkt befindet sich an der untersten Stelle des Brustbeins, dort, wo man den Schwertfortsatz gerade noch tasten kann. Es ist der »Punkt Nr. 15« des Konzeptionsmeridians KG 15, chinesisch JIU WEI, und bedeutet Taubenschwanz.

2 + 3: Der zweite Punkt liegt beidseitig an der Handgelenksfalte unterhalb des Kleinfingerballens. Eigentlich sind es zwei Punkte, die drei bis fünf Millimeter voneinander entfernt sind, aber in der Massage gemeinsam erfaßt werden. Es sind die Punkte H 6 und H 7, Herzmeridian Nr. 6 und Nr. 7, auf chinesisch YIN XI (YIN-Grenze) und CHENN MENN (Göttliches Tor).

Wir kennen bereits beide Begriffe. Die YIN-Grenze ist ähnlich dem NEI-GUAN, der Innengrenze. Und ähnlich ist auch die Wirksamkeit dieses Punktes: er hat sowohl YANG- als auch YIN-Wirkung. CHENN-MENN hatten wir bereits beim Ohrpunkt. Über diesen Punkt werden psychische Beeinflussungen gerade so stark wirksam, daß sie uns anregen, anstatt uns zu erschlagen.

4 + 5: Die dritte Fläche ist beidseitig unter den Ohrläppchen und reicht vier bis fünf Zentimeter zurück, bis an die Hinterseite des Kopfdrehmuskels. Es handelt sich hier nicht um ursprüngliche chinesische Meridianpunkte, sondern um neue Punkte, die erst in den letzten 15 Jahren gefunden wurden. Es sind die Neupunkte 27 und 28. Chinesisch heißen sie AN MIAN 1 und AN MIAN 2, das bedeutet »Ruhiger Schlaf 1 und 2«.

Der Punkt Nr. 28 hat vor einigen Jahren den europäischen Beinamen »Valium der Akupunktur« erhalten. Vorher schon hat Dr. Bischko eine andere Kombination, den Punkt KG 15, an der untersten Stelle des Brustbeins, zusammen mit einem Punkt an der höchsten Stelle des Kopfes, »Valium der Akupunktur« benannt.

Die speziellen Wirkungen der Punkte

Der erste Punkt, KG 15 am Brustbein, wirkt bei Psychosen, Nervenschwächen und bei Herz- und Magenschmerzen, die durch ein fehlgeleitetes Vegetativum ausgelöst werden. Magenschmerzen, die durch Streß ausgelöst werden, können zum Magengeschwür führen. Wenn man nachts plötzlich aufwacht und sich Herzschmerzen einstellen, sind das häufig keine organischen, sondern vegetativ fehlgeleitete Schmerzen. Auch Brechreiz kann vegetativ entstehen, zum Beispiel durch Ekelgefühl.

In diesem Zusammenhang ist folgendes interessant: Es gibt eine Jogamethode, die gerade die Betrachtung dieses Punktes am Brustbein und das gleichzeitige Vorstellen ekelerregender Umstände vorschreibt. Auf diese Weise trainieren sich die Jogis, um mit der Umwelt, die für sie im gesamten ekelerregend ist, fertig zu werden.

Die Punkte H 6 und H 7 – an den Handgelenken – werden beim Schwitzen, Neurasthenien und Herzschmerzen angewendet, z. B. Herzschmerzen, wie sie durch Rhythmusstörungen vegetativer Ursache entstehen können. Ebenso ist es beim Schwitzen: dieser Punkt hilft sowohl beim psychisch als auch beim organisch ausgelösten Transpirieren.

Bei Nervenschwäche hilft Punkt H 7, der Nachbarpunkt von H 6. Er wirkt auch gegen Schlaflosigkeit, allgemeine Unruhe, Überreizbarkeit, Herzjagen und Hysterie. Mit »allgemeiner Unruhe« ist das »innere Zittern« gemeint, welches in seiner besonderen Form streßbedingt ist.

Vorher haben wir als Hauptursache für eine Labilität unserer psychischen Widerstandskraft den von außen kommenden Faktor erwähnt. Es gibt aber auch einen »Streß von innen«.

Ein Beispiel dafür ist die Situation der Frau im Klimakterium: sie kennt die Symptome inneres Zittern, Unruhe und Hitzewallungen. Die Ursache ist bekanntlich hormoneller Art, also ein Streß von innen. Alles, was die psychische Integrität beeinflussen kann, sei es nun von außen oder von innen, ist in der Grundkombination zusammengefaßt.

Die beiden Neupunkte unterhalb der Ohrläppchen wirken in erster Linie gegen Schlaflosigkeit. Aber Neupunkt Nr. 27 kann zusätzlich bei nervösen Kopfschmerzen angewendet werden. Der Neupunkt 28 hilft auch bei Schlaflosigkeit, Ratlosigkeit, Unruhe, Herzklopfen.

Die Unruhebehandlung des Punktes 28 bezieht sich auf eine aktuelle Unruhe, die z. B. durch Grübeln oder »weil einem plötzlich etwas einfällt« (also Unruhe von innen) oder auch von außen (z. B. Lärm) kommt, und die bewirkt, daß man nicht einschlafen kann.

Anwendungstechnik

Die Punkte zum Aufbau der psychischen Widerstandskraft werden zweimal täglich behandelt. Einmal morgens nach dem Waschen: Man schichtet sanft Johanniskrautöl auf die Punkte bzw. die Flächen, läßt das Öl eine Minute lang einwirken und massiert anschließend mit der Fingerkuppe oder einer weichen Zahnbürste etwa eine halbe Minute lang sanft ein.

Am Abend, unmittelbar vor dem Schlafengehen, werden die gleichen Punkte mit Distelöl behandelt. Einige Tropfen Distelöl werden aufgetragen, sollen eine Minute lang einwirken und werden dann ebenfalls eine halbe Minute lang sanft und bedächtig eingebürstet oder einmassiert.

Die beiden Öle, Johanniskrautöl und Distelöl, verhalten sich zueinander etwa so wie YANG zu YIN, oder so wie der Tag zur Nacht.

Durch die Behandlung mit verschiedenen Ölen zu verschiedenen Tageszeiten, nämlich zu Beginn des Tages und zu Beginn der Nacht, erreicht man eine Programmierung des vegetativen und des psychischen Organismus. Behandeln wir regelmäßig mit Johanniskrautöl, so schaffen wir damit für den Körper eine Information. Der Corpus weiß: jetzt kommt der Tag, nun heißt es, in jeder Hinsicht frisch und munter sein: stoffwechselmäßig, kreislaufmäßig und psychisch. Man muß sich mit der Umwelt auseinandersetzen können, man muß dem Streß des Tages gewachsen sein.

Und immer dann, wenn das Distelöl auf dieselben Punkte kommt, bedeutet das die Information: jetzt kommt die Nacht, jetzt soll sich der Körper in jeder Hinsicht so verhalten, wie es für die Nacht am besten ist: der Corpus soll gut und erholsam schlafen, soll schön und erquicklich träumen, Vegetativum, Kreislauf und innere Organe sollen ruhig sein.

Es dauert etwa zehn Tage, bis diese Programmierung erreicht ist, dann aber hat sie sich meist so ausgebildet, daß die Menschen tatsächlich am Tag frischer und bereit sind, Streß zu überwinden, und daß sie nachts viel besser, erholsamer und tiefer schlafen.

Ich selbst bin auf diese Kombination durch die vegetativen Beschwerden bei Schichtarbeitern gekommen. Ihnen habe ich geraten, wenn sie wach sein müssen – das kann bei ihnen in der Nacht sein –, das Johanniskrautöl abends zu nehmen, und immer dann, wenn sie schlafen wollen – das kann am Morgen sein –, das Distelöl.

Also: ein Mensch, der alle zwei Wochen seinen Tag-Nacht-Rhythmus wechselt, muß folgendermaßen vorgehen: arbeitet er tagsüber – morgens das Johanniskrautöl, abends das Distelöl. Umgekehrt, wenn die Arbeit abends beginnt – am Abend das Johanniskrautöl, am Morgen das Distelöl. Das Bearbeiten der Punkte ist in diesem Fall sicherlich ein Kunstgriff, weil es wider die Natur ist, am Tag zu schlafen und nachts zu arbeiten.

Bei Schichtarbeitern oder bei Zeitverschiebung durch Kontinentalflüge sieht man deutlich den Wert dieser Methode. Diese Maßnahme zielt auf eine Programmierung ab: das Johanniskrautöl programmiert uns auf Tag – also: sich so zu verhalten, wie man sich am Tag verhält –, und das Distelöl auf Nacht – also: sich so zu verhalten, wie man sich in der Nacht verhält.

Im täglichen Dasein könnte man Tag und Nacht mit einer Sinuskurve vergleichen: die Kurve beim Wachsein mit dem Gipfel nach oben, beim Schlafen mit dem Gipfel nach unten. Durch unsere Bearbeitung der Punkte werden die Kurven steiler: der Tag wird intensiver, frischer erlebt, man ist den Geschehnissen besser gewachsen, die Sinuskurve geht höher hinauf. In der Nacht senkt sich die Kurve tiefer, der Erholungswert ist größer.

Wieso verwendet man das Johanniskrautöl erst nach dem Waschen?

Diese Behandlung soll nicht mit dem Aufbau der körperlichen Widerstandskraft kollidieren – mit dem Kieselstein, den man vor dem Waschen verwendet. Alles, was über diese Körperpunkte gemacht wird, ob mit der Nadel gestochen oder im angegebenen Verfahren behandelt wird, ist stets eine Programmierung, die man dem Körper erteilt und ihm zur Verwertung übergibt. Hier ist es immer günstig, zwischen zwei verschiedenen Programmen einen zeitlichen Abstand zu lassen, damit man es dem Körper ermöglicht, erst das eine Programm zu verwerten, dann das andere.

Nehmen wir an, jemand benützt sie in Kombination: den Aufbau der körperlichen und den Aufbau der psychischen Widerstandskraft. In diesem Fall geht man folgendermaßen vor:

Morgens, noch an der Bettkante, werden die vier Flächen an Beinen und Armen mit dem Stein sanft bemalt und dann heißgerieben. Danach steht man auf, führt das Morgenprogramm für den Aufbau der physischen Widerstandskraft durch, wäscht sich und frühstückt. Sodann behandelt man die Punkte für die psychische Widerstandskraft. Die fünf Flächen werden mit Johanniskrautöl beschichtet und massiert oder gebürstet. Durch den Zeitabstand zwischen dem Aufbau der körperlichen Widerstandskraft und dem Morgenaufbau der psychischen Widerstandskraft kann es zu keiner Kollision kommen, beide Systeme haben Zeit, sich richtig zu programmieren.

Erst am Abend, wieder an der Bettkante, wird der zweite Teil des Aufbaues der psychischen Widerstandskraft durchgeführt. Alles zusammen dauert pro Tag etwa fünf Minuten. Zusätzlich zur körperlichen Widerstandskraft kommt noch einmal wöchentlich das Verbrennen des linken oberen Ohrs.

Dies ist ein geschlossenes, ganzes Programm, mit dem fast alle Menschen ausgezeichnet auskommen und gute Erfolge erzielen.

ZUSATZPROGRAMM ZUR BEHANDLUNG SPEZIELLER ERKRANKUNGEN ÜBER HAUTFLÄCHEN

Während die beiden oben beschriebenen Basisprogramme sich mit dem Aufbau der körperlichen und psychischen Widerstandskraft im allgemeinen auseinandersetzen, sind die Zusatzprogramme auf *bestimmte* Krankheitsanfälligkeiten ausgerichtet. Sie sollen »zusätzlich« zum jeweiligen Basisprogramm oder auch von ihnen isoliert eingesetzt werden. Die Technik ist im großen und ganzen jene der Basisprogramme: Wir verwenden die Brennessel und ein Massageöl, Johanniskraut- oder Pfefferminzöl und Distelöl.
Alle Zusatzprogramme sind meinen jahrzehntelangen Erfahrungen entwachsen und erfolgreich erprobt. Sie entsprechen teilweise nicht den klassischen Akupunkturregeln; es ist daher angebracht, zu berichten, wie ich sie jeweils gefunden habe:
Um brauchbare Akupunkturpunkte zu finden, bediene ich mich einer bestimmten Technik: Ich streiche mit den Fingern im Abstand von 2–3 cm die ganze Hautoberfläche des Patienten ab. Nun kommt es vor, daß – wenn ich über bestimmte Stellen streiche – an einer meiner Fingerspitzen ein »Elektrisiergefühl« entsteht: ein Zeichen dafür, daß sich in der Nähe ein wirksamer Hautpunkt befindet. Untersucht man hier weiter, ohne allerdings dabei den Körper des Patienten zu berühren, tritt ein merkwürdiges Phänomen auf: ein deutlich zu hörender und oft auch sichtbarer Blitz springt von der Fingerkuppe auf eine Stelle an der Haut des Patienten; und diese Stelle entpuppt sich stets als Akupunkturpunkt.
Im folgenden sind nur solche Punkte aufgenommen, die bei allen Menschen einen hohen Grad an Wirksamkeit aufweisen, also sehr verläßlich sind. Sie ergänzen einander in der Skala der möglichen Beschwerden sowohl auf dem psychischen als auch auf dem körperlichen Sektor.
Die Anwendungen sind einfach. Wird Brennessel verwendet, und das ist bei den meisten körperlichen Beschwerden der Fall, verbrennt man die angegebenen Stellen einmal in der Woche, wie beim Ohrpunkt Nr. 55 (s. S. 18) beschrieben.
Bei den psychischen Beschwerden behandeln wir täglich morgens mit Johanniskrautöl und vor dem Schlafengehen mit Distelöl.
Manche Punkte sprechen sowohl auf Öle als auch auf Brennessel sehr gut an. Hier geht man folgendermaßen vor: man behandelt sich an sechs Tagen der Woche mit Ölen, am siebenten Tag mit der Brennessel. An diesem Tag entfällt natürlich die Behandlung mit Ölen. Der Erfolg läßt verschieden lange auf sich warten. Meist merkt man aber doch schon zu Beginn der Behandlung eine gewisse Erleichterung. Bei manchen Schmerzzuständen, vor allem bei solchen im Brust- oder Bauchraum, hat man oft Sekundenerfolge. Das heißt, in ganz kurzer Zeit sind die Beschwerden fast oder ganz beseitigt. Ein deutlich merkbarer Erfolg tritt auch in psychischen Anwendungsgebieten auf – etwa nach einer Woche, spätestens nach zehn Tagen. Dann ist die Psyche regelrecht programmiert, und man merkt, daß jede weitere Behandlung – Tag für Tag – eine Verbesserung des Zustandes herbeiführt.

Bei den Punkten, die nur mit der Brennessel behandelt werden, dauert es meist etwa einen Monat lang, bis man eine deutliche Besserung verzeichnen kann.

Erwähnt werden muß, daß niemand, etwa in Erwartung des Erfolges dieser Methoden, allfällige Medikamente, die ihm verschrieben worden sind, eigenmächtig absetzen soll. Diese Entscheidung muß man unbedingt dem Arzt überlassen. Man nimmt also während der Behandlung die vorgeschriebenen Arzneien weiter, wie sie empfohlen wurden. Wenn nach einiger Zeit der Zustand über das Maß hinaus verbessert wurde, wird sich der Arzt zu einer Reduzierung oder vielleicht zur Absetzung des Medikaments entschließen.

Letztlich sollte es Ziel jeder Medizin sein, mit möglichst wenig »direkten« Medikamenten auszukommen. Die Zusatzprogramme sind alle ungefährlich. Sie verschleiern auch nicht (und darauf wurde besonders Bedacht genommen!) ein Krankheitsbild, so daß es auch aus diesem Grund nicht zum Schaden gereichen kann. Ein durchbrechender Gallenstein oder ein entzündeter Blinddarm läßt sich auf diese Weise nicht behandeln und würde auf eine solche Behandlung auch gar nicht ansprechen. Wohl aber die vielen alltäglichen, oft chronischen Schmerzen und Leiden.

Zusatzprogramm bei physischen Störungen

Infektionsanfälligkeit
Viele Menschen neigen zu verschiedenen Infektionen im Nasen-Rachen-Raum, im Bereich der Nebenhöhlen und der Atmungsorgane. Aber auch immer wiederkehrende Nierenbecken- oder Blasenentzündungen, sowie die leidige Akne, können mit folgendem Programm positiv beeinflußt werden.

Die Stellen, die man einmal wöchentlich mit einem Brennesselblatt verbrennt, befinden sich an beiden Händen, und zwar an den einander zugewandten Flächen der Zeigefinger und der Daumen und auf den verbindenden Handrücken.

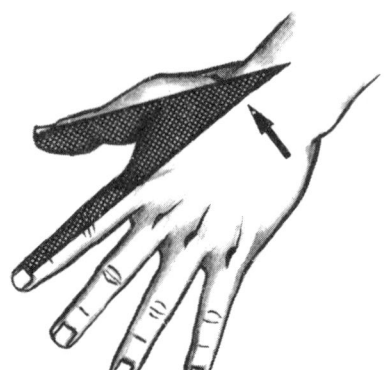

Technik: Die Daumen-Zeigefinger-Gabel 1× wöchentlich mit Brennessel verbrennen. Beidseitig, bis auf den Handrücken (Pfeil).

Fieber
Es gibt Menschen, die fallweise an unerklärlichem, leichten Fieber leiden. Die folgenden Fieberpunkte dämpfen nicht – wie etwa ein Fieberzäpfchen – das Fieber, sondern sie erhöhen generell die Widerstandskraft des Körpers gegen-

über Bakterien oder sonstige fiebererzeugende Stoffe, so daß der Körper von sich aus das Geschehen überwinden kann.

Wir verwenden die Daumen-Innenseite, da sie die Verbindungsgabel zum Zeigefinger bildet, und die Punkte am Zeigefinger, ebenso wie am Daumen selbst und behandeln einmal wöchentlich mit einer Brennessel.

Allergien

Allergische Erkrankungen können vielfältig auftreten. Der Bogen reicht von Asthma bis Heuschnupfen, vom Augenbrennen bei Berührung mit kaltem Wasser über Dickdarmentzündung bis zu den allergischen Hautausschlägen. Grundsätzlich folgen alle Allergien demselben Prinzip: Sie sind die fehlgeleitete oder überschießende Antwort des Organismus auf irgendeinen Stoff, auf jenen Stoff eben, auf den der Körper allergisch ist. Und gegen dieses Prinzip richtet sich unsere Kombination.

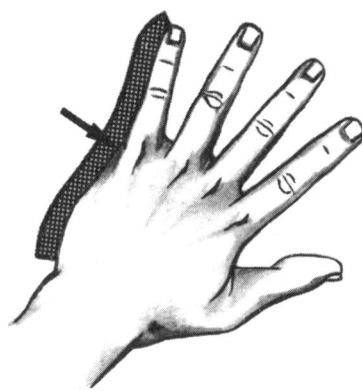

Technik: 1 × wöchentlich die Kleinfinger-Handkante mit Brennessel verbrennen. Beidseitig. Bei Juckreiz an der Kleinfingerwurzel außen zwicken. Beidseitig.

Die Punkte befinden sich an beiden Händen an der Kleinfingeraußenkante und an der anschließenden Handkante. Auch hier wird einmal wöchentlich mit einer Brennessel gut verbrannt, wobei man darauf achtet, daß man den Nagelfalzwinkel miterfaßt. Ende der Verbrennungszone ist das Handgelenk.

Manchen mag es eigenartig erscheinen, daß man gerade bei den allergischen Erkrankungen bewußt einen Nesselausschlag hervorruft, um die Krankheit zu verbessern. Doch man kann sich das so vorstellen, daß man absichtlich an bestimmten Hautstellen Woche für Woche eine Allergie erzeugt, damit der Körper lernt, wie er mit seinen Allergien fertig wird: sozusagen ein »wöchentliches Training«.

Altersschmerzen

Viele ältere Menschen leiden darunter, daß ihre Schmerzen nicht richtig »faßbar« sind, daß sie immer wieder und anderswo auftreten. Einmal tut es am Nacken weh, dann am Unterarm, bald wieder am Knie. Da besonders Frauen im Klimakterium davon befallen werden, hat man diese Beschwerden oft als »hysterisch« abgetan.

Unsere Behandlungs-Kombination findet sich an der Außenseite im unteren Drittel des Unterschenkels. Der zentrale Punkt ist etwa eine Handbreit oberhalb des Knöchels an der Hinterkante des Wadenbeins. Die Behandlung mit der Brennessel wird an beiden Beinen durchgeführt.

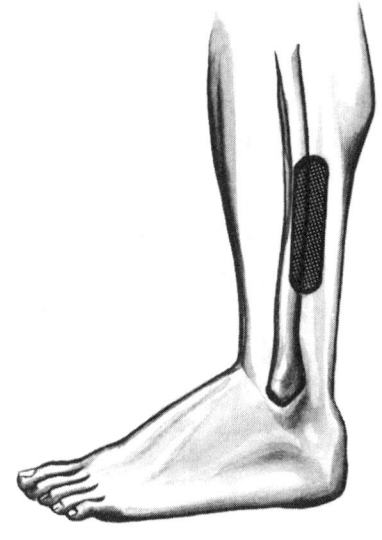

Technik: Am Hinterrand des Wadenbeins, 1 Handbreit oberhalb des äußeren Knöchels:
a) 1× wöchentlich mit Brennessel verbrennen und (oder)
b) 1× täglich mit Pfefferminzöl massieren oder bürsten. Beidseitig.

Beschwerden im Brust- und Bauchraum

Hier orientiert man sich anhand der schmerzenden Stelle. Bei Beschwerden im Brust- und Bauchraum kann es sich um Blähungen handeln, um Schmerzen im Brustbein, in der Herzgegend oder im Lungenflügel; es kann sich um Schmerzen

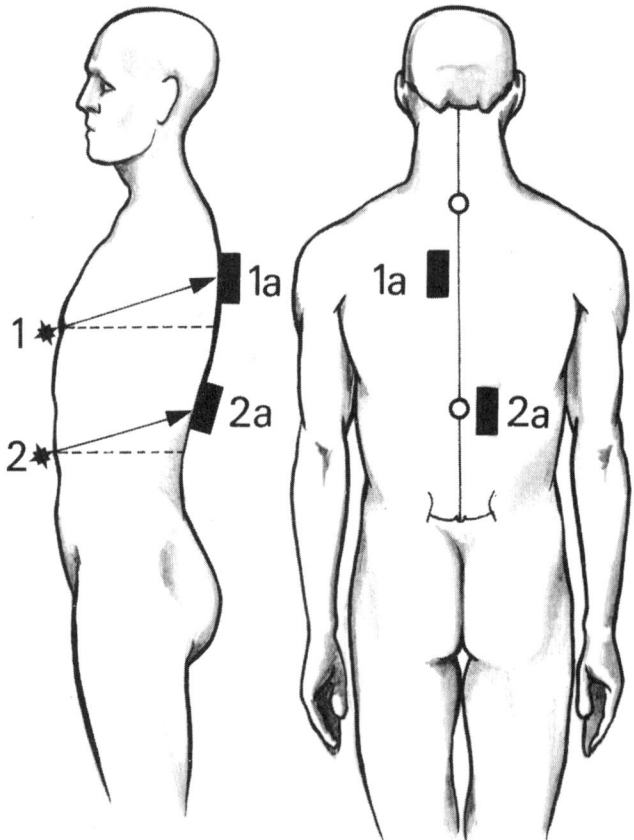

Behandlung: Seitengleich am Rücken, 1 Handbreit oberhalb der schmerzenden Stelle.
Technik:
a) 1× wöchentlich mit Brennessel verbrennen und (oder)
b) 1× täglich mit Pfefferminzöl bürsten,
c) im Bedarfsfall mit festem Druck massieren.

1 Schmerz im linken Brustraum
1a Behandlungsareal
2 Schmerz im rechten Oberbauch
2a Behandlungsareal

26

irgendwo im Bauchraum handeln: jeder Zustand hat eine typische Stelle am Rücken, die einfach zu finden ist. Man lokalisiert, so gut man kann, den schmerzenden Bereich und geht auf dem Rücken an der gleichen Seite in gleicher Höhe neben die Wirbelsäule. Eine Handbreit höher ist der entsprechende Punkt, der auch meist druckempfindlich ist.

In einem Abstand von ein bis drei Zentimetern neben der Wirbelsäule wird hier kräftig und gut massiert. Freilich trifft man diese Stellen selbst eher schlecht und braucht daher eine Hilfsperson. Manche Patienten verwenden dazu auch einen kleinen Vorsprung, z. B. der Wand, um sich selber, ähnlich wie es eine Katze tut, an dieser Stelle zu reiben. Vor allem, wenn man weiß, daß man immer wiederkehrend bestimmte Krampfzustände hat, etwa im Dickdarm oder in der Gallenblase ...

Eigentlich gehören diese Punkte schon zu den Aktualpunkten, da sie eine derart prompte Wirkung entfalten, daß die meisten Menschen, die diese Behandlung zum ersten Mal durchführen, vom positiven Erfolg überrascht werden. Aber die jeweiligen Stellen sind auch ganz ausgezeichnet einer Dauerbehandlung zugänglich. In diesem Fall geht man täglich *und* wöchentlich vor: Täglich die Areale mit Pfefferminzöl gut bürsten, einmal wöchentlich mit dem Brennesselblatt verbrennen.

Kopfschmerzen

Vom einfachen Augendruck über Stirnkopf- und Schädeldachschmerzen bis zu Hinterkopfschmerzen gibt es viele Varianten des sogenannten »Kopfschmerzes«. Gefürchtet sind halbseitig auftretende Migräneattacken, die stunden- bis tagelang dauern können und einen Menschen zur völligen Untätigkeit verdammen. Solche oft mit unerträglichen Schmerzen einhergehenden Attacken stellen für die Medizin ein schwieriges therapeutisches Problem dar. Darum empfiehlt es sich gerade bei Menschen, die darunter leiden, daß sie die ganze Schematik des Aufbaus der körperlichen Widerstandskraft durchführen, zusätzlich die Flächen der Unterschenkelaußenseiten, die für Schmerzen angegeben wurden, sowie unser Kopfschmerzprogramm sorgfältig anwenden.

Der entscheidende Punkt befindet sich drei Zentimeter unter dem Nabel und wird am Morgen mit Pfefferminzöl behandelt. Man trägt das Öl nach dem morgendlichen Bad auf, läßt es eine Minute lang einwirken und bürstet dann mit einer weichen Zahnbürste ca. 20 bis 30 Sekunden lang. Zusätzlich ist eine *Kopfmassage* sehr wichtig.

Diese besteht aus fünf zügig durchgeführten Strichen. Einer davon geht von der Nasenwurzel bis an die Mitte des Hinterhauptes und zum Nacken. Zwei werden paarig angebracht, gehen ebenfalls von der Nasenwurzel aus, jedoch etwas seitlich davon, und ziehen über den Scheitel auf beiden Seiten ebenfalls über den Hinterkopf bis an den seitlichen Nacken. Auch der vierte und fünfte Strich ist paarig. Er beginnt am vorderen oberen Ohransatz, zieht erst leicht nach vorne, an den Haaransatz, bis fast zur Mitte, dann in der gleichen Linie wie der zweite und dritte Strich zurück zum Nacken. Die Reihenfolge sollte exakt eingehalten werden. Zieht man die Striche, soll man sich vorstellen, daß man eine Flüssigkeitswelle, die sich unter der Haut befindet, wegschieben will, und streicht daher sehr langsam und intensiv.

Innerhalb von ein bis zwei Minuten sind nicht zu starke Kopfschmerzen häufig beseitigt. Nun kann es geschehen, daß nach einer halben Stunde der Kopfschmerz wiederkehrt. Dann führt man diese Massage eben ein zweites Mal durch.

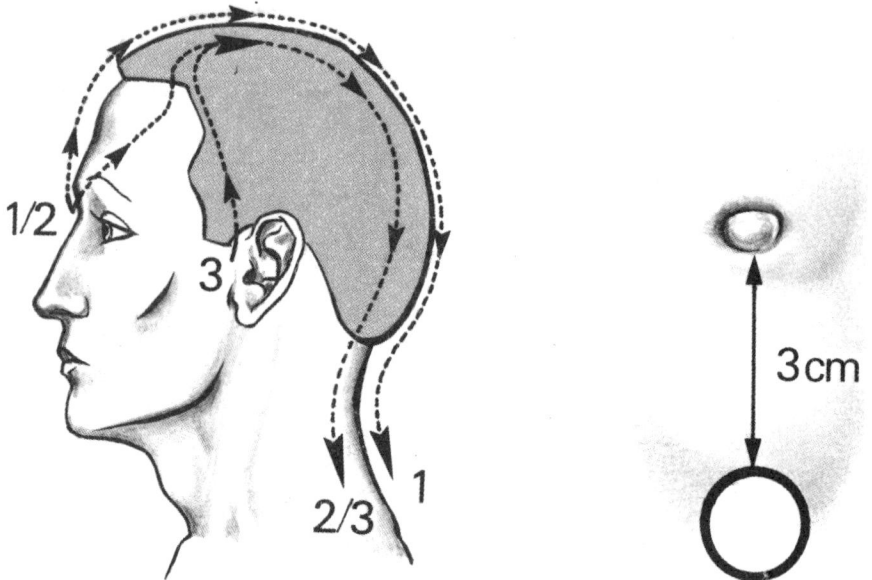

Technik:
A. 3 cm unterhalb des Nabels (rechtes Bild) 1× täglich mit Pfefferminzöl massieren oder bürsten.
B. 2× täglich, oder bei Bedarf, Kopfmassage von Nasenwurzel bzw. oberen Ohransatz zügig bis an den Nacken (insgesamt 5 Striche).
1 unpaarig in der Mitte,
2 und 3 an beiden Seiten.

Ermüdungszustände
Es gibt eine einfache Probe: So lange der Mensch frisch und fit ist, kann er die Augen steil nach oben drehen, und er verspürt gar nichts. Steht er aber bereits an der Kippe zur leichten und schweren Ermüdung, so verspürt er beim selben Versuch einen Druck über oder hinter den Augen, an der Stirn, und es schwindelt ihn leise. Das ist dann immer der Augenblick, an dem man den »Punkt drei Zentimeter unterhalb des Nabels« behandeln soll. Man kann ihn mit einem stumpfen Gegenstand massieren, oder man kann die Haut über diesem Punkt lediglich ordentlich zwicken. Nach einiger Zeit verschwindet der Druck über den Augen, auch das Schwindelgefühl. Man fühlt sich wieder frischer.
Bei Menschen, die an chronischen Ermüdungserscheinungen leiden, empfiehlt es sich, diesen Punkt täglich so zu behandeln wie unseren Kopfschmerzpunkt.
Viele wissen im voraus, wann die Phasen der Müdigkeit über sie kommen. Sie können diesen Punkt schon vorbeugend massieren. Dazu braucht man kein Pfefferminzöl. Man massiert durch die Kleidung hindurch mit der Fingerkuppe, und man wird merken, daß die Schwankungen des Tages doch einigermaßen abgefangen werden. Und daß es auch nicht zum Spannungskopfschmerz kommt, der ansonsten nur bei solchen Ermüdungsphasen auftritt.
Ein Spannungskopfschmerz tritt häufig bei Rauchern auf. Je müder sie werden,

desto mehr Zigaretten rauchen sie; das ist ein Teufelskreis, denn Zigaretten regen in Wirklichkeit nicht an, sondern sie verstärken letzten Endes nur die Müdigkeit, da sie ja das Sauerstoffangebot für die Gehirngefäße herabsetzen. Und nun ein eigenartiger Effekt dieses Punktes: er ist kein eigentlicher Anti-Rauch-Punkt. Aber er bewirkt, weil man sich wieder frischer fühlt, daß man weniger oft zur Zigarette greift ...

Schmerzen an Armen und Beinen
Bei Schmerzen an Armen oder Beinen gelten verwandte Angriffspunkte: Bei den Armen sind es die Kanten der Schulterblätter: von oben innen über die untere Spitze bis an die Außenkante. Bei den Beinen der Beckenkamm: von hinten innen am Übergang zum Kreuzbein bis nach vorne, wo das Leistenband ansetzt. Meist ist, entsprechend der Schmerzen, an den Extremitäten eine ganz bestimmte Stelle im Verlauf des Schulterblattes oder des Beckenkammes besonders empfindlich. Diese wird sehr behutsam und geduldig massiert oder gebürstet. Zum täglichen Bürsten bei chronischen Schmerzen benützt man Distelöl.

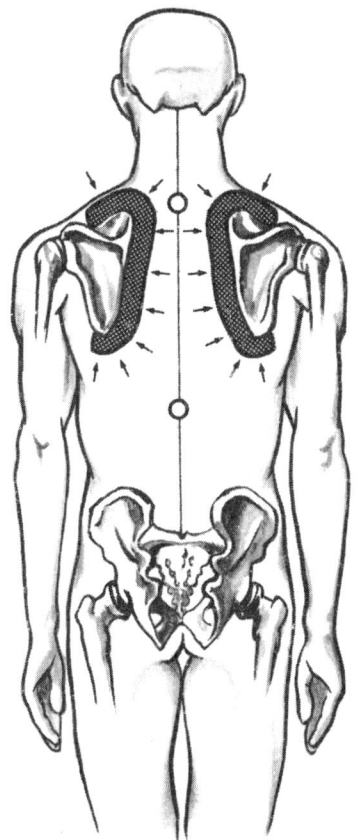 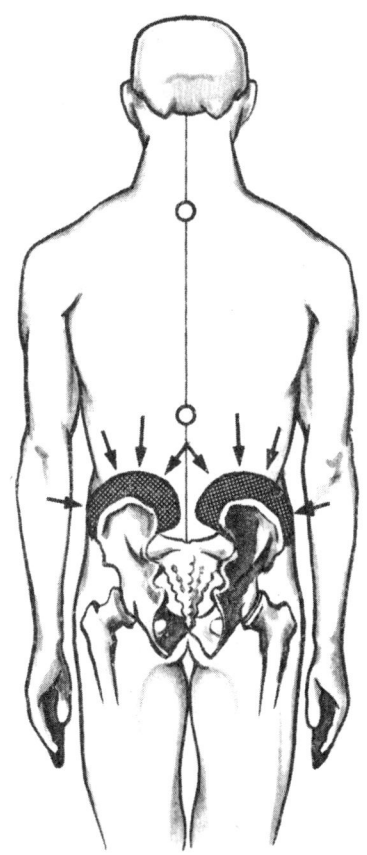

Beschwerden an den oberen Extremitäten, allgemein.
Technik: Die Schulterblatt-Innen- und Oberkanten mit Distelöl 1× täglich bürsten oder massieren.

Beschwerden an den unteren Extremitäten, allgemein.
Technik: Die Beckenkanten hinten und seitlich mit Distelöl 1× täglich bürsten oder massieren.

29

Psychische Störungen sind, was den Unterschied zwischen den verschiedenen Symptomen betrifft, schwerer zu erfassen als körperliche. Bei den körperlichen kann man feststellen, ob der Ellenbogen schmerzt, der Kopf, der Brustkorb oder der Bauch. Anders im psychischen Bereich: Hier sind die Unterschiede oft verschwommen, und daher empfiehlt es sich, eine sogenannte »Leitsymptomatik« zu verwenden. Das sind mehrere Symptome, die meist gemeinsam auftreten und die einen Hinweis darauf geben, um welche Art von Störung es sich handeln könnte. Von einer solchen Leitsymptomatik macht etwa auch die Homöopathie Gebrauch, um daraus ihre therapeutischen Konsequenzen – und das oft mit gutem Erfolg – ziehen zu können.*)

Uns dient die Leitsymptomatik im psychischen Erweiterungsprogramm hauptsächlich dazu, anhand der verschiedenen Symptombegriffe den richtigen Punkt zur Behandlung der psychischen Störungen zu finden. Dabei ist es eine zusätzliche Hilfe, daß der richtige Punkt auf Druck meist auch schmerzt. Die folgenden vier Programme umfassen – zusammen mit dem Basisprogramm – so ziemlich alle psychischen Alltagsstörungen. Diese Programme sind dann anzuwenden, wenn man merkt, daß man bestimmten Situationen häufig oder auch nur gelegentlich psychisch nicht gewachsen ist. Allerdings kann es auch Überschneidungen geben; dann ist es durchaus angebracht, zwei oder auch drei verschiedene Punkte anzuwenden. Alle diese Programme können, zusätzlich zum Basisprogramm, für sich allein oder in einer Kombination eingesetzt werden.

Die *Anwendungsweise* ist stets gleich. Man verwendet zwei verschiedene Öle: am Morgen Johanniskrautöl, vor dem Schlafengehen Distelöl. Die Öle werden aufgetragen, eine Minute lang läßt man sie einwirken, und anschließend massiert oder bürstet man sanft. Bei regelmäßiger Anwendung programmiert man seine Psyche allmählich – meist dauert das sieben bis zehn Tage – dahingehend, daß sie in gefährlichen Situationen besser reagiert. Zusätzlich kann man nun im Bedarfsfall, wenn man unmittelbar vor einer solchen Situation steht, den entsprechenden Punkt ebenfalls massieren. Dafür braucht man kein Öl, da der Punkt durch die tägliche Anwendung bereits sensibilisiert ist.

Leistungsschwäche des Gehirns

Der erste Punkt betrifft keine echten psychischen Störungen, sondern etwas, was wir zusammenfassend als Hirnleistungsschwäche, vor allem bei bestimmten Anlässen, bezeichnen können. Die Leitsymptome sind: Konzentrations-, Gedächtnis- und Lernschwäche sowie Unaufmerksamkeit, wie sie auch bei Schulkindern vorkommen.

Meist treten solche Hirnleistungsschwächen dann auf, wenn man unter Erfolgszwang steht, etwa bei Schularbeiten. Es handelt sich eindeutig um einen psychischen Faktor, der zu dieser Schwäche führt. Aber auch bei generell herabgesetztem Denk- und Merkvermögen ist dieser Punkt sehr gut wirksam, da er ein mangelhaft arbeitendes Organ, das Gehirn, in seiner Leistung verbessert.

Der Punkt befindet sich am dritten Dornfortsatz des Brustwirbels – bei durchschnittlich eingenommener Körperhaltung. Nun gibt es Menschen, die sich besonders gerade halten: bei jenen ist der Punkt meist ein Stückchen weiter

---

*) Ebenso benutzte Dr. Edward Bach eine sehr diffizile Leitsymptomatik, wenn es darum ging, den richtigen Tee für das richtige Krankheitsgeschehen zu finden.

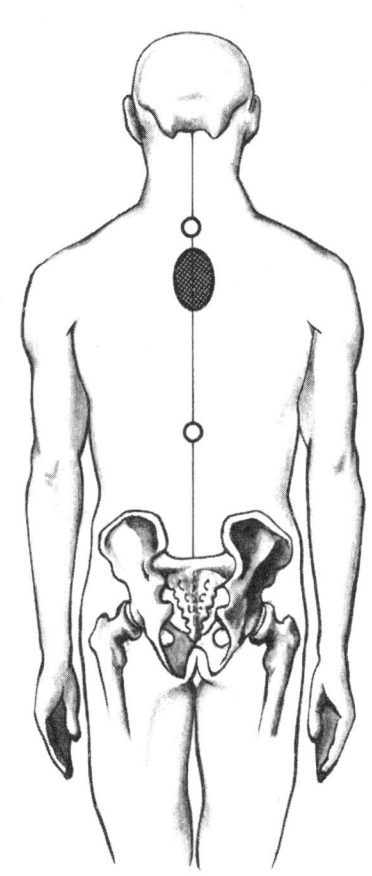

Auf der Höhe des 3. Brustwirbels bürsten.

oben, am Dornfortsatz des zweiten Brustwirbels; bei Menschen mit besonders krummer Haltung (und unter diesen befinden sich auch viele Schulkinder) beim vierten Brustwirbel. Man findet den Punkt immer leicht, weil er auf Druck ausgesprochen schmerzhaft reagiert.

Jener Wirbel, der am Übergang vom Nacken zur Brust am weitesten vorsteht, ist der siebente Halswirbel, der nächstfolgende der erste Brustwirbel. Nun zählt man sorgfältig Dornfortsatz für Dornfortsatz hinunter, bis man zum gewünschten Wirbel kommt.

Ganz beachtlich ist seine Wirkung: die Geschwindigkeit des Denkvermögens, die Reaktionsschnelle und das Merkvermögen werden immerhin so gesteigert, daß man dies bei einer Reihe von Schulkindern beobachten konnte: Zum Semester noch in den schlechtesten Notenzonen, besserte sich der Schulerfolg binnen Wochen und Monaten derart, daß die Schüler gegen Ende des Schuljahres meist unter den Besseren der Klasse anzutreffen waren. Gerade bei Schulkindern also (insbesondere bei Volksschulkindern) mit Lernschwierigkeiten ist dieser Punkt besonders erprobt. Er scheint beachtlich dazu mitzuhelfen, daß einem Kind der berühmte »Knopf« aufgeht. Der Punkt ist aber auch bei jenen Erwachsenen wirksam, die das Lernen verlernt haben, etwa bei älteren Leuten, die noch einmal und ungewohntermaßen die Schulbank drücken müssen, um beruflich weiterzukommen. Auch bei ihnen hat er sich eindeutig bewährt. Mit ziemlicher Sicherheit kann man annehmen, daß er die Gehirndurchblutung verbessert.

Möglich ist aber auch, daß er die sogenannten MAO-Substanzen* hemmt. Die MAO-Substanzen sind Fermente, die, wenn sie zu stark arbeiten, Konzentrationsfähigkeit, Ausdauer und Aufmerksamkeit herabsetzen.

Auch bei sportlichen Leistungen, die erhöhte Aufmerksamkeit erfordern, hat dieser Punkt gute Wirkung gezeigt. So z. B. bei Tennisspielern, die im zweiten Satz plötzlich in ihrer Leistung nachlassen, weil sie sich nicht mehr konzentrieren können. Massage dieses Punktes und meist noch eines zweiten Punktes, der sich auf dem Läppchen vor dem linken Gehörgang befindet (Hungerpunkt), hat oft einen Umschwung im Verlauf eines Tennismatchs gebracht. Die Mitbehandlung dieses zweiten Punktes ist immer dann angebracht, wenn neben erhöhter Aufmerksamkeit auch eine körperliche Leistung erbracht werden muß. Ein Umstand muß erwähnt werden: Häufig stellt sich heraus, daß bei Menschen, die unter dieser Leitsymptomatik (mangelnde Aufmerksamkeit, Lernschwäche) leiden, der dritte Brustwirbel, gelegentlich auch der zweite oder vierte Brustwirbel, leicht verschoben sind, und es deshalb überhaupt dazu kommt, daß dieser Punkt aktiviert werden muß. In diesem Fall, was man besonders daran merkt, daß der Dornfortsatz ausnehmend schmerzhaft ist, empfiehlt es sich, einen chiropraktisch orientierten Arzt aufzusuchen, und falls diese Diagnose bestätigt wird, diesen Wirbel richten zu lassen.

Unausgeglichenheit

Der Punkt zur Behandlung von Unausgeglichenheit, Unlustgefühlen und Freudlosigkeit hat den Beinamen »die Lebensfreude«. Die Symptomatik ist sehr verbreitet, und man kann geradezu von Glück sprechen, daß es auch hier einen ganz ausgezeichneten Punkt gibt, der bei solchen Zuständen helfen kann. Mangel an Lebensfreude äußert sich meist am Fehlen der Anteilnahme, an Initiativlosigkeit und Gleichgültigkeit.

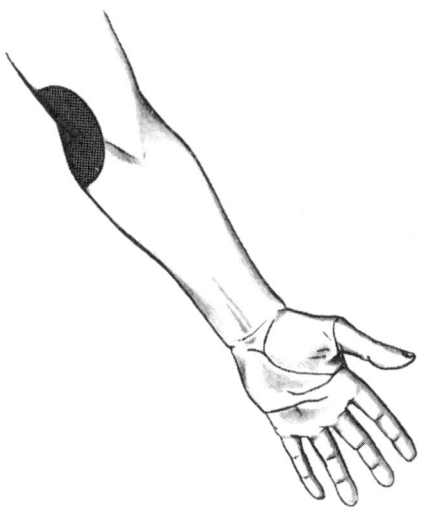

Technik: Die Ellbogen-Innenseite morgens mit Johanniskrautöl, vor dem Schlafengehen mit Distelöl sanft bürsten oder massieren. Beidseits. Die Stelle ist auch brennesselempfindlich (1 × wöchentlich).

---

* MAO = *M*ono-*A*minosäuren-*O*xydasen. Die Mono-Aminosäuren helfen beim Denken, die Oxydasen vernichten die Mono-Aminosäuren, blockieren also das Denken. An sich ein normaler Vorgang, bei vielen Menschen aber überschießend.

Meist bestehen dabei weder Schmerzen noch tiefere psychische Ausfallsgefühle, doch jeder empfindet diesen Mangel als ausgesprochen bedrückend und unangenehm. Häufig tritt er dann auf, wenn man im eingefahrenen Trott lebt, sei es in der Familie, sei es im Beruf, und nun das Gefühl hat, es werde sich »sowieso« nichts mehr ändern, das Leben als solches sei »irgendwie« vorbei. Man kann kaum mehr echte Freude empfinden. Lebenskünstler dagegen, die in der gleichen Situation leben, freuen sich immer wieder an irgend etwas: Sei es am Gezwitscher der Vögel, sei es, daß sie nicht zwitschern und es still ist, sei es, daß die Sonne scheint, sei es, daß es regnet. Solche Menschen brauchen diesen Punkt natürlich nicht. Aber den anderen, der großen Mehrzahl der Menschen, die diese Fähigkeit nicht haben, vermittelt der Punkt die Freude an den kleinen Dingen. Er vermittelt, daß man an allem das Schöne sieht. Man freut sich, daß der Tag beginnt, man freut sich, wenn er zu Ende geht. Man freut sich auf das Glas Wein am Abend, man freut sich auf ein gutes Essen. Das sind die kleinen und doch großen Freuden, die ein jeder haben könnte, auch wenn sein Leben sonst noch so eintönig verläuft. Hier Freude zu empfinden, das vermittelt der Punkt. Genaugenommen macht er aus dem Menschen einen Lebenskünstler – und ihn damit glücklicher. Besonders hervorzuheben ist die Wirkung dieses Punktes auf den Senior, der nicht weiß, was er mit seiner Zeit anfangen soll, sich innerlich leer und ausgebrannt fühlt. Oft nach relativ kurzer Zeit der Anwendung hat er ein neues Hobby gefunden und steht dadurch regelrecht unter Zeitdruck. Einen idealeren Zustand für einen Senior kann man sich gar nicht wünschen.
Der Punkt schafft also auch Initiative und Interesse. Er beseitigt die Neigung älterer Menschen, sich abkapseln zu wollen. Sie werden offener, kontaktfreudiger, suchen Gesellschaft und leben letztlich glücklicher.
Die Anwendung ist einfach und ähnlich wie bei allen psychischen Punkten. Morgens beschichtet man die Stelle relativ großflächig mit Johanneskrautöl, läßt das Öl eine Minute einwirken und bürstet dann sanft etwa eine halbe Minute. Und abends macht man das gleiche mit Distelöl. Da aber gerade dieser Punkt ausgesprochen brennesselempfindlich ist, empfiehlt es sich, ihn einmal in der Woche, solange es Brennessel gibt, auch zu verbrennen. An diesem Tag verwendet man keine Öle.

Beklemmungen
Diese Kombination trägt das Leitsymptom »Erwartungsangst, Behördenangst, Prüfungsangst« – Gefühle, die häufig vorkommen: Immer wenn man vor Situationen steht, die mit Prüfungen oder mit Behörden zu tun haben, spürt man Beklemmungen – meist in der Magengrube. Dazu kommt eine gewisse Einschränkung des Zwerchfells; man atmet flach und unrationell, und in weiterer Folge kommt es zu Druckgefühlen am Brustkorb. Das Blut schießt in den Kopf, die Venen werden gestaut, und man meint, nicht mehr denken zu können, ein Brett vor dem Kopf zu haben, nicht aus sich herausgehen zu können. Die Knie schlottern, man hat ein »schwaches Gefühl« in den Beinen. Bei manchen Menschen gehen die vegetativen Reaktionen noch tiefer. Schon lange, bevor es zur großen Prüfung kommt, tritt Durchfall auf, Appetitlosigkeit, Schlaflosigkeit. Man wird von wirren Träumen verfolgt, die im Zusammenhang mit dem erwarteten Ereignis stehen. Das Quälende daran ist, daß man diese Vorgänge als völlig paradox empfindet, denn ausgerechnet dann, wenn man sowohl körperlich als auch geistig am besten in Form sein will, verlassen einen die Kräfte. Manche

Menschen können diese negativen Gefühle positiv umsetzen. Etwa Künstler, die aus dem Lampenfieber eine besondere Leistungssteigerung herausholen. Oder Spitzensportler, die dieses unangenehme Gefühl als »Biß« oder »Wut im Bauch« bezeichnen und das sie dann zu um so größeren Leistungen befähigt. Angenehm sind diese Gefühle nie.

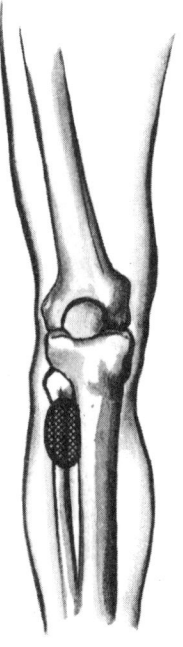

Technik: Die Stelle an der oberen Schienbeinaußenkante morgens mit Johanniskrautöl, vor dem Schlafengehen mit Distelöl sanft bürsten oder massieren. Im Bedarfsfall 1 Minute gut massieren. Beidseits.

Für solche hemmenden Störungen bietet sich ein ganz ausgezeichneter Punkt an, er liegt einige Querfinger unterhalb der Kniescheibe. Man findet ihn am besten, wenn man mit dem Finger etwa in der Mitte des Unterschenkels die Außenkante des Schienbeines streicht, den Finger langsam heraufzieht, bis man in ein kleines »Löchlein« fällt. Das ist das Löchlein zwischen Schienbein und Wadenbein. Meist empfindet man dort auch einen leichten, dumpfen Schmerz. Der Punkt hat eine ausgesprochen breitgefächerte Wirkung, wobei man aber feststellen kann, daß diese in Wirklichkeit auf eine völlige Einheit hinzielt. So liegt dieser Punkt auf dem Magen-Meridian. Wenn man ein flaues Gefühl im Magen verspürt, kann man den Punkt massieren. Nach einiger Zeit spürt man im Magen wohlige Wärme, das Zwerchfell bewegt sich wieder besser, das Druckgefühl im Brustkorb verschwindet, die Venenstauung vom Gehirn läßt nach, und man fühlt sich auch im Kopf freier. Selbst auf den Verdauungstrakt hat der Punkt umfassende Wirkung. Er wirkt sowohl gegen Durchfall als auch gegen Verstopfung und gegen Blähungen. Er holt also prinzipiell den Verdauungstrakt jeweils in die Normallage zurück. Und er kräftigt die Beine.

Nun gibt es auch andere Punkte, die auf den Magen wirken, es gibt Punkte, die die Zwerchfelltätigkeit verbessern, es gibt Punkte, die gegen schwache Beine wirken. Aber dieser Punkt (Magen 36 San-Li) hat zentrale Bedeutung. Er beseitigt alle diese Störungen dann, wenn sie psychovegetativ ausgelöst sind.

All jenen, auf die das Leitsymptom »Erwartungsangst, Behördenangst und

Prüfungsangst« zutrifft, empfehle ich, den Punkt regelmäßig zu behandeln. Hier geht man wie bei allen anderen psychischen Punkten vor: morgens das Johanniskrautöl, vor dem Schlafengehen das Distelöl. Damit hat man den Punkt auf ein erhöhtes Niveau gebracht, so daß man ihn im Bedarfsfall ganz besonders gut benützen kann. Tritt der Bedarf ein – man sitzt etwa im Vorraum einer Behörde oder wartet auf eine Prüfung –, massiert man beide Punkte, also links und rechts gleichzeitig und so lange, bis ein angenehm warmes Gefühl im Magen entsteht. Dann sind die ersten Hemmungen beseitigt, und man kann in der Situation besser aus sich herausgehen. Man leistet nun bei einer Prüfung zwar nicht mehr, als man gelernt hat, aber man kann sein Wissen besser verwerten. Man ist im Denken reaktionsschneller, entscheidungsfreudiger.

Schwermut
Der vierte Punkt nun trifft ein Geschehen, das tief in der Psyche verankert ist. Er entspricht dem Leitsymptom Schwermut, insbesondere dann, wenn durch bedrückende Erinnerungen schwermütige Phasen ausgelöst werden. Seine besonderen Wirkungen könnte man am besten während einer Akupunktur, bei der dieser Punkt gestochen wird, beobachten.
Ein Fall: Der Patient fühlte sich am Tod seiner Mutter mitschuldig, da er sie nicht genügend gepflegt habe. Außerdem sei er überhaupt zeitlebens nicht lieb genug zu ihr gewesen. Und immer nun, wenn er an die Verstorbene denkt, verfällt er in tiefe Schwermut, verbunden mit einem regelrechten Weinkrampf. Dieser trat auch mehrmals während der Unterhaltung vor der Akupunktursitzung auf. Bei der Untersuchung nun stellte sich heraus, daß dieser Punkt ganz entschieden den „Blitz vom Finger des Untersuchers" anzieht. Deshalb wurde der Patient dort gestochen. Und nach zehn Minuten bereits konnte ich ihn auffordern, über seine Mutter nachzudenken. Er konnte nun nach wie vor

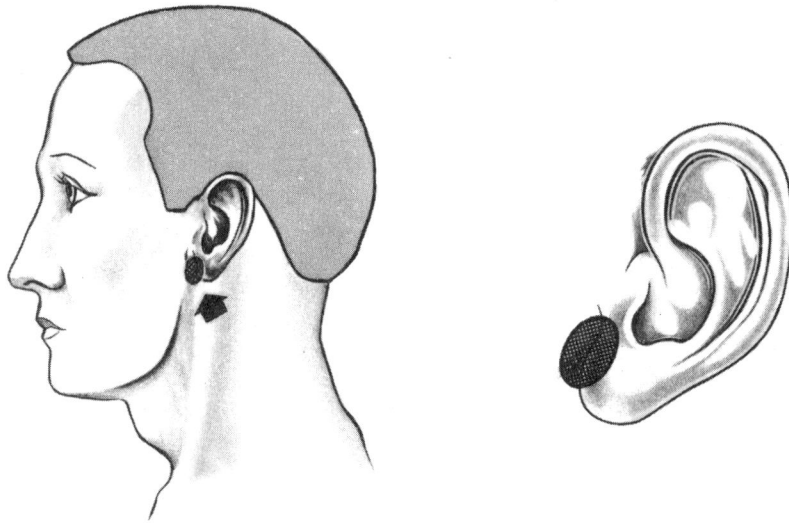

Technik: Am linken Ohrläppchen-Unterkieferwinkel morgens mit Johanniskrautöl sehr sanft, vor dem Schlafengehen mit Distelöl massieren. Bei Bedarf 1 Minute gut massieren. Nur links wirksam.

beurteilen, daß er seine Mutter nicht gut genug gepflegt hatte, er konnte auch nach wie vor behaupten, daß er zeit seines Lebens zu ihr nicht lieb genug gewesen ist, aber der Weinkrampf und auch das begleitende Schwermutgefühl waren beseitigt. Es ist so, als ob etwas, das vorher quälend unter der Haut gelegen war, hinaus in die Objektwelt getreten ist.

Dieses eine Fallbeispiel steht für eine ganze Reihe von gleichartigen, bei denen sich dieser Punkt immer bewährt hat. Interessanterweise gibt es in der Akupunktur diesen Punkt nicht. Er ist nirgends registriert. Aber nachdem ich ihn in meiner Praxis schon jahrelang praktiziert hatte, kam die Nachricht, daß die Chinesen denselben Punkt auch in der Stichtechnik, als unterstützende Nadel zur Erzielung von Akupunktur-Narkosen, benützen. Genaugenommen ist hier der Mechanismus ähnlich oder fast gleich. Denn ein Mensch, der sich auf den Operationstisch legen muß, hat auch eine gewisse bedrückende »Erinnerung«, er hat Angst: Was wird die Operation ergeben? So etwas stört eine Akupunkturnarkose. Dieser Punkt wird von den Chinesen also offensichtlich nicht zur Schmerzlinderung gestochen, sondern zur Aufhellung der Psyche des Patienten.

Der Punkt befindet sich am Ansatz des linken Ohrläppchens, am Kieferwinkel. Man findet ihn leicht, wenn man mit dem Finger in diesen Winkel greift und ihn etwas hinaufschiebt. Es ist dort eine etwas unangenehme, schmerzhafte Empfindung zu verspüren. Wie alle psychisch wirksamen Punkte, wird auch dieser Punkt morgens mit Johanniskrautöl beschichtet. An dieser Stelle, vor allem wegen der empfindlichen Haut, empfiehlt es sich nicht zu bürsten, man massiert mit dem Finger. Das gleiche macht man abends vor dem Schlafengehen mit Distelöl. Treten dennoch schwermütige Phasen aufgrund von bedrückenden Erinnerungen auf, kann man den Punkt nachmassieren. Nun braucht man kein Öl mehr, man drückt den Finger auf den Winkel zwischen Ohrläppchen und Kiefer und massiert dabei gerade so fest, daß der Schmerz, der dabei ausgelöst wird, nicht zu groß ist. Meist innerhalb von 30 Sekunden, längstens nach einer Minute, ist die bedrückende Stimmung vorbei, und man kann wieder ungehemmt an seine Tätigkeit gehen. Dieser Punkt entwickelt aber auch eine weitere auffallende Wirksamkeit: Er beseitigt:

Denkhemmungen

Es gibt Menschen, die diesen Punkt instinktiv nutzen. Wenn ihnen im Augenblick etwas nicht einfällt, weil das Gehirn zu voll ist, dann ziehen und massieren Sie am Ohrläppchen, bis die Denkhemmung beseitigt ist. Man nennt das eine sogenannte *quantitative Hemmung*. Das heißt, es sind momentan zu viele Informationen im Gehirn, und die richtige läßt sich aus diesen nicht herauslösen. Ein ähnliches Prinzip herrscht auch bei den *bedrückenden Erinnerungen*. Sie blockieren das gesamte Gehirn, so daß ein Denkvorgang, den man braucht, nicht durchdringen kann. Man ist zu sehr im Erinnerungsgehalt verwoben. So sieht alles danach aus, als ob gerade dieser Punkt jene Art von Schwermut löste, die durch immer wieder kreisende lästige Gedankengänge hervorgerufen wurde. Und das ist ein beachtlicher Anteil der Ursachen für Schwermut. Tatsächlich wirkt dieser Punkt bei solchen Arten von Schwermut, die gänzlich andere, zum Beispiel hormonelle Ursachen haben, nicht so gut. Hierfür aber gibt es Heiltees.

Die aktuell wirksamen Akupressurpunkte

Auf der Körperoberfläche jedes Menschen befindet sich eine beachtliche Anzahl von Akupressurpunkten, die man, dem Bedarf entsprechend, erfolgreich verwenden kann: sei es zur Schmerzlinderung, sei es zur Beseitigung lästiger Symptome. Diese Punkte nun kann man nach den verschiedensten Gesichtspunkten einteilen: etwa nach den Meridianen, auf denen sie liegen, nach der speziellen Wirkung, die sie entfalten, ob sie das YANG oder das YIN betonen usw. Für unsere Zwecke die zielführendste Klassifikation ist wohl, welchen Verläßlichkeitsgrad diese Punkte selbst bei nicht ganz fachgerechter Anwendung aufweisen.

Ein wirklich »geeichter« Akupunkturmasseur holt aus jedem möglichen Akupressurpunkt das Optimum der dem Punkt eigenen therapeutischen Möglichkeiten heraus. Für den Hausgebrauch aber ist es besser, sich auf jene Punkte zu beschränken, die:

1. verläßlich wirken,
2. keine spezielle Massagetechnik erfordern,
3. leicht zu finden und
4. leicht zugänglich sind.

Ihnen allen gemeinsam ist der prompte Wirkungseintritt. Meist tritt Schmerzerleichterung nach Sekunden oder Minuten ein, um dann über kürzere oder längere Zeit anzudauern. Bei Wiedereintritt der Beschwerden kann man den gleichen Punkt abermals akupressieren.

Üblicherweise benutzt man zur Akupressur die Fingerkuppe. Bei den Punkten am Nagelfalzwinkel ist oft ein kleiner, nicht zu spitzer Gegenstand wirksamer, weil damit der Punkt exakter faßbar ist. Man verwendet etwa einen Zahnstocher, einen Bleistift oder ein für diesen Zweck eigens hergestelltes Akupressurstäbchen oder auch den Fingernagel.

Ein wichtiger Hinweis: Zahnschmerzen kann man mit Hilfe des richtigen Punktes (Zeigefinger) meist recht gut in den Griff bekommen. Die Beschwerden, nicht aber die Krankheit! Man wird also nicht umhin können, möglichst bald den Zahnarzt aufzusuchen, um von ihm den Schaden bereinigen zu lassen.

Das gleiche gilt für die meisten anderen Störungen des Wohlbefindens, vor allem, wenn diese in gehäuften Attacken auftreten. In all diesen Fällen hat man jedenfalls den Hausarzt aufzusuchen!

Es mag überraschen, daß viele Punkte fern vom Geschehen der Erkrankung liegen. Dieses Phänomen liegt im Wesen der Akupunktur und in ihrem Meridiansystem begründet. Tatsache ist, daß gerade die *Fernpunkte* oft die verläßlichste Wirkung entfalten. Deshalb haben wir sie im folgenden Schema bevorzugt.

Die Punkte und ihre Lokalisation:
1. Fernpunkte vom Nagelfalzwinkel der Finger (7)
2. Fernpunkte an Fingern und Handrücken (7)
3. Fernpunkte an der Handfläche (4)
4. Nahpunkte an der Hand (für die Hand selbst) (6)
5. Fernpunkte vom Fußrücken und von den Zehen (7)

Von diesen 31 Punkten wirken 30 gegen verschiedene Schmerzen und sonstige Störungen des Wohlbefindens.

Ein Punkt wurde hier nur der Kuriosität halber erwähnt: er ist imstande, die Fähigkeit, mit einer Wünschelrute umzugehen, »ein-« oder »auszuschalten«. Das zeigt aber auch, welche eigentümlichen Wirkungen Akupressurpunkte besitzen können.

I. NAGELFALZWINKELPUNKTE DER FINGER

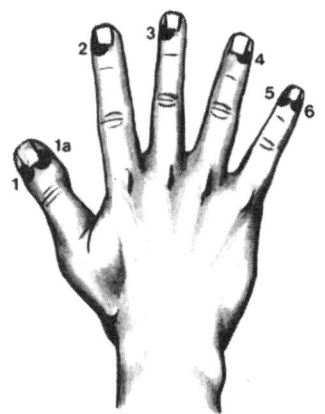

Fernpunkte vom Nagelfalzwinkel:
1, 1a Halswehpunkte
2 Zahnwehpunkt
3 Kreislaufpunkt bei Neigung zu Bluthochdruck
4 Kopfschmerzpunkt, allgemein
5 Kreislaufpunkt bei Neigung zu Blutniederdruck
6 Brennende-Augen-Punkt

1, 1a: Am Daumen:
Wirkt bei Halsschmerzen, Rachenschmerzen, schmerzhaften Entzündungen der Mundhöhle. Häufig auch bei »Räusperhusten« und Heiserkeit.
Sehr gut bei Schluckbeschwerden, wenn Schmerzen im Vordergrund stehen (Kinder). Auch schmerzhafte Lymphdrüsenschwellungen im Halsbereich lassen sich durch diese Punkte gut beeinflussen.
Nach eigener Erfahrung ist der Punkt 1a wirksamer.
Namen der Punkte:
1: „Geringer Handel" (SHAO SHANG), entspricht dem 11. und letzten Punkt des Lungenmeridians.
1a: „Der alte Händler" (LAO SHANG).
Wie alle Nagelfalzwinkelpunkte kann man auch diesen sehr gut mit dem Nagel eines anderen Fingers behandeln.
Merksatz: Der Daumen ist für Rachen, Hals und Gaumen.

2. Am Zeigefinger, an der dem Daumen zugewandten Seite:
Bei Zahnschmerzen, Kieferschmerzen. Auch während der Sitzung beim Zahnarzt leistet er gute Dienste. Ferner bei Kopfschmerzen im Gefolge von Zahn- und Kiefererkrankungen.
Name des Punktes: „Berater des YANG" (SHANG YANG), entspricht dem 1. Punkt des Dickdarmmeridians.
Merksatz: Der Zeigefinger ist für Zahnweh da.

3. Am Mittelfinger an der dem Daumen zugewandten Seite:
Kreislaufschwäche, besonders bei Neigung zu fallweise erhöhtem Blutdruck. Bei Zusammenbruch nach zu forcierter sportlicher Leistung. Bei Schockzuständen

körperlicher oder psychischer Ursache. Gute Wirkung auch bei Herzstechen nach Überanstrengung.

Der Punkt ist einer der »Reanimations«-Punkte = Wiederbelebungspunkte. Wenn die Atmung nach einem Schock wegbleibt, kann sie durch starke Massage an diesem Punkt wieder eingeleitet werden (siehe auch Punkt 5 der Abbildung). Name des Punktes: »Mittlerer Angriffspunkt« (ZHONG CHONG); er entspricht nach Bachmann dem 9. und letzten Punkt des Kreislaufmeridians. Nach König und Wancura befindet sich der letzte Punkt des Kreislaufmeridians im Zentrum der Tastfläche des Mittelfingers. Nach eigenen Erfahrungen sind beide Stellen gleich wirksam.

Merksatz: Der Mittelfinger mildert den Blutdruck.

4. Am Ringfinger, an der dem Kleinfinger zugewandten Seite
Allgemeine Kopfschmerzen, Kopfdruck (Blutandrang zum Kopf), Spannungs-kopfschmerz nach intensiver geistiger Arbeit, wenn »der Schädel raucht«. Ferner bei Arm-, Ellbogen- und Schulterschmerzen, mit der Unfähigkeit, den Arm zu heben.

Name des Punktes: »Grenz-Angriffspunkt« (GUAN CHONG), der erste Punkt des Meridians »Dreifacher Erwärmer«. 3 wesentliche Dinge erwärmen uns: die Atmung, die uns den Sauerstoff der Luft bringt; die Verdauung, die uns die Nahrung bringt; und der Geschlechtstrieb. Hier erwärmt die Frau den Mann und der Mann die Frau. Diese »drei Erwärmer« werden nach chinesischer Vorstellung durch diesen Meridian beeinflußt: positiv und optimalisierend.

Vielleicht ist es kein Zufall, daß der goldene (tonisierende) Ehering bei vielen Menschen an diesem Finger getragen wird: In der Nähe des zweiten Punktes des Meridianes, der unter anderem auch potenzsteigernd bzw. empfängnisfördernd wirkt (eigene Beobachtung).

Merksatz: Der Ringfinger ist gegen rauchenden Kopf.

5. Am Kleinfinger (an der dem Daumen zugewandten Seite):
Wirkt bei Kreislaufschwäche, besonders bei Neigung zu fallweisem Absinken des Blutdruckes. Ferner bei nervösen Herzbeschwerden, Herzjagen, Herzflattern, besonders, wenn gleichzeitig Angstgefühle bestehen. Wenn man glaubt, »man wird gleich umfallen«. In diesem Sinne ist es ein Wiederbelebungspunkt, ebenso wie der Punkt 3 auf unserer Zeichnung. Beide Punkte können gleichzeitig und mit einander steigerndem Effekt verwendet werden.

Die Feststellung, daß der Punkt 3 in erster Linie bei Neigung zu Hochdruck, der Punkt 5 bei Neigung zu Niederdruck wirkt, darf nicht verwirren. Denn grund-sätzlich wirken alle Punkte regulierend, also nach beiden Seiten; es ist meist eine Richtung ein wenig bevorzugt.

Name des Punktes: »Geringer Angriffspunkt« (SHAO CHONG), der 9. und letzte Punkt des Herzmeridians.

Merksatz: Der Kleine kräftigt den Blutdruck (nur innen).

Der »geringe« und der »mittlere« Angriffspunkt – am Mittelfinger – sind Punkte, wo man auch als Laie, wenn man etwa bei einem Verkehrsunfall vorbeikommt und es liegt ein Mensch bewußtlos oder schockiert da, »angreifen« darf und sollte. Auf diese Weise kann man nur helfen und nicht schaden. (Siehe auch: Punkt 7 der Abbildung Fußrücken, Seite 43.)

6. An der Außenseite des Kleinfingers:
Brennende Augen, Lidrandentzündungen, Schmerzen bei Bindehautentzündungen. Gut wirksam auch bei Augenjucken verschiedener Ursache.
Name des Punktes: »Geringer Teich« (SHAO ZE).
Merksatz: Der Kleine außen läßt Juckreiz sausen.

II. Fernpunkte an Fingern und Handrücken

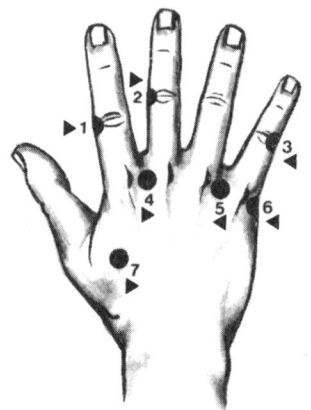

1 *Stirnkopf-Schmerzpunkt*
2 *Schädeldach-Schmerzpunkt*
3 *Hinterkopf-Schmerzpunkt*
4 *Nackenschmerzpunkt*
5 *Kreuzschmerzpunkt*
6 *Juckreizpunkt*
7 *Rinnende-Nase-Punkt*
  In Pfeilrichtung massieren.

1. Zeigefinger-Mittelgelenk, Daumenseite:
Stirnkopf-Schmerzen.
Name des Punktes: »Vorderkopfpunkt« (QIAN TOU DIAN).

2. Mittelfinger-Mittelgelenk, Daumenseite:
Schädeldach-Schmerzen.
Name des Punktes: »Scheitelpunkt« (TOU DING DIAN).

3. Kleinfinger-Mittelgelenk, Außenseite:
Hinterkopf-Schmerzen.
Name des Punktes: »Hinterkopfpunkt« (HOU TOU DIAN).

Die 3 Kopfschmerzpunkte an den Mittelgelenken der Finger haben um so bessere Wirkung, je früher man sie bei Auftreten der entsprechenden Kopfschmerzen bearbeitet. Häufig fällt auf, daß bei halbseitigen Kopfschmerzen der Finger der Gegenhand besser wirkt.
Sehr wirksam ist die Massage mit dem Daumennagel der anderen Hand. Sie hat dann zum Ziel geführt, wenn man nicht nur Besserung der Schmerzen, sondern auch ein eigenartiges, aber angenehmes kühles Gefühl an der Stelle verspürt, an der vorher die Schmerzen waren.
Merktechnik der 3 Kopfwehpunkte: Wenn man die gespreizten Finger der linken Hand mit der Handfläche an die rechte Kopfseite legt – oder umgekehrt –, weist jeder Finger in etwa dorthin, wo er wirkt.

4. Zwischen dem 2. und 3. Fingergrundgelenk:
Nackenschmerzen.
Name des Punktes: »Hals- und Nackenpunkt« (JING XIANG DIAN).

40

5. Zwischen dem 4. und 5. Fingergrundgelenk:
Kreuzschmerzen.
Name des Punktes: »Nervus ischiaticus« (ZI GU CHEN JING DIAN).

Man findet diese beiden Punkte am besten, wenn man die Hand leicht zur Faust ballt. Bei den entsprechenden Störungen sind die Punkte ausgesprochen schmerzempfindlich.
Bei der »gebückten Arbeit« auf den Reisfeldern kann es vorkommen, daß einem plötzlich der Hexenschuß ins Kreuz fährt. Dann wird der Punkt »Nervus ischiaticus« gerne mit einem zugespitzten Bambusstück recht ordentlich »gebohrt«. Das zahlt sich oft aus: Binnen Sekunden löst sich der Krampf, und der Betroffene kann wieder gerade stehen.
Man kann die Punkte auch mit dem Daumennagel der anderen Hand behandeln. Obwohl meist eine Seite wirksam ist – bei frischen Schmerzen meist die Gegenseite –, empfiehlt es sich, die Punkte an beiden Handrücken zu bearbeiten.

6. Kleinfinger-Grundgelenk, Außenseite, etwas dahinter:
Juckreiz, allgemein am Körperganzen oder an bestimmten Stellen.
Name des Punktes: »Hintere Schlucht« (HOU XI), der 3. Punkt des Dünndarmmeridians.
Wenn man eine Faust bildet, entsteht am Ende der Handflächenquerlinie eine Hautfalte: dort liegt der Punkt. Er entfaltet seine Wirksamkeit auch, wenn man die Hautfalte zwickt.

7. Am Handrücken zwischen Daumen und Zeigefinger:
Rinnende Nase.
Gute Wirksamkeit auch bei Hals-, Zahn-, Kopfschmerzen. Zusätzlich zu den entsprechenden anderen Punkten benutzt, erreicht man eine verstärkte Wirkung.
Name des Punktes: »Talbegegnung« (RO KOU).
Der Punkt befindet sich in der Nähe der Mitte der am Daumen zugewandten Seite des Zeigefinger-Mittelhand-Knochens. Man findet dort leicht eine schmerzende Stelle, welche man bei Bedarf mit der Fingerkuppe massiert.

III. FERNPUNKTE AN DER HANDFLÄCHE

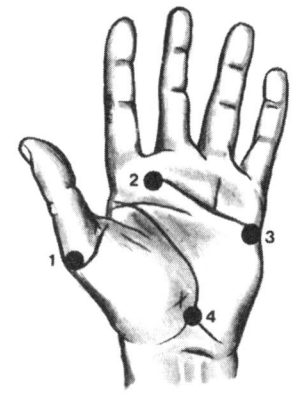

1 *Sprunggelenk-Schmerzpunkt*
2 *Asthmapunkt*
3 *Wünschelrutenpunkt*
4 *Fußschmerzpunkt*

1. Daumen-Grundgelenk, Außenseite:
Schmerzen in den Sprunggelenken, besonders durch Überlastung, aber auch bei Rheuma und Verletzungen.
Name des Punktes: »Knöchelpunkt« (HUAI DIAN).

2. Handfläche, zwischen Zeigefinger- und Mittelfinger-Grundgelenk, näher zum Zeigefinger:
Asthma, Bronchitis, Kopfschmerzen.
Name des Punktes: »Husten- und Asthmapunkt« (KE CHUAN DIAN).
In alten europäischen Rezeptbüchern wird zur Behandlung von Asthma und Bronchitis u. a. folgendes empfohlen: Man soll in den Wald gehen, einen Föhrenzapfen so in die Hand nehmen, daß er auf diesem Punkt liegt, die Faust fest ballen. Solcherart den Wald durchwandern.

3. Knapp vor dem Ende der geraden Handflächenlinie:
Dieser Punkt hat die merkwürdige Eigenschaft, die Fähigkeit, mit der Wünschelrute umgehen zu können, zu fördern oder zu hemmen, je nachdem, ob man ihn links oder rechts sticht bzw. massiert (von Mensch zu Mensch verschieden). Er wurde gefunden, als sich herausstellte, daß bei Rutengängern dieser Punkt besonders aktiv ist (eigene Beobachtung). Manchmal entspricht er dem Punkt gegen Juckreiz (HOU XI), manchmal ist er einige Millimeter näher zur Handfläche.
Es stellt sich die Frage, ob der Dünndarmmeridian, auf bzw. neben welchem der Punkt liegt, mit der Rutengängerei bzw. mit Sensitivität allgemein zu tun hat. Auch andere Beobachtungen können das vermuten lassen. Hier sei er nur der Kuriosität halber erwähnt.

4. In der Mitte zwischen Daumen- und Kleinfingerballen, knapp oberhalb der großen Handgelenks-Querfalte:
Fußschmerzen, besonders Fersenschmerzen.
Name des Punktes: »Fersenpunkt« (ZU GEN DIAN).

IV. Nahpunkte an der Handfläche

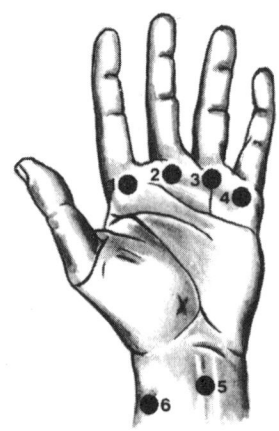

1, 2, 3, 4 Gelenkigkeitspunkte
Fingergelenke
5 Gelenkigkeitspunkt Handgelenk
6 Durchblutungspunkt Hand und
Finger

1.–4. Über den Köpfchen der Mittelhandknochen:*
Lokale Punkte zur Verbesserung der Gelenkigkeit der Finger.

5. In der Mitte über der Handwurzel:*
Verbesserung der Gelenkigkeit der Hand.
Die Punkte 2 und 5 liegen auf dem Kreislaufmeridian, ohne eigentliche Punkte desselben darzustellen.

6. Über der Pulsstelle:
Verbesserung der Durchblutung der Hand, wirkt auch gegen Handgelenksschmerzen.
Name des Punktes: »Abflußlauf« (JING QU), der 8. Punkt des Lungenmeridians.

V. Fernpunkte an Fussrücken und Zehen

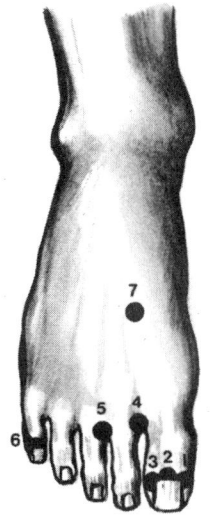
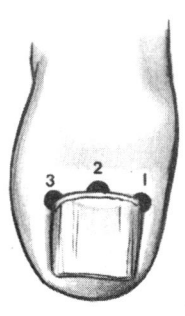

1 *Oberbauchblähungen*
2 *Nasenbluten*
3 *Unterbauchblähungen*
4 *Magenschmerzen*
5 *Sodbrennen*
6 *Geburtserleichterungen*
7 *Gleichgewichtsstörungen*

1. Großzehe, innerer Nagelfalzwinkel:
Blähungen im Oberbauch.
Name des Punktes: »Verborgene Helle« (YIN BAI), der 1. Punkt der Milz-Pankreas-Meridians.

2. Großzehe, in der Mitte des Nagelfalzes:
Nasenbluten.
Name des Punktes: »Die 3 Haare der Großzehe« (MU ZHI HENG LI SAM MAO), entspricht dem PaM** 136.

3. Großzehe, Nagelfalzwinkel der zweiten Zehe zugewandt:
Blähungen im Unterbauch. Auch bei Kopfschmerzen und Kreislaufschwäche wirksam.

* Keine eigenen Namen bekannt.
** Punkt außerhalb der Meridiane.

Name des Punktes: »Große Aufrichtigkeit« (DA DUN), entspricht dem 1. Punkt des Lebermeridians.

Alle Nagelfalzpunkte an den Zehen muß man vorsichtig behandeln, um Verletzungen durch spitze Gegenstände mit nachfolgenden Eiterungen zu vermeiden. Man nimmt die Zehe zwischen Daumen und Zeigefinger und massiert unter rhythmischem Druck.

4. Zwischen Großzehe und zweiter Zehe, an der Schwimmhautfalte:
Magenschmerzen, magenbedingte Kopfschmerzen, auch Augenschmerzen.
Name des Punktes: »Gangstrecke« (XING YIAN). Der 2. Punkt des Lebermeridians. Auch die Fußsohlenreflexmassage empfiehlt diese Stelle für Kopf und Magen.

5. Zwischen zweiter und dritter Zehe, an der Schwimmhautfalte:
Sodbrennen, auch Durchfall.
Name des Punktes: »Innenhof« (NEI TING). Der 44. und vorletzte Punkt des Magenmeridians.

6. Kleinzehe, Nagelfalzwinkel Außenseite:
Geburtserleichterung.
Name des Punktes: »Erreichung des YIN« (ZHI YIN). Der 67. und letzte Punkt des Blasenmeridians.
Es gibt mehrere Punkte zur Geburtserleichterung; dieser ist einer der verläßlichsten. Eine Hilfsperson kann den Punkt an beiden Zehen während der Wehen massieren.

7. Zwischen 2. und 3. Mittelfußknochen, oberer Winkel:
Gleichgewichtsstörungen, Schwindelzustände, Ohnmachtsanfall.
Name des Punktes: »Höchster Angriffspunkt« (TAI CHONG). Der 3. Punkt des Lebermeridians.
Ebenso wie den mittleren Angriffspunkt am Mittelfinger und den Grenzangriffspunkt am Kleinfinger kann man auch den »Höchsten Angriffspunkt" zur »Wiederbelebung« nutzen. Hier kann man auch mit dem Fingernagel massieren.

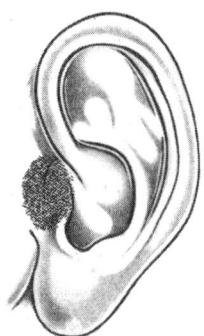 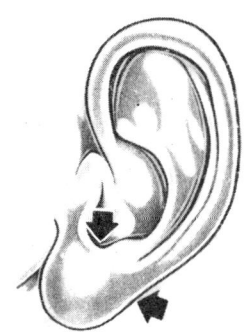 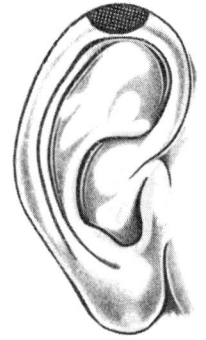

1. Übergewicht:
Nur linkes Ohr: Das Läppchen vor dem linken Gehörgang stets vor dem Essen oder bei Heißhunger zwischendurch so lange sanft massieren, bis der Gehörgang innen warm ist.

2. Rauchen:
Nur linkes Ohr: Bei Rauchlust ca. 30 Sekunden massieren (Pfeil). Der vordere Punkt, in der Einkerbung, ist meist wirkungsvoller.

3. Haarausfall:
Oberes äußeres Drittel des linken Ohres sowie die Spitze des rechten Ohres 1× wöchentlich mit Brennessel exakt verbrennen.

*sh. Seite 18
linkes Ohr*

Die Fußzonenreflexmassage

Die Grundidee, die zur bekannten Fußzonenreflexmassage führte, geht auf den amerikanischen Arzt William H. Fitzgerald zurück. Als dieser um die Jahrhundertwende im Allgemeinen Krankenhaus in Wien zum Hals-Nasen-Ohren-Arzt ausgebildet wurde, so erzählt die Mär, soll er zu dieser Therapie von seiner Wiener Zimmervermieterin angeregt worden sein. Eine andere Legende verweist auf einen Indianer als Urheber. Ob so oder so – sie stammt ursprünglich aus dem Volksgut, wie das so oft bei einfachen und doch grundgescheiten Therapieformen der Fall ist.

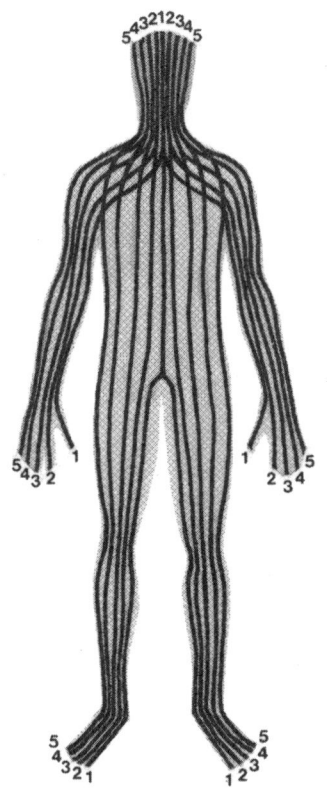

Für Fitzgerald allerdings waren die speziell von der Fußsohle auslösbaren heilsamen Reflexe nur eine der Möglichkeiten, durch Massage bestimmter Zonen und Punkte Heilerfolge zu erzielen. Nach einem Grundschema – Einteilung des Körpers in fünf Längszonen, ausgehend jeweils von den Fingern und den Zehen – eruierte er eine Reihe von besonders wirksamen Reflexarealen, wobei er die Fußsohlen eher vernachlässigte; wenn er auch die Organbeziehungen der Fußsohlen – so wie auch der übrigen Körperoberfläche – mit Akribie herausgearbeitet hatte (sein Schema ist bis heute gültig geblieben), machte er praktisch wenig Gebrauch davon. Es blieb einer begabten Praktikerin, der amerikanischen Masseuse Eunice Ingham, vorbehalten, auf die ganz besondere Wirksamkeit der Massagen im Sinne Fitzgeralds von der Fußsohle aus hinzuweisen. Seither hat die Fußzonenreflexmassage einen Siegeszug durch die Welt angetreten.

Nach der Originaldarstellung von Fitzgerald-Ingham sieht die »Landkarte des Körpers« an den Füßen sehr diffizil aus: so überschneiden sich beispielsweise manche Areale. Doch auch das entspricht einer gewissen Logik, wenn etwa die Areale für die Schilddrüse und die Nebenschilddrüse beidseits identisch sind (unter dem Großzehenballen), oder, gleich daneben, die von Lunge und Bronchien. Auch das Herz- und Schulterareal überlappt einander, jedoch nur an der linken Fußsohle; rechts decken einander das Schulterareal und das der Leber.

Wer sich die Zeit nimmt, diese »Landkarte« genau zu betrachten, wird auf ihr so manche auch bei Erkrankungen auftretende Gemeinsamkeiten finden: Etwa jene, daß Herz- und Schulterschmerzen links nicht selten zugleich auftreten, wobei aber erst der Arzt feststellen kann, ob der Schmerz vom Herz zur Schulter ausstrahlt oder umgekehrt. Denn für die Fußzonenreflexmassage handelt es sich da um ein und dasselbe Areal, nämlich jenes, wo am linken Fuß die entsprechenden Herz- und Schulterflächen einander überlappen. Es muß also, um einer weit verbreiteten, jedoch grundfalschen Meinung vorzubeugen, eindeutig festgestellt werden: Man kann aus den Fußsohlen allein keine exakten Diagnosen erstellen. Wohl aber »Grobdiagnosen«. Allerdings kann das auch nur einer, der sich wirklich auskennt: also ein Arzt, der zugleich Masseur ist. Selbstverständlich

Rechter Fuß

Stirnhöhlen
Schlafzentrum
Hypophyse
linkes Auge
Hirnstamm
Nacken
linkes Ohr
Nebenschilddrüse
Trapez-muskulatur
Schilddrüse
Lunge
Bronchien
Schulter
Leber
Sonnengeflecht
Gallenblase
Magen
Nebenniere
Bauchspeicheldrüse
Niere
Zwölffingerdarm
querlaufender Dickdarm
Harnleiter
aufsteigender Dickdarm
Dünndarm
Blinddarm
Blase
Ileocaecalklappe
Knie
Ischias
Keimdrüsen

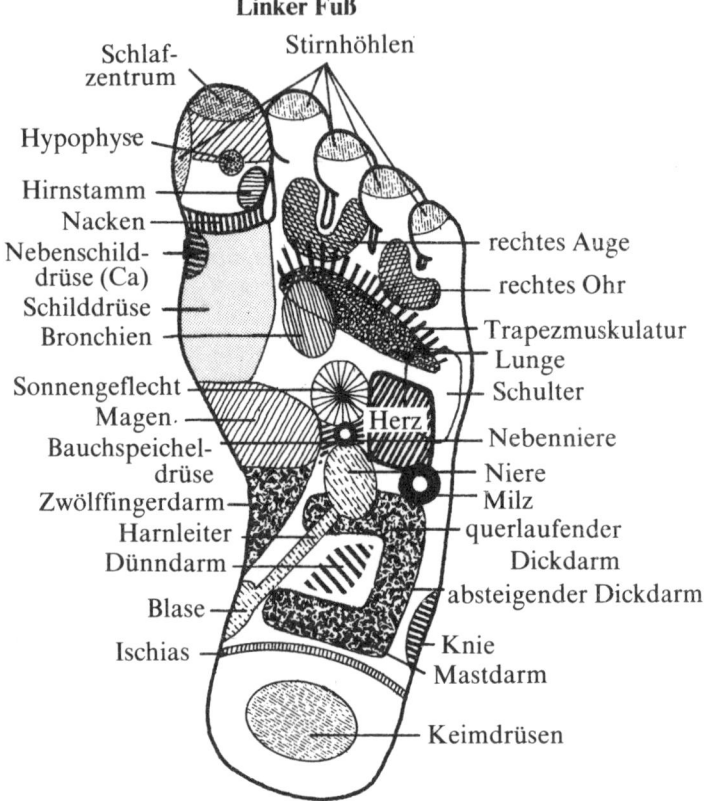

Linker Fuß

Schlaf-zentrum
Stirnhöhlen
Hypophyse
Hirnstamm
Nacken
Nebenschild-drüse (Ca)
Schilddrüse
Bronchien
Sonnengeflecht
Magen
Bauchspeichel-drüse
Zwölffingerdarm
Harnleiter
Dünndarm
Blase
Ischias

rechtes Auge
rechtes Ohr
Trapezmuskulatur
Lunge
Schulter
Herz
Nebenniere
Niere
Milz
querlaufender Dickdarm
absteigender Dickdarm
Knie
Mastdarm
Keimdrüsen

kann man folglich aus einer Grobdiagnose auch keine erweiterten therapeutischen Schlüsse ziehen – etwa die Anwendung von Tees oder auch von Medikamenten. Hier wird leider viel und folgenschwer gesündigt.

Der große Wert der Fußzonenreflexmassage liegt jedoch in der unterstützenden, manchmal sogar für sich selbst allein ausreichenden therapeutischen Wirkung. In der Hand sowohl des Wissenden (also des Arztes) als auch des Geübten (des Masseurs) hat sie sich als echte Bereicherung im Versuch, die kleineren und größeren Leiden des Menschen zu überwinden, gut bewährt.

Diffizile Behandlungen vor allem kleiner Areale überläßt man besser dem spezialausgebildeten Masseur. Fast jeder, der sich erstmals einer professionell angewandten Fußzonenreflexmassage unterzogen hat, war von der positiven Wirkung angenehm überrascht.

Manche dieser Areale eignen sich aber auch ganz ausgezeichnet zur täglichen Selbstbehandlung: die ausgedehnten, leicht zugänglichen Flächen, bei denen zugleich die regelmäßig durchgeführte Anwendung einen besonders wirkungssteigernden Effekt aufweist:

1. Verdauung, insbesondere Verstopfung,
2. Lunge, Bronchien,
3. Niere, Blase,
4. Wirbelsäule.

Die Areale für den gesamten Magen-Darm-Trakt befinden sich, aneinandergereiht, in der Höhlung der Fußzone. Sie eignen sich für eine einfache Selbstbehandlung besonders gut. Zweimal täglich, morgens und abends, massiert man sie durch Rollen eines Tennisballs gründlich durch: anfangs etwa zehn Minuten je Fußsohle. Mit der Zeit, sobald sich der Reflex eingespielt hat, genügt es, wenn man nur mehr zwei bis drei Minuten für diese Tätigkeit aufwendet. Denn es gehört zum Wesen jedes Reflexes, daß er bei konstantem Gebrauch seine Wirkung immer prompter entfaltet. Man kann den Eintritt der Wirkung des Reflexes während des »Ballrollens« meist gut beobachten: da oder dort im Bauch treten glucksende, mit einem angenehmen Darmgefühl verbundene Geräusche auf: ein den normalen Verdauungsgang hemmender Krampf hat sich gelöst, oder eine ebenso hinderliche Lähmung ist beseitigt worden.

Krämpfe und Lähmungen im Verlauf des Verdauungsrohres, oft nur abschnittweise und wenige Zentimeter lang, sind die häufigsten Ursachen chronischer Verstopfung.

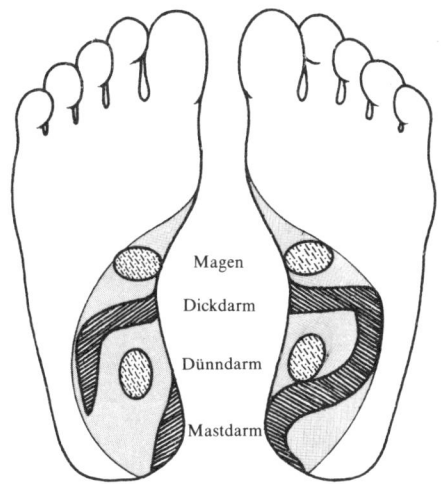

Magen

Dickdarm

Dünndarm

Mastdarm

Das Verdauungsareal unserer Fußsohle ist nahezu seitengleich. Es eignet sich zur Massagebehandlung mit Hilfe eines Balles (Tennisball, Gummiball, Golfball), da es exakt im »Hohlraum« der Fußsohle liegt. 2 × 5 Minuten Ballrollen, morgens und abends, zählen zu den besten Hilfen bei Verdauungsbeschwerden, bei Verstopfung ebenso wie bei Durchfall.

Es kommt aber auch gar nicht so selten vor, daß eine Verdauungsfermentschwäche mitbeteiligt ist. Nun sind die Zonen der fermentbildenden Organe – Leber und Bauchspeicheldrüse – rund um die Zonen des Darmkanals an der Fußsohle aufgereiht. Ebenso, nur flächenfäßig nach vorne und außen etwas erweitert, erfaßt man diese Organe mit. Wichtig dabei ist, nicht auf die Innenkante der Ferse zu vergessen, denn dort ist der »Sitz« des Mastdarms.

Die gleiche Massage wirkt bei chronischem Durchfall. Das darf nicht überraschen, denn ähnlich vielen Akupunkturpunkten wirken auch die Fußsohlenreflexe in erster Linie regulierend, sowohl in die eine als auch in die andere Richtung.

Für eine Selbstmassage sehr gut geeignet sind auch die Areale für Lunge und Bronchien. Sie finden sich am Tritt hinter den vier kleinen Zehen. Man rollt abermals mit einem Tennisball. Oder, besser noch, man benützt die eigens für diesen Zweck entwickelte Massage-(Dungl-)Matte. Regelmäßigkeit der Behandlung ist das wichtigste: zweimal täglich, morgens und abends, je einige Minuten lang. Dadurch werden vor allem die chronischen Erkrankungen von Lunge und Bronchien günstig beeinflußt.

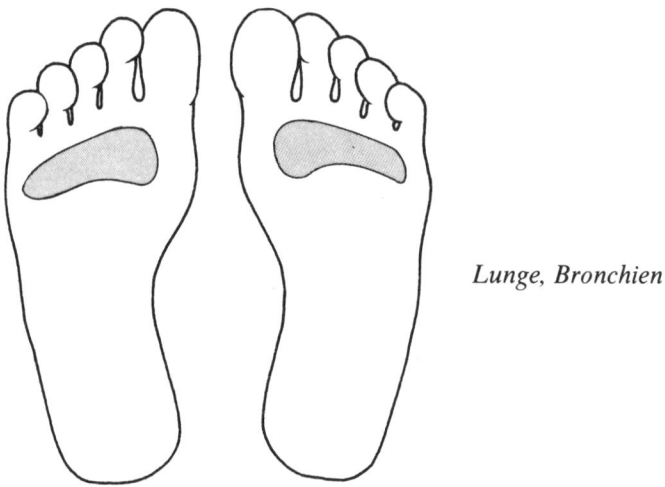

Lunge, Bronchien

Mittels der sogenannten Vitalkapazitätsprüfungen konnte man genau messen, daß durch diese Behandlung das Atemvolumen der Lunge schon nach einer Woche täglichen Trainings zunimmt. Sogar beginnendes Emphysem (Lungenblähung) wird dadurch günstig beeinflußt. Hier hat die tägliche Fußsohlenreflexmassage hinausschiebende Wirkung.

Eine für die Selbstmassage günstige Zone stellt auch das Areal für Niere und Blase dar. Besonders bei den oft schwer zu beeinflussenden Blasenentzündungen ist die unterstützende Therapie durch Massage eine echte Hilfe.

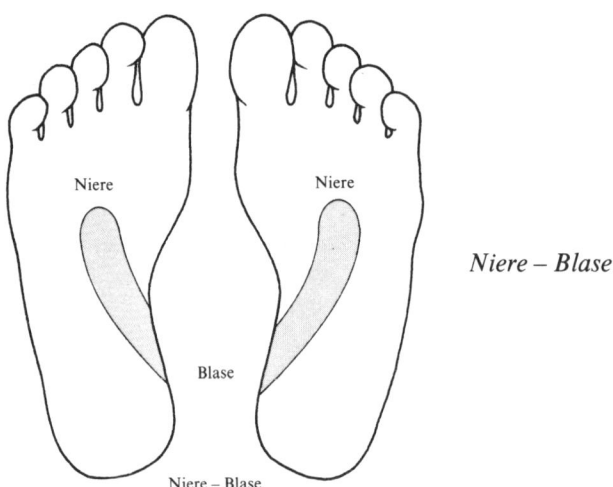

Niere – Blase

Man benutzt hier am besten einen kleinen Ball, der der Breite des Areals angepaßt ist, und rollt damit die Stellen richtig heiß: wie alle »hausgemachten« Reflexbehandlungen zweimal täglich, morgens und abends. Die Erwärmung des Areals ist wichtig für die Wirksamkeit: Daß kalte Füße zu Blasenentzündungen führen können, ist allgemein bekannt.

50

Eine ganz ausgezeichnet wirksame Reflexzone ist jene für die Wirbelsäule. Sie beginnt am Großzehen-Grundgelenk und tangiert hier gerade noch die Fußsohle selbst. Dort befindet sich das Areal für die Halswirbelsäule. Direkt in der Falte des Grundgelenks der Großzehe ist der Abschnitt für die so wichtigen sechsten und siebenten Halswirbel.

Das Areal für die Brustwirbelsäule verläßt die eigentliche Fußsohle und bewegt sich in einer sanft gebogenen Linie an der Seiteninnenkante des Fußes.

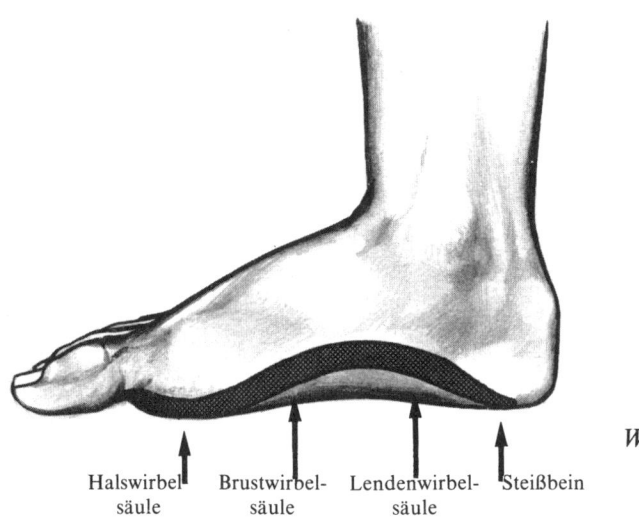

Wirbelsäule

Halswirbel-   Brustwirbel-   Lendenwirbel-   Steißbein
säule   säule   säule

Erst die entsprechenden Flächen für den unteren Lendenwirbel und das Steißbein sind wieder am inneren Rand der Fußsohle, an der Ferse, zu finden. Mit Tretplatten oder auch mit dem Ballrollen sind diese Stellen nur schwer erreichbar. Ganz ausgezeichnet aber kann man diese Areale mit dem Stil eines erwärmten Löffels erreichen, am besten wohl mit einem Silberlöffel, da dieser die Wärme am längsten speichert.

Man massiert bedächtig, unter mittlerem Druck, stets vorne an der großen Zehe beginnend, in kreisenden Bewegungen zurück bis an die Ferse. Dabei empfiehlt es sich, nach jedem Wirbelabschnitt die Massage kurz zu unterbrechen und zwischendurch einige lockere Bewegungsübungen im Bereich jener Wirbel, deren Zone gerade massiert wurde, durchzuführen. Das entspricht auch einer besonders erfolgreichen Akupunkturpraxis bei der Behandlung steifer Gelenke.

Also:

20 Sekunden massieren,

20 Sekunden Bewegungsübung,

20 Sekunden massieren,

20 Sekunden Bewegungsübung usw.

Dadurch läßt sich der Erfolg beträchtlich steigern.

Die Rückenzonenreflexmassage

Ebenso wie von den Fußzonen aus, kann man auch von ganz bestimmten Flächen des Rückens durch Massage beachtliche Wirkungen erzielen. In vielen Fällen wird man, besonders wenn man auf sich selbst angewiesen ist, die Behandlung über den Rücken jener über die Fußsohle vorziehen. Der Rücken ist mit Hilfe einer Stielbürste leicht zu erreichen, und vor allem sind die wirksamen Flächen meist größer.

Es ist interessant, daß zwischen den beiden »Gebäuden« – Fußzonenreflexe und Rückenzonenreflexe – eigentlich kein Zusammenhang besteht. Während man bei den Fußsohlenreflexen nur ein vages theoretisches Gerüst, jenes von Dr. William Fitzgerald, besitzt (das allerdings überraschend gute Ergebnisse bringt), kann man sich bei den Hautstellen am Rücken das »Wieso?« bedeutend besser erklären: Nämlich, wieso sie auf das eine oder andere Organ bei richtiger Anwendung eine therapeutische Wirkung entfalten.

Häufig sieht man mit freiem Auge, daß es bei bestimmten Organstörungen zu Quellungszuständen an ebenso bestimmten Hautgebieten am Rücken kommt. Organ- und Hautgebiet scheinen gekoppelt. Und das ist tatsächlich der Fall. Sie sind zwar nicht Nachbarn, dafür aber sind die entsprechenden Nerven, die beide versorgen, Nachbarn. Über Vermittlung des benachbarten Nervs erkrankt die Hautstelle mit dem Organ mit. Und umgekehrt kann man über einen Heilvorgang, der an der Haut und dem darunterliegenden Bindegewebe ansetzt,

1. den Zustand von Haut und Bindegewebe verbessern, und
2. in der Folge auch das entsprechende Organ.

Das Ganze ist nichts anderes als das Umdrehen von Ursache und Wirkung: Krankes Organ – krankes Hautareal – Heilung am Hautareal – Heilung am Organ.

Die Massagetechnik selbst ist kompliziert und sollte nur von einem Berufsmasseur durchgeführt werden. Sie ist eine Bindegewebsmassage, welche die Kenntnis einiger Spielregeln erfordert.

Aber auch das, was man selbst machen kann, hat beachtlichen therapeutischen Effekt: statt zu massieren bürstet man. Die Einzelbürstung ist zwar bei weitem nicht so stark wie eine gut durchgeführte Massage, aber hier gilt der Satz: steter Tropfen höhlt den Stein. Man kann täglich auch zweimal bürsten, ohne daß es einen besonderen Aufwand bedeutet. Und gelegentlich kann man sich auch, was empfehlenswert ist, einer Heilmassage durch einen gelernten Masseur unterziehen. Es wird aber wenige Menschen geben, die sich täglich einer fachgerechten Massage unterziehen können. Obwohl, was die Rückenreflexe anbetrifft, eine kurmäßig durchgeführte Massage von zwei bis vier Wochen Dauer sicherlich die besten und oft unerwartete Resultate bringt. Freilich nur durch den Fachmann.

Es verwundert in diesem Zusammenhang nicht, daß auch hier – wie bei der Fußzonenreflexmassage – eine begabte Massagetherapeutin der Rückenzonenreflexmassage zum Durchbruch verholfen hat: Elisabeth Dicke. Auf Basis der Theoretiker Head und Mackenzie hat sie diese Art von Bindegewebsmassagen zu einem therapeutischen Mittel von Rang erhoben.

Bei der Selbstbehandlung geht man folgendermaßen vor: Mit einer Bürste, welche mit etwas Massageöl versehen wurde, bürstet man die den Beschwerden entsprechenden Areale strich- und kreisförmig durch. Dabei sollte man nicht zu viel Druck anwenden. Je exakter man die Areale erfaßt, desto besser ist die Wirkung. Es liegt im Wesen der gezielten Reflextherapie, daß man nicht einfach den ganzen Rücken durchbehandelt – im Glauben, damit ohnedies jedes mögliche Material miterfaßt zu haben. Die kranken Stellen wollen für sich allein und möglichst abgegrenzt behandelt werden: dann entfalten sie auch am besten ihre Wirksamkeit.

Wer eine Hilfsperson zur Verfügung hat, tut sich leichter. Dann empfiehlt es sich, die richtigen Areale erst mit dem Massageöl zu beschichten und anschließend mit einer nicht zu harten Bürste zu bearbeiten.

Dauer der Bürstung: jedes Einzelareal eine bis drei Minuten lang; täglich, eventuell morgens und abends.

Die im folgenden abgebildeten Areale eignen sich in erster Linie zur Behandlung mit der Bürste und weniger zur Massage. Der Masseur nämlich tastet sich im Rahmen des Massageaufbaues erst allmählich, meist vom Kreuzbein aus beginnend, an diese Hauptzonen hin, um sie zunächst von der Umgebung aus zu lockern, damit sie der eigentlichen Massagebehandlung besser zugänglich werden. Dabei gibt es eigene Strichführungen, die nicht so leicht erlernbar sind.

Mit der Bürste hingegen kann man die Areale für sich allein behandeln. Man verwendet Bade- bzw. Handbürsten, bei kleineren Arealen auch Zahnbürsten mit mittelstarken Kunststoffborsten. Naturborsten saugen Öle, falls solche verwendet werden, meist zu stark an, wodurch sich unangenehme Zersetzungsprodukte bilden können. Sie sind nur für die Verwendung sehr konzentrierter Öle (wie Pfefferminzöl) besser geeignet. Durch solche Öle quellen Kunststoffborsten oft schon während der ersten Behandlung auf und sind dann unbrauchbar.

Für die Dauerbehandlung sind milde Massageöle auf pflanzlicher Basis, welche die Haut nicht reizen, am besten.

Man bürstet kreisförmig und strichförmig. Die Striche werden, wie beim Polieren eines Schuhes, bei länglichen Arealen in beide Richtungen, bei runden Arealen auch sternförmig gesetzt. Bei täglicher Bürstung genügen jeweils 2–5 Minuten, je nach Ausdehnung der Areale.

Bei allen Rückenreflexarealen, wie sie nun beschrieben werden, findet man im entsprechenden Bereich gar nicht so selten Verschiebungen und Verdrehungen eines oder mehrerer Wirbel. Besonders bei Kopfschmerzen, aber auch bei anderen Störungen, kann das der Fall sein. Ein chiropraktisch orientierter Arzt kann da, nach Sicherstellung der Diagnose, oft mit einem einzigen gezielten Griff Erleichterung bringen.

KOPFSCHMERZEN

Einfache, aber wirksame Areale für die Behandlung von chronischen bzw. häufig wiederkehrenden Kopfschmerzen befinden sich am Nacken sowie am Rücken in der Höhe vom 6. Halswirbel bis zum 2. Brustwirbel. Von dort ziehen wichtige Ausläufer über den oberen Abschnitt des Schulterblattes bis in den Winkel, welcher sich zwischen Schulterblatt und Oberarmknochen befindet.

Häufig findet man im unteren Areal Verquellungen der Haut, meist in Wirbelnähe, sowie bis kirschgroße, tiefer liegende Verhärtungen, meist im Schulterbe-

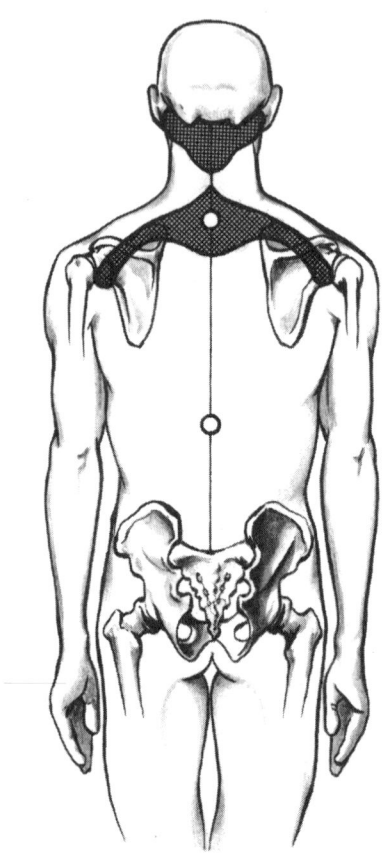

reich. Bei festem Druck auf letztere wird oft ein blitzartiger Schmerz im Hinterkopf, in der Schläfe oder Stirne ausgelöst. Solche Stellen werden besonders behutsam und ausdauernd kreisförmig »um die Kirsche herum« gebürstet. Es zahlt sich aus, hat man solche Stellen gefunden, den Arzt aufzusuchen, der dann mittels Neuraltherapie oder anderer geeigneter Methoden diese Verhärtungen schnell und nachhaltig beseitigen kann. Das bringt, da es sich um echte Störfelder handelt, meist überraschende Erleichterung. Außerdem sind diese Stellen der weiteren Eigenbehandlung durch Bürsten oder einer fachgerechten Massage besser zugänglich. Völlig falsch wäre es, solche Stellen besonders intensiv behandeln zu wollen. Dadurch werden Kopfschmerzen nur ausgelöst. Die Betonung soll, wie bei allen Bürstungen, stets auf »sanft, aber regelmäßig« liegen.

Nicht selten sind Kopfschmerzen von der gestörten Funktion anderer Organe mit abhängig. Besonders von Leber und Galle, von Magen und von Dickdarm (Verstopfung). In solchen Fällen tritt ein dauerhafter Erfolg oft erst dann ein, wenn man die entsprechenden Areale mitbehandelt.

DIE ATEMWEGE (LUNGE, BRONCHIEN)

Die Areale für die Atemwege befinden sich am Nacken, mit Ausläufern über den Schultergürtel bis an die Schultern selbst. Ferner entlang der Brustwirbelsäule,

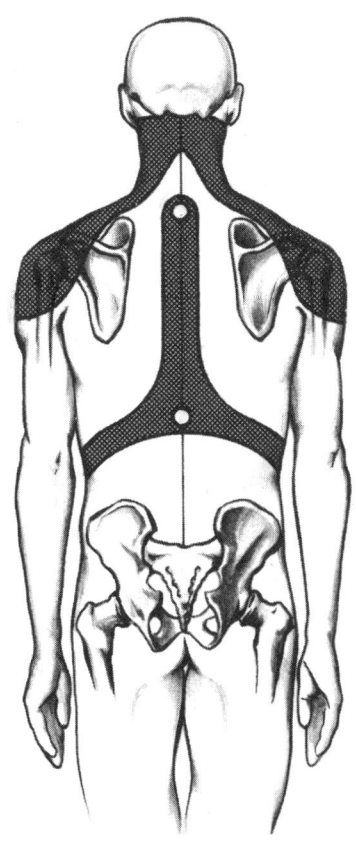

vom 1. bis zum 12. Brustwirbel. Dort befindet sich eine Gabelung mit Ausläufern in die Taillen.

Im mittleren Nackenbereich befinden sich gute Reflexstellen, die gegen Heiserkeit und Reizhusten wirken.

Das Areal entlang der Wirbelsäule verbessert das Atemvolumen, und die untere Gabel wirkt krampflösend.

Lungenerkrankungen stellen ein ernstes Problem in der Medizin dar. Entweder heilen sie komplikationslos aus, oder aber, häufig genug, gehen sie in ein unangenehmes, schwer zu beherrschendes chronisches Stadium über. Es ist wichtig, daß man von allen der Medizin zur Verfügung stehenden diagnostischen und therapeutischen Möglichkeiten Gebrauch macht. Die Rückenreflexe, ebenso wie die Fußsohlenreflexe, können hier nur unterstützend wirken.

DAS HERZ

Die Areale für das Herz befinden sich vorwiegend am linken oberen und mittleren Rücken, von unterhalb des 1. Brustwirbels bis zur Schulterblattspitze, am Brustkorb außerhalb des unteren Abschnittes des Schulterblattes und über dem oberen Abschnitt des Schulterblattes. Ein viertes Areal: im Winkel Nacken und Schulter. Es empfiehlt sich, die Areale in der angegebenen Reihenfolge, also im Uhrzeigersinn, hintereinander einzeln zu bürsten.

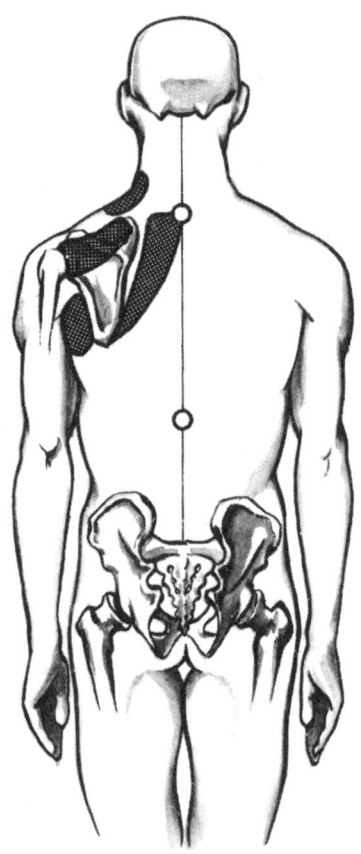

Herzkrankheiten im akuten Stadium (Herzinfarkt, akute Herzmuskelentzündungen, akute Herzschwächezustände anderer Art) dürfen nicht auf diese Weise behandelt werden. Hier sind absolute Ruhe und Kontrolle – im Krankenhaus – erstes Gebot.

Wenn die akuten Symptome abgeklungen sind, das Herz wieder leistungsfähiger geworden und Besserung eingetreten ist, können Bürstungen unterstützend wirken. Den Zeitpunkt, wann es so weit ist, kann nur der Arzt bestimmen.

Es gibt auch Herzbeschwerden funktioneller Natur, ohne nachweisbaren organischen Befund am Herzen selbst. Die Ursachen können vielfältig sein. Nicht selten sind Verspannungen in den abgebildeten Arealen mitbeteiligt. In solchen Fällen ist die Bürstung oder eine vom Fachmann durchgeführte Massage besonders wirksam.

Bei Herzerkrankungen müssen die Verordnungen des Arztes *nicht nur exakt, sondern exaktest* eingehalten werden. Das muß erwähnt werden, da es schon zu viele Katastrophen durch Eigenmächtigkeiten von Patienten gegeben hat.

DER MAGEN

Die Areale für den Magen befinden sich vorwiegend auf der linken Seite des Rückens. Teilweise, bei Zwölffingerdarmerkrankungen sogar bevorzugt, gelten

56

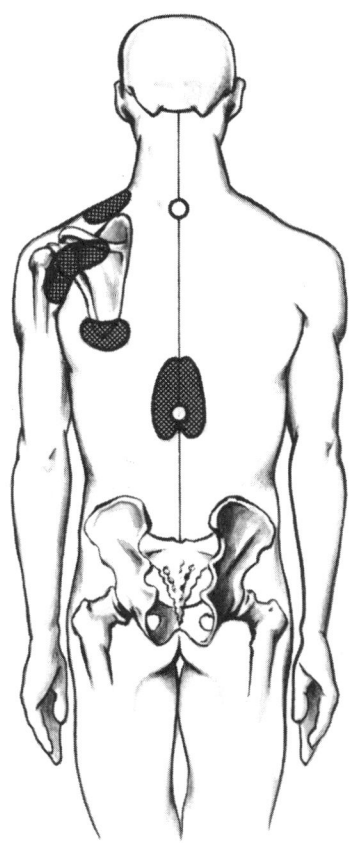

die spiegelbildlichen Areale auf der rechten Seite. Der Fachmann kann den Unterschied zwischen dem Bestehen einer Magenerkrankung und dem einer Zwölffingerdarmerkrankung aus der Hautspannung über den Arealen – ob rechts oder links vermehrt – »erfühlen«. Verläßlich ist die Methode allerdings nicht. Heute hat man bedeutend bessere diagnostische Möglichkeiten.
Die Areale selbst sind neben der Wirbelsäule zwischen 10. und 12. Brustwirbel, an der unteren Schulterblattspitze, am Schulterblatt selbst unterhalb der quer-laufenden Knochenleiste (Schulterblatt-Gräte), mit Ausläufer in den Oberarm-Schulterblattwinkel, sowie nahe dem Winkel Nacken-Schulter oberhalb des Schulterblattes. Zweckmäßig wird in dieser Reihenfolge gebürstet.
Magen- und Zwölffingerdarmerkrankungen treten gerne im Frühjahr und im Herbst auf. Viele Patienten wissen, wann die Zeit »zu erwarten« ist. Hier können die Bürstungen, vorbeugend angewandt, eine große Hilfe sein.

LEBER – GALLE

Die Areale für Leber und Galle befinden sich am rechten Rücken; vom 12. Brustwirbel in die Taille, etwas tiefer und auch etwas steiler nach unten ziehend als die rechtsseitige Gabel des Lungenareals: An der rechten unteren Spitze des Schulterblattes; am rechten oberen Innenrand des Schulterblattes sowie ober-

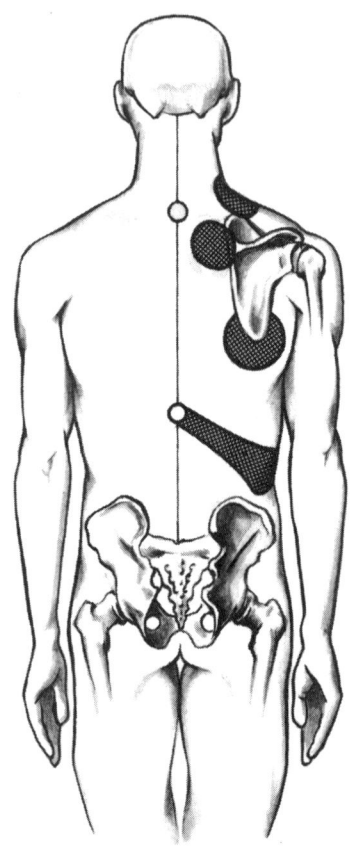

halb des Schulterblattes am rechten Nacken-Schulter-Winkel. Zweckmäßig wird in dieser Reihenfolge gebürstet.

Beim Vergleich der Abbildungen für Magen und Leber-Galle fällt auf, daß zwei Areale (unterhalb und oberhalb des Schulterblattes) einander spiegelbildlich ähnlich sind. Diese Areale betreffen, auf der rechten Seite, auch den Zwölffingerdarm. Das verwundert nicht, wenn man weiß, daß Leber, Gallengänge und Galle auf der einen Seite und der Zwölffingerdarm auf der anderen Seite eine Funktionseinheit darstellen.

Wie alle Areale am Rücken, wirken auch diese in erster Linie gegen Funktionsstörungen der Leberzellen und der Gallenwege, wie sie häufig nach einer Leberentzündung (Hepatitis) für längere Zeit bestehen bleiben. Schwere Gallenblasenentzündungen und Gallensteinleiden lassen sich damit nicht behandeln. Hier sollte man den Weg zum Chirurgen nicht zu lange aufschieben. Bei Restzuständen nach Leberentzündungen müssen – ebenso wie bei Herzkrankheiten – die Verordnungen des Arztes nicht nur *exakt, sondern exaktest* eingehalten werden. Vor allem die Alkoholabstinenz muß lückenlos durchgeführt werden. Zu leicht gehen solche Restzustände in eine sich chronisch verschlechternde Leberentzündung über – mit letztlich lebensbedrohender Leberschrumpfung.

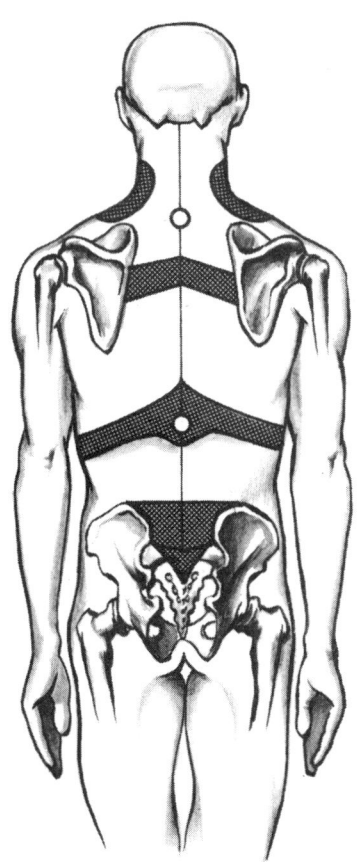

NIERE – BLASE

Die Areale für Niere und ableitende Harnwege befinden sich verteilt über den Rücken: Im Weichteilgebiet zwischen den Beckenschaufeln, als Ausläufer beiderseits vom 12. Brustwirbel, ebenso beiderseits vom 4. Brustwirbel, und schließlich relativ großflächig in den Winkeln zwischen Nacken und Schulter.

Die Ausläufer zu beiden Seiten des 12. Brustwirbels decken sich praktisch mit der unteren Gabel des Areals für die Lunge. Die Unterschiede, die es gibt, lassen sich mit der Bürste nicht erfassen. Bei Nieren- und Nierenbeckenerkrankungen sind alle 4 Areale zu behandeln, bei der reinen Blasenerkrankung nur das unterste sowie das zwischen 4. Brustwirbel und Schulterblatt befindliche Areal.

Bei Blasenerkrankungen findet man die Areale (Verquellung der Haut und Verspannung der darunterliegenden Muskulatur) stets beidseitig. Bei Nieren- und Nierenbeckenerkrankungen, die häufig nur einseitig auftreten, auf der entsprechenden Seite.

Bei Nierenerkrankungen wird die Bürstung die sonstigen ärztlichen Maßnahmen nur unterstützen können.

Allerdings berichtet Elisabeth Dicke: »Erfahrung bei Nierenkolik: Die Nierenkolik setzte bei mir selbst um 3 Uhr nachts ein; um 5 Uhr nachmittags wurde der Zustand unerträglich. Mein Arzt konnte erst abends kommen, daher bat ich eine Kollegin um Hilfe. Nach meinen Angaben arbeitete sie zwischen Wirbelsäule und Schulterblatt ganz isoliert auf der erkrankten Seite; wir fanden den Maximalpunkt der Niere in Th 4*. Durch flächiges Durchziehen dieser Partien löste sich innerhalb von 5 Minuten der ganze Spasmus schlagartig. Es ging eine Unmenge Harngrieß ab und ein kleiner Stein.«

Wer zu Nierensteinen neigt, sollte sich das merken. Denn er gehört zu den Patienten, welche die Ankunft des Arztes meist am sehnlichsten erwarten.

Sehr gut bewähren sich die entsprechenden Areale bei jenen häufigen, jeder anderen Therapie trotzenden chronischen Blasenentzündungen, sowie bei der sogenannten Reizblase. Manchmal hat man als Arzt das Gefühl, daß es letztlich erst die Bürstung der Areale war, welche eine Wendung zur Besserung bewirkt hat.

VERSTOPFUNG (OBSTIPATION)

Die Areale für die häufig vorkommende, dickdarmbedingte chronische Verstopfung befinden sich oberhalb des Kreuzbeins zwischen den Beckenschaufeln, kleinflächiger als bei Nieren-Blasen-Erkrankungen, sowie ähnlich den Nieren-Blasen-Erkrankungen in den Winkeln zwischen Nacken und Schulter, relativ großflächig. Das untere Areal wird zuerst behandelt.

Es gibt zwei Grundformen der Verstopfung, die spastische Form, bei der der Darm zu sehr verkrampft ist, und die atonische Form, bei welcher der Darm zu

* Höhe des 4. Brustwirbels.

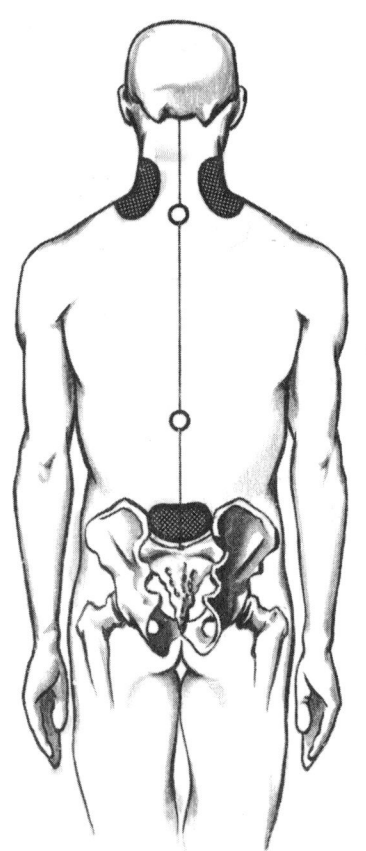

sehr entkrampft ist. Beide Formen sprechen auf die Areale am Rücken an, die spastische Form meist schneller.

Die Behandlung sollte mit jener über die Fußsohlen gekoppelt werden (siehe dort). Dadurch ist ein bedeutend schnellerer Wirkungseintritt zu erwarten. Dabei sollte die Fußsohlenbehandlung vor der Rückenbehandlung durchgeführt werden.

Gerade bei dem Problem »chronische Verstopfung« muß darauf hingewiesen werden, wie wichtig es ist, regelmäßig und gesund zu essen, sich regelmäßig und gesund zu bewegen, um auch einen regelmäßigen und gesunden Stuhlgang zu erreichen.

STABILISIERUNG DES BLUTDRUCKES

Diese Stellen sind – erfahrungsgemäß – vor allem dem Senior dienlich. Sie befinden sich beidseits des 6. Halswirbels, relativ knapp (1 cm) neben der Wirbelsäule. Praktisch immer findet man, wenn man unter Blutdruckschwankungen leidet, hier ein auf Druck ausgesprochen schmerzhaft reagierendes Areal. Die Methode ist einfach: 2mal täglich mit einer Zahnbürste bürsten. Morgens mit Johanniskrautöl, vor dem Schlafengehen mit Distelöl – je 2–3 Minuten. Dennoch darf man auf keinen Fall eventuelle blutdrucksenkende Medikamente selbsttätig absetzen. Sollten die Areale wirksam werden, das ist frühestens nach 10 Tagen täglicher Bürstung, wird der Arzt entscheiden, ob eine Verminderung der blutdrucksenkenden Mittel angebracht ist oder nicht.

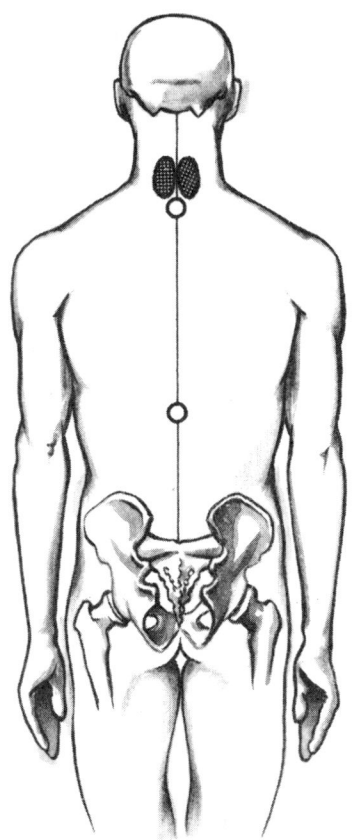

Heilkräuter

Der Unterschied zwischen einem Nahrungsmittel und einem Heilkraut ist folgender:
– Nahrungsmittel machen satt und *können* auch heilwirksam sein,
– Heilkräuter entfalten stets heilsame Wirkungen, machen aber nicht satt.
Auf ganz bestimmte Weise können allerdings auch Heilkräuter sättigen, doch die Ursache des Sättigungsgefühles ist eine andere: um krankhaftes Geschehen zu behandeln, ist die richtige Dosis notwendig, da Heilmittel in der Überdosis auch giftig sein können. Tiere wissen genau, wann sie die richtige Dosis erreicht haben, sie empfinden dann eine Art Sättigungsgefühl.
Es gibt Situationen, in denen Tiere durchaus von Heilkräutern im Sinne unserer Definition Gebrauch machen. Auch hier ist es eine bestimmte Situation, die das Tier dazu veranlaßt. Man kann das bei Pflanzenfressern nur schwer, weil sie ohnedies nur Pflanzen essen, aber sehr gut bei Fleischfressern beobachten. Ein bekanntes Beispiel dafür ist der Berglöwe: Hat sich dieser eine Verletzung zugezogen, läuft er oft kilometerweit, um eine bestimmte Pflanze zu suchen, von der er »weiß«, daß sie die Wundheilung beschleunigt. Dieses »Wissen« der Tiere ist ein bedeutend intensiveres und exakteres als das Wissen, das wir durch menschliche Erkenntnis gewinnen können. Es ist ein angeborenes und vorprogrammiertes Wissen. Der Instinkt erwacht erst dann, wenn eine bestimmte Situation eingetreten ist, wie in diesem Fall eine Verletzung.
Nun »läuft das Rädchen« ab: im Berglöwen wächst unbändiges Verlangen nach seinem bestimmten Kraut. Möglicherweise wird es ihn ähnlich danach gelüsten, wie uns nach einem Gewürz, das ja auch nicht zu den »normalen« Nahrungsmitteln gehört. Sein Instinkt ist erst befriedigt, wenn er das »Heilmittel« gefunden hat. Und spürt dann genau, wie hoch seine »Dosis« sein muß.
Hunde liefern ein bekannteres Beispiel: Sie fressen Grasspitzen, wenn sie krank sind. Dabei »wissen« sie genau, wieviel sie brauchen, um gesund zu werden.
Es gibt noch viele andere Situationen, in denen Tiere vom Heilkräuterprinzip Gebrauch machen. Vor drohenden Gewittern fressen nicht nur fleischfressende Tiere ganz beachtlich viele Heilkräuter, weil sie die Veränderung der Umwelt, die belastend auf sie wirkt, spüren. Der auslösende Faktor dürfte der Luftdruckabfall beziehungsweise die Luftelektrizität sein. Diese plötzliche Veränderung der Umwelt würde eine Irritation des Vegetativums bewirken, und in diesem Zustand wäre ein Tier nicht mehr so verteidigungs- oder angriffsfähig. Diese Störung des Vegetativums wird durch Kräuter instinktiv abgeblockt.
Oder: Katzen nehmen im Frühjahr Brennesselspitzen zu sich. Es ist anzunehmen, daß sie das tun, um dem länger werdenden Tag gewappnet gegenüberzustehen. Fressen sie Brennesselspitzen, so kann sie das grelle Licht des langen europäischen Sommertages nicht so leicht blenden, und sie können dadurch auch tagsüber jagen. Katzen gibt es ja in unseren Breiten erst etwa seit 1800 Jahren, sie stammen aus dem Nilbereich, wo das ganze Jahr über Tag und Nacht gleich lang sind. Aber: sie fressen die Brennesselspitzen offensichtlich nicht aus einem angeborenen Instinkt, sondern aus Erfahrung. Man kann auch beobachten, wie die Katzenmutter ihre Jungen zur Brennesselstaude führt und sie lehrt, die Spitzen abzufressen. In 1800 Jahren kann ein Instinkt noch nicht so ausgebildet

sein, daß er angeboren wird. Jedoch haben die Muttertiere bereits eingeprägt: »Ich muß das meinen Jungen zeigen!« In einigen 10.000 Jahren wird es wahrscheinlich jede Katze von vornherein »wissen«.

Basisprogramm Heilkräuter

Heilkräuter werden stets zu bestimmten Zwecken genommen und können auch danach eingeteilt werden.

1. Grob rhythmisch wirkende Heilkräuter
fangen die jahreszeitlichen Schwankungen der Natur ab. Diese Schwankungen sind nach Breitengraden verschieden, und ebenso verschieden sind die Heilkräuter, die den dort lebenden Menschen zur Verfügung stehen.

2. Biorhythmusregulierende Heilkräuter
für die monatlichen Schwankungen. Es gibt Menschen, die vollmond- oder – seltener – neumondempfindlich sind. Für diese gibt es eine Reihe von Heilkräutern.

3. Heilkräuter für Akutzustände
körperlicher oder psychischer Art. Das können äußere, unerwartete Zustände sein, wie Wettergeschehen oder Föhneinbruch, die den Menschen in seinem Wohlbefinden einengen. Oder Heilkräuter für den direkt aktuellen Bereich bei drohender, entstehender oder bereits in Gang befindlicher Krankheit.
Die meisten Menschen werden erfahrungsgemäß bereits mit dem Grobprogramm, das sich über das ganze Jahr hinzieht, Erfolg haben. Bei Mondempfindlichkeit oder entstehender Krankheit gelten die Feinprogramme, wobei es natürlich zu gewissen Überschneidungen kommt.

Heilkräuter – je nach Jahreszeit

Es gibt im Jahr – entsprechend dem Beginn der Jahreszeiten – vier gravierende Umschlagpunkte:
Frühlingsbeginn (21. März), Sommerbeginn (21. Juni), Herbstbeginn (23. September), und Winterbeginn (21. Dezember).
Die altchinesische Philosophie drückt das so aus: Das Jahr befindet sich, solange der Tag länger ist als die Nacht, im YANG, und wenn der Tag kürzer ist als die Nacht, im YIN. Zusätzlich gibt es die Tendenz innerhalb des Jahres, das ist die Zeit, in der der Tag oder die Nacht länger wird. Der Tag wird vom 21. Dezember an bis zum 21. Juni länger, dann bis zum 21. Dezember hin kürzer.

Anhand der Graphik sehen wir den Jahresablauf und die Umschlagpunkte in einer Sinuskurve: Die Richtung, in der die Kurve aufwärts läuft, ist YANG, in der sie abwärts läuft, ist YIN.

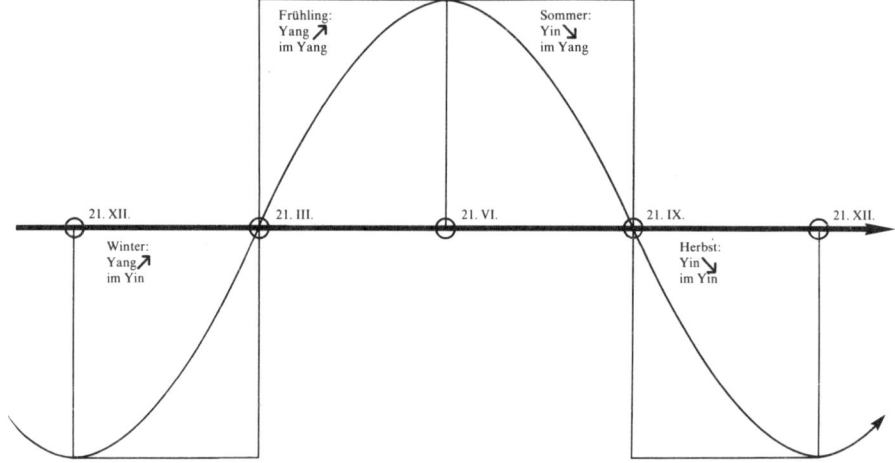

Die Verhältnisse von Yin und Yang während eines Jahres ändern sich mit der Beziehung der Erde zur Sonne. In den Umschlagszeiten wirken bestimmte Heilkräuter am besten. Sie gehen mit dem Jahr synchron: der richtige Tee zur richtigen Jahreszeit.

Von der Tag- und Nachtgleiche im März bis zur Tag- und Nachtgleiche im September ist das Jahr im YANG, von September bis März ist das Jahr im YIN.
Ab 21. Dezember geht die Kurve nach oben, das ist YANG als Richtung. Aber der Abschnitt des Jahres ist im YIN, darum nennt man diesen Zeitabschnitt YANG im YIN.
Vom 21. März bis zum 21. Juni wird der Tag länger, die Kurve führt weiterhin aufwärts, es ist gleichzeitig YANG, daher: YANG im YANG.
Ab 21. Juni wird der Tag wieder kürzer, die Verlaufsrichtung der Kurve ist YIN, aber wir befinden uns noch im Jahresabschnitt YANG. Darum nennt man diese Zeit YIN im YANG.
Ab 23. September treten wir in den Jahresabschnitt YIN ein, die Kurve geht abwärts, darum: YIN im YIN.
Es wird also immer zuerst die Richtung der Kurve ausgedrückt, anschließend das Areal, in dem wir uns gerade befinden.
Die Umschlagspunkte in der Graphik sind auch die jeweiligen Stichtage. Diese sind wichtig für den Wechsel der Heiltees, denn vor dem Stichtag trinken wir einen anderen Tee als nach dem Stichtag.
Die Tees werden ohne Unterbrechung hintereinander genommen und ergänzen einander.
Jener Tee, der jeweils vor dem Stichtag genommen wird, ist YIN-verbessernd: er wirkt reinigend und befreit uns von den Schlacken der letzten Monate.
Der Tee, der nach dem Stichtag genommen wird, ist YANG-verbessernd, er ist aufbauend und soll uns helfen, Energien für die nächsten Monate (spezifisch jeweils nach der Jahreszeit) aufzubauen.

Dazu sollte man wissen: Was ist das YIN, und was ist das YANG unseres Körpers? Was die Nahrungsmittel betrifft, werden wir darüber noch ausführlich lesen.

Hier vorerst soviel:

Das Material unseres Körpers ist das YIN. *Die Regulations-, die Aufbaukraft* unseres Körpers, das ist das YANG. Beides kann man in seiner Güte messen: Hochwertiges YIN unseres Körpers bedeutet, daß das reine Material unseres Körpers hochwertig ist; es ist also entschlackt, frei und nicht verschmutzt. Hochwertiges YANG bedeutet, daß der Organismus über ein beträchtliches Maß an Regulationskraft verfügt. Ein Heilmittel, das YIN-fördernd wirkt, reinigt; ein YANG-fördernder Tee forciert die Aufbaukräfte des Organismus.

Bei jedem Menschen, auch wenn er relativ gesund lebt, sammeln sich im Lauf der Zeit Schlacken. Da diese selbst YIN sind, stören sie den Körper in jeder Hinsicht. Sie stören das Material bezüglich seiner Reinheit, und sie stören auch das YANG, also die Regulationskräfte. Daher ist es naheliegend, zunächst einmal das YIN zu reinigen, dann erst das YANG aufzubauen.

Dafür bieten sich unsere Stichtage am günstigsten an, da die Reinigung und der Aufbau gerade zu dieser Zeit am notwendigsten sind.

Man könnte dieses Geschehen mit folgendem Vergleich illustrieren: Man bereitet sich für den »Start« gut vor und geht so in die nächste Jahreszeit. Zwei Wochen vor dem »Start« reinigt man das YIN, zwei Wochen nach dem »Start« hilft man, für die erste Zeit, mit dem YANG-fördernden Tee nach.

Die Stichtage sind uns bereits bekannt: 21. März, 21. Juni, 23. September und 21. Dezember.

Als Lostag für den Beginn der Kur gilt jeweils der sechste Tag des gleichen Monats. Der zweite Lostag, das Ende der Kur, ist jeweils der sechste Tag des darauffolgenden Monats.

Wesentlich ist, daß der richtige Tee zur richtigen Zeit genommen wird. Jedes der vier Tee-Paare hat eine gleichsam allumfassende Wirkung, die mit der jeweiligen Jahreszeit in Zusammenhang steht. Zu anderen Jahreszeiten genommen, wirkt der Tee nicht so gut, ebenso nicht, wenn man ihn alleine, ohne seinen Ergänzungstee, nimmt.

Die acht Heilkräuter, die nun unser Basisprogramm für das ganze Jahr bilden, sind:
für den Frühling: Brennessel und Beinwell,
für den Sommer: Pfefferminze und Löwenzahn,
für den Herbst: Schafgarbe und Baldrian,
für den Winter: Tausendguldenkraut und Eibisch.

Für die *Zubereitung* der einzelnen Tees kann man eine Faustregel anwenden: *der YIN-fördernde Tee ist stets ein Blätter- oder Kräutertee:*

> Man nimmt einen gehäuften Teelöffel der Blätter, überbrüht mit einem viertel Liter Wasser, läßt zehn Minuten ziehen, seiht ab und trinkt in kleinen Schlucken – am besten vor neun Uhr morgens.

Bei den *Wurzeltees* für unseren *YANG-fördernden Tee* läßt sich ebenfalls eine Faustregel angeben:

> Man nimmt einen gehäuften Teelöffel frische oder getrocknete, zerhackte Wurzeln, setzt sie in einem viertel Liter kaltem Wasser an, erhitzt bis zum Aufwallen, läßt zehn Minuten ziehen, seiht ab und trinkt ebenfalls schluckweise vor 9 Uhr morgens.

> Lediglich der *Eibischtee*, der Wurzeltee für den Winter, erfordert eine andere Zubereitung:
> Zwei Teelöffel Eibischwurzel werden in einem viertel Liter kaltem Wasser angesetzt. Gelegentlich umrühren, nach einer halben Stunde abseihen und dann auf Trinktemperatur erwärmen.

Die Heilkräuter zur richtigen Jahreszeit
Die 4 Komplementärpaare (YIN – YANG)

Komplementäre YIN-YANG Paare	Anwendungszeit	Deutscher und lateinischer Name der Pflanze	Verwendeter Pflanzenteil	Drogenbezeichnung
1. Paar Frühling	6. III. –21. III.	Brennessel Urtica dioica L.	Blätter	Folia urticae
	22. III. – 6. IV.	Beinwell Symphytum officinale L.	Wurzel	Radix symphyti
2. Paar Sommer	6. VI. –21. VI.	Pfefferminze Mentha piperita L.	Blätter	Folia menthae piperitae
	22. VI. – 6. VII.	Löwenzahn Taraxacum officinale W.	Wurzel	Radix taraxaci
3. Paar Herbst	6. IX. –21. IX.	Schafgarbe Achillea millefolium L.	Kraut	Herba millefolii
	22. IX. – 6. X.	Baldrian Valeriana officinale L.	Wurzel	Radix valerianae
4. Paar Winter	6. XII.–21. XII.	Tausendguldenkraut Centaurium erythraea Raf.	Kraut	Herba centaurii
	22. XII.– 6. I.	Eibisch Althaea officinale L.	Wurzel	Radix althaeae

L.: Linné, Carl von, 1707–1778, Schweden
Raf.: Rafinesque-Schmaltz, Constantine Samuel, 1783–1840, Italien–USA
W.: Weber, Georg, 1752–1828, Deutschland

Alle Tees sollten ungesüßt und schluckweise eingenommen werden, weil sie so ihre Wirksamkeit am besten entfalten können. Mit einiger Übung kann man jedem Schluck einen gedanklichen Impuls mitgeben, denn man weiß ja, in welche Richtung der Tee wirken soll. Das verstärkt die Wirkung.

Die Konzentrationen der Tees sind jeweils eher dünn gehalten. Im Verhältnis zu anderen Büchern über Heilpflanzen sind meist nur die halben Konzentrationen angegeben; aber da es sich um die optimale Jahreszeit handelt, entfaltet sich mindestens die gleiche Wirkung. Sollte man aus irgendwelchen Gründen einen dieser Tees außerhalb der angegebenen Jahreszeit zu sich nehmen, kann man mit der doppelten Dosierung rechnen, um annähernd dieselbe Wirkung zu erreichen.

Die Tabelle ist folgendermaßen gegliedert: Auf der linken Seite finden Sie die Paare der Heilkräuter, anschließend die Zeiten, in denen die Tees genommen werden, dann den deutschen und lateinischen Namen der Pflanze, schließlich den verwendeten Pflanzenteil; zuletzt die Drogenbezeichnung der Pflanze. Das ist wichtig, um Verwechslungen auszuschließen, denn meistens wird man sich die Tees in der Apotheke oder in der Drogerie besorgen müssen. Natürlich kann man sie auch selbst sammeln, aber dazu muß man sich einigermaßen auskennen. Außerdem ist oft der Trocknungsvorgang nicht ganz unproblematisch. Gerade beim Eibischtee ist es durchaus möglich, daß sich, wenn man falsch trocknet, Pilze ansetzen. Das ist nicht ganz ungefährlich, außerdem wird die Wirkung des Tees herabgesetzt.

Heilpflanzen zur richtigen Jahreszeit: Frühjahr

1. Lostag 6. März	*Stichtag* 21. März	*2. Lostag* 6. April

Ausklingendes YANG im YIN	Beginnendes YANG im YANG
Brennesseltee Ein Teelöffel frisches oder getrocknetes Kraut mit einem viertel Liter Wasser überbrühen, zehn Minuten ziehen lassen, abseihen. In Schlucken trinken bis neun Uhr vormittags.	*Beinwelltee* Ein Teelöffel frische oder getrocknete Wurzeln mit einem viertel Liter Wasser kalt ansetzen, zum Sieden bringen. Zehn Minuten ziehen lassen. Schluckweise trinken bis neun Uhr vormittags.
Wirkung Die Schlacken der letzten Wintermonate werden abgebaut und ausgeschwemmt = YIN-reinigende Wirkung.	*Wirkung* Im durch Brennessel entschlackten Körper Aufbauwirkung für die folgenden Monate = YANG-fördernde Wirkung.
Reinigung des ganzen Körpers, insbesondere der ständig arbeitenden Zellen: der (lebens-erhaltenden) inneren Organe.	Wachstums- und wundheilungs-fördernd. Insbesondere des Knochensystems, des Binde- und Nervengewebes. Förderung des normalen Wachstums der Kinder.

Am ersten Lostag wird die Kur begonnen.
Am Stichtag wird der Tee gewechselt.
Am zweiten Lostag wird die Kur beendet.
Die Tabelle »Heilpflanzen zur richtigen Jahreszeit« bezieht sich nur auf das Frühjahr, gilt aber für alle anderen Paare ebenso. Wenn auch auch die Wirkung durch die Jahreszeit etwas verschoben ist, handelt es sich grundsätzlich beim YIN-Tee um die Reinigung des gesamten Körpers, beim YANG-Tee um die entsprechende Aufbauwirkung.

Die acht Heilkräuter für das Basisprogramm

DIE BRENNESSEL
Vom 6. März bis 21. März

Man kann die Brennessel getrost als »Königin aller Heilkräuter« bezeichnen: Sie hat das breiteste Wirkungsspektrum. Es gibt kaum eine Krankheit, die nicht durch die Brennessel positiv beeinflußt werden könnte.
Sie hat aber auch bei manchen Krankheiten eine hochspezifische Wirkung. So weist sie von allen Pflanzen den höchsten Gehalt an Glukokininen auf, das ist eine natürliche pflanzliche Substanz, die den erhöhten Blutzucker senken kann und bei Diabetikern – neben der ärztlichen Behandlung – oft sehr gute unterstützende Dienste leistet. Auch bei Stoffwechselerkrankungen wirkt die Brennessel hervorragend.
Zwei hervorstechende Eigenschaften gibt es im Zusammenleben der Brennessel mit anderen Heilkräutern: Man weiß, daß in der Nähe eines Brennesselfeldes andere Heilkräuter, ob wild wachsend oder gezüchtet, ganz besonders gut gedeihen. Daher empfiehlt Maurice Messegue, der französische Naturheilkundler, bei der Ernte eines Brennesselfeldes nur zwei Drittel des Feldes zu pflücken, das letzte Drittel soll verrotten und einen besonders guten Boden für andere Heilkräuter bilden.
Bemerkenswert ist auch, daß die Brennessel die Umgebung des Menschen geradezu sucht. Sie entsteht plötzlich in Gegenden, wo sie vorher gar nicht zu finden war. Sogar im Urwaldgebiet tritt sie plötzlich auf, wenn sich dort Menschen ansiedeln. So, als wäre sie dem Menschen als Heilmittel direkt verbunden.
Eine weitere Tatsache hebt die Brennessel von allen anderen Kräutern hervor: ihre vielfältigen Verwendungsmöglichkeiten. Sie ist nicht nur eine Heilpflanze, sondern auch ein hervorragendes Nahrungsmittel. Dabei ist sie, verglichen mit dem Blattspinat, unbedenklicher zu gebrauchen, da sie weniger organische Säuren besitzt, was z. B. für Gichtkranke wichtig ist. Außerdem behaupten Gourmets, daß Brennesselspinat viel besser schmecke als Blattspinat. Ebenso wie diesen kann man Brennessel auch als Salat zubereiten.
Die Brennessel stellt also auch ein Nahrungsmittel mit hoher Wirksamkeit und ohne Gift dar und kann außerdem als Saft, als Tee, als Badezusatz und Speziallotion eingesetzt werden – sie ist in jedem Fall heilwirksam.
Noch etwas macht sie sehr bedeutend: die Breite ihrer Anwendungstechniken.

Man kann mit ihr bestimmte Stellen der Hautoberfläche verbrennen. In unserem Kapitel: »Der Aufbau der körperlichen Widerstandskraft«, spielt sie deshalb eine große Rolle.

Ihre Inhaltsstoffe sind: Secretin, Acetylcholin, Histamin, Glukokinine und eine Reihe von Spurenelementen und Mineralien: Kalium, Calzium, Silicium, Eisen. Ferner Vitamin A und C.

Allgemeine Wirkungen

Die Brennessel reinigt den gesamten Körper und erleichtert dadurch indirekt den Stoffwechsel. Zusätzlich wirkt sie auch direkt – durch den Gehalt an stoffwechselaktiven Substanzen. Das ist die Verbesserung des YIN. Außerdem reguliert sie den in uns vorprogrammierten Biorhythmus, wenn von innen oder außen Störungen auftreten.

Am häufigsten treten solche Störungen bei der Menstruation auf; beim Mann entspricht diese Störung, weniger sichtbar, dem normalen Biorhythmus, das sind die körperlichen und seelischen Höhen und Tiefen, die ein gewisses Maß nicht überschreiten sollen. Insofern wirkt die Brennessel auch bei manchen psychischen Erkrankungen, vor allem bei leichten manisch-depressiven Zuständen.

Die Brennessel paßt den Organismus auch an Störungen des äußeren Biorhythmus an. Wenn einmal der Frühling zu früh oder zu spät kommt; wenn die Eisheiligen nicht zur richtigen Zeit »eintreffen« ... All das belastet unseren Organismus von außen her. Was in der Umwelt geschieht, stimmt nicht damit überein, was in einem selbst für das ganze Jahr vorprogrammiert ist. In diesem Fall leistet die Brennessel hervorragende Dienste.

Deshalb empfehle ich sie als Tee in der Zeit vom 6.–21. März besonders, da das die Zeit ihrer höchsten und notwendigsten Wirksamkeit ist.

Unabhängig davon ist es empfehlenswert, die Brennessel – übrigens als einziges aller Heilkräuter das ganze Jahr über – in Form ihres Preßsaftes einzunehmen. Ein Glas täglich schützt den Körper vor Schwankungen, seien sie nun von innen oder von außen hervorgerufen.

Spezielle Wirkungen

Die Brennessel wirkt bei rheumatischen Erkrankungen, bei Gicht, Allergien, Infekten und bei Störungen des Zuckerstoffwechsels. Folgende Organe beeinflußt sie positiv: Leber, Galle, Bauchspeicheldrüse, Nieren und Darm. Außerdem wirkt sie sich auf Blutarmut, Haut- und Haarerkrankungen günstig aus.

Eine einzige Kontraindikation ist bei der Brennessel zu beachten: sie fördert die Milchsekretion. Eine Frau, die gerade abstillen will, soll also keine Brennessel zu sich nehmen. Sollte ihre Abstillzeit also in die Zeit zwischen dem 6. und dem 21. März fallen, möge sie auf Salbei ausweichen. Er hat eine ähnliche, allerdings nicht so stark reinigende Wirkung wie die Brennessel, hemmt aber gleichzeitig die Milchsekretion. Man kann – bis auf den Winter – die Brennessel das ganze Jahr über sammeln.

Die größte *Wirksamkeit* entfalten im Frühjahr die Blätter, im Sommer die ganze über der Erde wachsende Pflanze, im Herbst die Wurzeln.

Sammelt man die Blätter für seinen Tee selbst, so sucht man Brennesselstauden abseits von chemischer Düngung und von Durchzugsstraßen, streift mit behand-

schuter Hand vorsichtig die Blätter von den Stengeln, trocknet im Schatten, zerkleinert die Blätter und bewahrt sie in einem luftdichten Gefäß auf.
Die Zubereitung des Brennesseltees wurde bereits auf Seite 66 beschrieben.

Für die Zubereitung des *Brennesselsaftes,* den man das ganze Jahr über trinken kann, schneidet man die oberen 20 cm der Brennessel ab, gibt etwa einen Korb voll des Krautes in ein Schaff mit Wasser* und läßt die Pflanzen 24 Stunden lang weichen. Danach im Entsafter auspressen. Man sollte die nötige Menge (sieben Gläser pro Person und Woche) allwöchentlich frisch zubereiten und in Flaschen aufbewahren.

In der Winterzeit, oder wenn man ihn nicht selbst zubereiten will, kann man auf den in Apotheken und Reformhäusern erhältlichen Saft ausweichen.
Während der Tee die Eröffnung unseres Jahresprogramms darstellt und unseren Körper von den Schlacken der Wintermonate befreit, damit der anschließend eingenommene Beinwelltee darauf aufbauen kann, soll der Preßsaft den Körper das ganze Jahr über vor allfälligen Regulationsstörungen, seien sie von außen oder von innen hervorgerufen, schützen.
Von der hochwirksamen Wurzel machen wir lediglich bei akuten Anlässen Gebrauch: Etwa zur Beschleunigung der Rekonvaleszenz nach Infektionskrankheiten und bei fallweiser Neigung zu Ödemen. Hier empfiehlt sich, zusätzlich zum Tee einige Tage lang den Wurzelabsud zu trinken.

Die Zubereitung des Wurzelabsudes
Eine Handvoll frischer, gut gereinigter und geschnittener Wurzeln wird in einem Liter kaltem Wasser angesetzt und zum Sieden gebracht. Höchstens eine Minute aufwallen, zehn Minuten ziehen lassen. Davon trinkt man schluckweise zwei bis drei Gläser täglich.

Die Brennessel als Tee, als Saft oder Absud ist sehr beliebt als Gurgelmittel bei Entzündungen der Mundschleimhaut und bei Zahnfleischschwund.
Zuletzt ein *Fallbeispiel,* das demonstriert, wie regulationsfördernd die Wirkung der Brennessel ist:
Eine 27jährige Frau litt so stark unter Regelblutungen, daß bereits eine Gebärmutterentfernung in Erwägung gezogen wurde. Sie selbst war darüber sehr unglücklich, da sie sich noch Kinder wünschte. Sie trank täglich ein Glas Brennesselsaft, und bei der zweiten Blutung schon war eine deutliche Besserung festzustellen. Bereits die vierte Blutung war vollkommen normal.

---

* Das Schaff soll keine Metallteile enthalten, da Brennessel Metallionen anziehen.

DER BEINWELL
Vom 22. März bis 6. April

Der deutsche Name sagt schon, wo seine Hauptwirksamkeiten liegen: Bein heißt Knochen, »well« kommt von »wallen« (mittelhochdeutsch) und bedeutet heilen. Die Pflanze hilft auch bei allem, was Knochenbruch, Bänderzerrung und Verletzungen des Binde- und Stützgewebes anlangt.
Die wichtigsten *Inhaltsstoffe* sind: Allantoin, Consolidin, Symphyto-Cynoglossin, Asparagin, Cholin. Ferner Gerbstoffe, Harze, Schleime und einige wenige ätherische Öle.
In den letzten Wintermonaten hat die Beinwellwurzel einen hohen Gehalt an Allantoin, ab April jedoch nimmt dieser ab, bis die Wurzel zum Jahresende schließlich ihre Wirksamkeit völlig verliert.
Nachdem man festgestellt hatte, daß das Allantoin jener Stoff ist, der die Hauptwirksamkeit des Beinwells ausmacht, versuchte man es zu isolieren, in der Hoffnung, damit die gleiche Wirkung zu erzielen. Doch stellte sich heraus, daß das Allantoin nur im Verband mit den anderen Stoffen der Beinwellwurzel wirkt.

Allgemeine Wirkungen
Verbesserung der Wachstums- und Ausheilbereitschaft des Körpers. Man kann das bei Kindern, die zu langsam wachsen, sehr gut beobachten: gibt man ihnen in der Zeit vom 22. März bis 6. April Beinwell, erfolgt ein plötzlicher, sichtbarer Wachstumsschub. Man weiß aus Erfahrung, daß es zum größten Wachstumsschub zwischen März und Juli kommt. Hilft man nun gerade zu dieser Zeit mit dem unterstützenden Mittel nach, ist die Wirkung besonders groß.
Beinwell hilft auch älteren Menschen, bei denen das Gegenteil des Wachstums eingetreten ist: der Abbau. Die Entkalkung der Knochen mit den damit verbundenen Beschwerden wird verzögert oder unter Umständen ganz stillgelegt.

Spezielle Wirkungen
Bei allen akuten Verletzungen wirkt Beinwell heilungsfördernd, ob es sich nun um Knochenbrüche handelt, bei denen eine gute Kallusbildung erforderlich ist, oder um Zerrungen der Bänder, um Blutergüsse, die schnell aufgesaugt werden sollen, oder um Nervenverletzungen. Selbst bei Nervenvergiftungen, wie sie nach zuviel Alkohol- oder Nikotingenuß auftreten, wirkt Beinwell lindernd; was natürlich nicht bedeutet, daß man Beinwell nehmen soll, um mehr sündigen zu können.
Man kann die speziellen Wirkungen folgendermaßen umschreiben: Immer dann, wenn – meist durch Verletzungen bedingt – eine schnelle Ausheilung des Stütz-, Binde- oder Nervengewebes erforderlich ist, kann man Beinwell empfehlen.
Wir verwenden Beinwell vom 22. 3.–6. 4. als komplementären Tee zur Brennessel, die bereits den Körper gereinigt hat.
Die Zubereitung des Tees wurde bereits auf Seite 66 beschrieben.
Man soll Beinwell nie länger als zwei, höchstens drei Wochen hindurch einnehmen! Nimmt man ihn monate- oder jahrelang zu sich, kann es bei empfindlichen Menschen zu Leberschäden kommen. Wohl aber kann man Beinwell jahrein jahraus fallweise zur Verbesserung akuter Verletzungen nehmen. Hier empfiehlt

es sich, in erster Linie die homöopathischen Tinkturen und Verdünnungen zu benützen. Diese wirken ganz ausgezeichnet zur schnelleren Ausheilung von Verletzungen, vom Knochenbruch bis zum Bluterguß. Man berät sich am besten mit einem homöopathisch interessierten Arzt, der beurteilen kann, ob eine solche Verordnung angebracht ist.

Ein Fallbeispiel: Eine deutsche Weltklasse-Schiläuferin brach sich im Oktober den Unterschenkel und sollte zwölf Wochen lang einen Gips tragen. Im Januar des folgenden Jahres war die Weltmeisterschaft angesetzt. Ihr wurde Symphytum officinale D 4 verschrieben – das ist eine homöopathische Verdünnung von Beinwell –, in der Hoffnung, daß der Bruch bereits in der halben Zeit verheile. Tatsächlich stellten die Ärzte bereits nach sechs Wochen eine ausreichende Kallusbildung fest, so daß der Gips gleich entfernt werden konnte. Die Schiläuferin konnte wieder ihren normalen Trainingsrhythmus fortsetzen und schließlich an der Weltmeisterschaft teilnehmen.

Gute Dienste leistet Beinwell auch als *Umschlag.*

Herstellung des Umschlages
100 g Beinwell werden in einem Liter Wasser zehn Minuten gekocht, dann wird abgeseiht. Mit diesem Auszug macht man warme Umschläge. Dazu legt man ein mit Beinwellabsud getränktes Tuch über Nacht auf die schmerzende Stelle und bindet ein trockenes Tuch darüber. Solche Umschläge helfen oft auch beim »Altersknie«, vor allem wenn die Hauptschmerzen an der Knie-Innenseite auftreten.

DIE PFEFFERMINZE
Vom 6. bis 21. Juni

Die Pfefferminze (lat. Mentha piperita) reinigt unser YIN für den Sommer. Die Minze war schon im Altertum hochgeschätzt und wurde in der Heilkunde vielfach angewandt. Man rühmte hauptsächlich ihre potenzsteigernde und krampflösende Wirkung und die Wirkung gegen Insekten.

Die *Inhaltsstoffe* der Pfefferminze sind: Gerbstoffe, Bitterstoffe sowie eine ganze Reihe von ätherischen Ölen. Das wichtigste dieser ist das Menthol, das – je nach Züchtung – bis zu 60% der Inhaltsstoffe ausmachen kann.

Allgemeine Wirkungen
Die Pfefferminze wirkt reinigend auf alle sezernierenden Organe und Zellen des Körpers, insbesondere auf Leber und Bauchspeicheldrüse sowie auf den gesamten Magen-Darm-Apparat. Weiters befreit sie den Körper von toxischen Stoffen, insbesondere von krampfauslösenden.

Außerdem wirkt die Pfefferminze antiseptisch. Sie bekämpft Bakterien und Viren. So kann sie, gerade im Juni, wenn der Organismus am ehesten dazu bereit ist, allfällige Entzündungen aus eigener Kraft zu vernichten, den Körper sehr stark unterstützen.

Die reinigende Wirkung auf die Zellen des Verdauungsapparates bedingt gesteigerten Appetit. Es scheint, als ob die Pfefferminze durch die Qualitätsverbesserung der Verdauungsorgane die Aufnahme von mineralsalzreichen Nahrungsmitteln – das sind die Nahrungsmittel eben des Juni – besonders fördert, damit der Organismus sein Material gerade jetzt auswechseln kann. Sie entfernt sozusagen schlechte Ziegel aus dem Körper und baut gute wieder ein. Insofern bereitet die Pfefferminze die Basis als YIN-reinigendes Kraut für den anschließend verwendeten Löwenzahnwurzeltee vor. Denn der Löwenzahn ist dann jener, der den neuen »Ziegel« einbauen hilft.

Die speziellen Wirkungen
Am bekanntesten ist die krampfstillende Wirkung bei Magen- und Darmbeschwerden, bei Magenschmerzen, schlechter Verdauung, Blähungen und bei Übelkeit. Fast alle Formen von Magenschmerzen, die einen Menschen unerwartet treffen können, sind durch einige Schlucke sehr heiß zubereiteten Pfefferminztees überraschend schnell zu beseitigen.
Minze wirkt aber auch gegen beginnende Geschwüre. Messegue z. B. empfiehlt sie bei Geschwüren, Pahlow allerdings meint, daß Menschen mit Magengeschwüren die Minze nicht sehr gut vertragen. Meiner Erfahrung nach ist das eine Frage der Dosis. In der Dosierung für unseren Juni-Tee kann man ihn ohne weiteres auch Magenkranken empfehlen, als heilsame Unterstützung sonstiger Behandlungen.
Minze wirkt auch krampfstillend bei Hustenzuständen, krampfartigem Husten und asthmatischen Beschwerden. Bei Kopfschmerzen ist sie ebenfalls wirksam, besonders dann, wenn sie mit Übelkeit und Schwindelgefühlen verbunden sind. Denn sehr viele Kopfschmerzen hängen mit dem Verdauungsapparat zusammen, und gerade hier kann die Minze ganz ausgezeichnet helfen.
Wir haben die anregende Wirkung hervorgehoben, wie sie schon im Altertum erkannt worden war. Merkwürdigerweise wirkt die Minze auch schlaffördernd. Das ist eine Frage der Dosis und der Tageszeit.
Minze am Beginn des Tages in einer etwas stärkeren Konzentration hat eine ganz beachtliche anregende Wirkung. Die gleiche Minze – vor dem Schlafengehen, in einer etwas dünneren Konzentration genommen – hat eine stark schlaffördernde Wirkung.
An diesem Beispiel sieht man, daß unser Organismus durchaus imstande ist, je nach seiner Situation, verschiedene Effekte aus ein und demselben Kraut herauszuholen und daß er verschiedene Dosen durchaus interpretieren kann.
Zum Unterschied von der Brennessel ist die Minze milchsekretionshemmend. Daraus ergibt sich eine Einschränkung: Frauen, die zwischen dem 6. und 21. Juni stillen wollen, sollten die Minze nicht verwenden und auf Brennessel ausweichen.
Vorsicht ist beim Pfefferminztee auch bei Kleinkindern geboten. Durch den hohen Mentholgehalt wird er nicht oder nicht sehr gut vertragen. Kleinkinder haben eine sehr empfindliche Rachen- und Bronchialschleimhaut, und der Reizstoff Menthol kann zu Schwellungen führen, im Extremfall zu Erstickungsanfällen.
Die Zubereitung des Tees erfolgt wie auf Seite 66 beschrieben.
Das ist eine ausgesprochen dünne Konzentration, aber sie genügt, und es kann

nicht zu unangenehmen Nebenwirkungen kommen. Die Minze kann auch in etwa doppelt so großer Konzentration als Absud verwendet werden. Dieser wird empfohlen zum Gurgeln bei Entzündungen des Zahnfleisches, des Mundbodens und vor allem gegen schlechten Atem.

Die gleiche Konzentration (8 Teelöffel auf 1 Liter Wasser) nimmt man für Hand- und Fußbäder. Es müssen lediglich die Handflächen oder die Fußsohlen gebadet werden, um bei Erschöpfungszuständen während des Tages eine beachtliche Erfrischung zu erreichen.

Schließlich ist die Minze als Öl sehr bekannt. Die bekanntesten Öle der Minze sind das Chinagold, das japanische und das chinesische Heilkräuteröl. Man kann damit *äußerlich* schmerzende Stellen, geschlossene Verletzungen, Blutergüsse, Insektenstiche oder Gichtknoten einreiben und eine gute Wirkung erzielen.

Zur *innerlichen* Anwendung von Minzenöl nimmt man fünf Tropfen auf ein Glas Wasser bei momentanen Übelkeitserscheinungen.

Zu guter Letzt kann man die Minze auch als Gewürz einsetzen. Klein zerhackte frische Blätter als Suppenbeilage oder Käsegewürz schmecken vorzüglich. Die großen getrockneten Blätter kann man zur Zubereitung von gekochtem Fisch verwenden.

In welcher Form immer wir die Minze zu uns nehmen, sie wirkt auf unseren Körper generell verbessernd.

Gartenbesitzer können die Minze selbst anpflanzen. Dazu nimmt man die Frühlingsschößlinge und setzt sie in einen feuchten, lehmigen Boden im Schatten. Sie gedeiht sehr gut, ein bis zwei Quadratmeter reichen für eine vierköpfige Familie das ganze Jahr über.

DER LÖWENZAHN
Vom 22. Juni bis 6. Juli

Der Löwenzahn (lat. Taraxacum officinale) stammt aus dem Norden Asiens und Europas und ist erst etwa im frühen Mittelalter in unsere Breiten gelangt.

Für unseren YANG-fördernden Tee im Juni verwenden wir nur die Wurzel. Häufig erhält man in Drogerien und Apotheken ein Gemisch aus Wurzeln und Kraut: auch das erfüllt seine Zwecke.

Löwenzahn ist so bekannt, daß man empfehlen kann, ihn selbst zu ernten. Hier ist zu beachten, daß die Frühlings- und die Herbstwurzel sehr verschieden sind. Die Frühlingswurzel ist die Heilwurzel, die vor der Blüte – am besten im Mai – gestochen wird. Sie ist hochwertig und enthält sehr konzentriert die den Löwenzahn so wertvoll machenden Heilstoffe. Die Herbstwurzel hingegen enthält sehr wenig an Heilstoffen, dafür ist sie aromatischer. Wer also die Löwenzahnwurzel zu Heilzwecken einsetzen will, erntet sie im Frühling; wer aber den ganz ausgezeichneten Löwenzahnkaffee zubereiten will, sticht die Wurzeln im Herbst.

Genauso geerntet, geschnitten und getrocknet wird die Frühlingswurzel für unseren Heiltee. Es empfiehlt sich nur, diese an der Sonne zu trocknen.

Die Inhaltsstoffe der Löwenzahnwurzel sind: Inulin, Cholin, Xantophylle als Hauptbestandteile, ferner Gerb- und Bitterstoffe. Einer dieser ist das Taraxin, das für den eigentümlichen bitteren Geschmack verantwortlich ist. Außergewöhnlich ist – besonders an der Wurzel des Löwenzahns – der hohe Gehalt an

Spurenelementen und Mineralsalzen. Allein deshalb schon könnte man ihn zur Auffrischung des Stoffwechsels empfehlen.

Löwenzahnkaffee
Die Löwenzahnwurzeln werden im Herbst gestochen, ordentlich gereinigt, in Scheiben geschnitten und im Backrohr bei mittlerer Hitze geröstet. Dann werden sie luftdicht aufbewahrt, bei Bedarf in der Kaffeemühle gemahlen und genauso zubereitet wie Bohnenkaffee. Der Geschmack ist ähnlich, die belebende Wirkung ebenso, nur ist dieser Kaffee, weil eben kein Koffein enthalten ist, für unseren Organismus viel gesünder.

Allgemeine Wirkungen
In erster Linie baut der Löwenzahn alle jene Zellen auf, die die Pfefferminze gereinigt hat. Das sind die Zellen des Verdauungstraktes, der Lunge, Leber, Bauchspeicheldrüse und im weiteren Sinne der Niere. Diese Organe werden in ihrer Qualität gehoben. Ausgezeichnet wirkt Löwenzahn im allgemeinen auch auf das Bindegewebe. Hier entfernt er – das wäre genaugenommen eine YIN-Wirkung – toxische Stoffe. Das Bindegewebe wird besser durchblutet, die Giftstoffe können abgeleitet werden. Daraus erklärt sich, daß Löwenzahn ganz ausgezeichnet bei Rheumatismus des Bindegewebes wirkt. Ähnlich ist auch die Wirkung auf Haut und Haare. Löwenzahn ist eines der besten Hausmittel gegen Schuppen, Flechten und Ausschläge aller Art. Auch Haarausfall kann mit Löwenzahn hervorragend behandelt werden.
Das ist zurückzuführen auf die

Entgiftungsfolge der Chinesen
An erster Stelle zur Entgiftung des Körpers stehen Darm und Niere. Was diese nicht bewältigen, müssen sie an die zweite Instanz, die Lunge, weitergeben. Diese versucht nun, die übrig gebliebenen Giftstoffe durch Ausatmen zu beseitigen. Was der Lunge nicht gelingt, gibt sie an die letzte Instanz, die Haut, weiter. Die Haut kann Giftstoffe wegschwitzen, muß aber manchmal die Gifte in Form eines Ausschlages beseitigen. Diese Ausschläge sind in Wirklichkeit nichts anderes, als der Versuch des Organismus, über seine Haut eine Entgiftung durchzuführen. Wirkt also Löwenzahn positiv auf die Haut, so handelt es sich um eine indirekte Wirkung. Die Entgiftungsfunktion von Darm, Niere und Blase wird gehoben, die Haut braucht als dritte Instanz nicht belastet zu werden. Trotzdem wird Löwenzahn auch manchmal direkt für die Haut genutzt. Es ist altbekannt, daß die Milch des Löwenzahnstengels zur Beseitigung von Warzen benützt werden kann. Eine weitere Wirkung ist jene auf den Stoffwechsel: Löwenzahn wirkt allgemein stoffwechselintensivierend und -verbessernd.
Im speziellen senkt er aufgrund des Gehaltes an Glukokininen, ähnlich wie die Brennessel, erhöhten Blutzucker. Auch senkt er den erhöhten Cholesterinspiegel und erhöhten Harnstoff.

Spezielle Wirkungen

In erster Linie ist von Löwenzahn bekannt, daß er die Gallen- und Nierenstein-neubildung verhindert. Es werden zwar bestehende Steine nicht aufgelöst, die Neigung zur Steinbildung wird jedoch verringert. Löwenzahn ist imstande, entzündete Schleimhautbezirke im Galleninneren und im Nierenbecken zu beleben, so daß sich Steine nicht so leicht bilden können.

Sehr bekannt ist auch die wassertreibende Wirkung, die stoßweise erfolgt. Diese Eigenschaft macht man sich zunutze – mit dem Einverständnis des Arztes(!) –, um einen kleinen *Nierenstein* zur Ausscheidung zu veranlassen: in $3/4$ Liter Löwenzahntee, in unserer Dosierung: $3/4$ Liter Wasser, 1 Eßlöffel Löwenzahnwur-zeln mit etwas Zitronensaft und 1 Teelöffel Glyzerin. Dieses Gemisch trinkt man – am besten vormittags – in einem Zug aus. Der Löwenzahn bewirkt eine sofortige Harnvermehrung, das Glycerin wird durch die Niere mitausgeschieden und »schmiert« die Harnleiter.

Dann springt man mit beiden Beinen etwa eine Treppe hinunter. Mitunter löst sich nun der Stein. Allerdings ist diese Therapie *nur mit Genehmigung des Arztes* durchzuführen, denn er allein kann entscheiden, ob es sich um einen Stein handelt, der durch eine solche Maßnahme zur Ausscheidung gebracht werden kann, oder um einen solchen, der besser nicht in Bewegung gebracht werden soll.

Weiters wirkt Löwenzahn gegen Verstopfung und gegen bestimmte Formen von Kopfschmerzen. Hier handelt es sich meist um Schmerzen, die die ganze Schä-delschwarte befallen haben, um Spannen und Brennen an der Schädelschwarte, hervorgerufen durch zu viele toxische Stoffe im Bindegewebe. Diese werden durch Löwenzahn abgeleitet und damit die Kopfschmerzen gemildert.

Andere Anwendungsformen des Löwenzahns sind der *Löwenzahnsalat* und der *Löwenzahnspinat:* Gerichte, die sich für jedermann im Frühling und im angehen-den Sommer empfehlen, oder der Löwenzahnsaft zur Verbesserung von Früh-lings- und Herbstkuren.

Die Zubereitung unseres YANG-Tees:
Man nimmt einen Teelöffel gehackter, getrockneter Löwenzahnwurzeln und setzt sie kalt in einem viertel Liter Wasser an. Zum Sieden erhitzen, zehn Minuten ziehen lassen, abseihen und schluckweise bis neun Uhr vormittags (respektive in der Sommerzeit bis zehn Uhr) trinken.

DIE SCHAFGARBE
Vom 6. bis 21. September

Die Schafgarbe (lat. Achillea millefolium) ist der YIN-Tee für den Herbst. Der Sage nach geht der lateinische Name auf den griechischen Helden Achilles zurück, der mit diesem Kraut stark blutende Wunden des Königs Telephus und an sich selbst behandelt haben soll.

Die Schafgarbe stellt keine großen Ansprüche und gedeiht sowohl auf feuchten als auch auf trockenen Böden ganz ausgezeichnet, und das in großen Mengen in ganz Europa. Man kann sie, weil sie sehr bekannt ist, selbst ernten.

Die beste Sammelzeit ist August, der Höhepunkt ihrer Blüte. Man schneidet die Schafgarben etwa eine Handbreit über dem Boden ab und hängt sie – verkehrt – in Büscheln zum Trocknen auf. Nach ca. zwei Wochen entfernt man die holzigen Stengel. Am besten verwendet man für den YIN-Tee überhaupt nur die Blütenstände.

Die Inhaltsstoffe sind: Achillein (das ist ein Bitterstoff), Azulenogen, Cineol, Chamazulen (das sind ätherische Öle), Aconitsäure, Inulin, Asparagin und ein Stoff, der fotosensibilisierend wirkt, das heißt, er macht lichtempfindlich.

Allgemeine Wirkungen

Die hauptsächliche Wirkung besteht in einer Reinigung der Transportmittel unseres Körpers, das sind Blut und Lymphen. Insbesondere entzündende Stoffe, aber auch sonstige Schlacken, werden aus Blut und Lymphe entfernt. Darüber hinaus hat Schafgarbe aufbauende Wirkung, und hier in erster Linie auf die Blutplättchen, die verantwortlich für die Gerinnung des Blutes sind. Die wundheilende Wirkung der Schafgarbe ist auf ihre Beeinflussung der Blutplättchen zurückzuführen; sie stillt Blutungen, egal, ob es sich um Nasenbluten handelt, um Wunden oder um verstärkte Regelblutungen.

Während ihr Saft, direkt auf die Haut gebracht, im Zusammenhang mit Licht Rötungen oder Bräunungen hervorrufen kann, wirkt sie innerlich, in der angegebenen Dosis genommen, ganz beachtlich hautreinigend.

Spezielle Wirkungen

Neben der blutstillenden hat die Schafgarbe krampflindernde Wirkung und hilft auch gegen Nervosität. Offensichtlich wird die Leitfähigkeit der Nervenbahnen durch die Reinigung der die Nerven umgebenden Lymphe verbessert. Auf dieser Basis baut auch unser nächster Tee, der Baldriantee, auf.

Ferner ist die Schafgarbe aufgrund des Gehaltes von Azulen wirksam gegen Gastritis und gegen Magengeschwüre. Auch die Schulmedizin macht davon Gebrauch, indem sie Azulen-Rollkuren verordnet.

Durch ihre verbessernde Wirkung auf den Gallenfluß ist Schafgarbe appetitanregend.

Sehr bekannt ist die Wirkung auf Frauenleiden, bei zu starker Regelblutung oder bei Ausfluß. Nimmt eine Frau mit zu starken Blutungen Schafgarbe konzentriert zu sich, kann es zwar passieren, daß die Blutung kurzfristig verstärkt wird, um am Tag darauf völlig zu versiegen. Diese Eigenschaft der Schafgarbe ist auch im deutschen Ausdruck »Schnittkraut« enthalten. Die Blutung wird regelrecht »abgeschnitten«.

Als Wundheilmittel wird die Schafgarbe in der Abkochung auch äußerlich verwendet. Für die Abkochung nimmt man die doppelte Dosierung, wie sie für unseren Tee empfohlen ist.

Als Badezusatz wird Schafgarbe zur Unterstützung der inneren Anwendung verwendet. Eine Handvoll Schafgarbe pro zehn Liter Wasser ist empfehlenswert.

Schließlich macht auch die Küche von der Schafgarbe Gebrauch. In manchen Gegenden sind die getrockneten oder frischen, feingehackten Blätter als ver-

dauungsanregendes Bittermittel für Suppen und fette Fleischspeisen sehr beliebt.
Unser YIN-Tee wird wie auf Seite 66 beschrieben zubereitet.

DER BALDRIAN
Vom 22. September bis 6. Oktober

Der YANG-Tee, der im Herbst anschließt, wird aus der Baldrianwurzel (Valeriana officinalis) bereitet. »Valere« heißt »kräftigen«, und das sagt schon einiges über die Baldrianwurzel aus.
Die *Inhaltsstoffe* sind: Valtratum, Acevaltratum, Didrovaltratum, Valerensäure und Isovaleriansäure.
Die Isovaleriansäure macht den typischen Geruch des Baldrians aus, weshalb man ihn manchmal auch Stinkwurz nennt. Nur die Gesamtheit der einander ähnlichen Inhaltsstoffe führen zur Wirkung des Baldrians. Man hat versucht, einzelne Stoffe zu isolieren, in der Hoffnung, daraus ein medizinisches Präparat zu gewinnen. Das ist nicht gelungen.
Die Wurzel, die wir verwenden, wird im beginnenden Herbst gestochen. Die Frühlingswurzel des Baldrians hat, zum Unterschied z. B. von der Löwenzahnwurzel, viel weniger Inhaltsstoffe als die Herbstwurzel. Am besten gräbt man sie aus, wenn die Blütezeit – das ist meist Mitte bis Ende August – zu Ende ist. Sie wird in Streifen geschnitten, aufgehängt, getrocknet und fein zerhackt für unseren Tee aufbewahrt.

Allgemeine Wirkungen
Die allgemeine YANG-Wirkung läßt sich sehr einfach beschreiben: Sie besteht in einer Besserung unseres Nervensystems, in der Besserung der Leitfähigkeit und der Abdichtung der Nervenbahnen. Daher ist Baldrian auch als wirksames Mittel gegen allgemeine Reizzustände nervöser Art, gegen Schlaflosigkeit und gegen Herzklopfen bekannt. Immer dann, wenn das Vegetativum für allfällige Störungen verantwortlich ist, kann man Baldrian ohne weiteres nehmen.
Er kann auch anregende Wirkung haben. Wie schon bei der Pfefferminze ist es wichtig, zu welcher Tageszeit man Baldrian nimmt. So wird er z. B. wegen der anregenden und gleichzeitig harmonisierenden Wirkung vor Prüfungen empfohlen. Bei Schlaflosigkeit wirkt er am Abend dämpfend.

Spezielle Wirkungen
Ganz ausgezeichnete Dienste leistet Baldrian bei körperlichen oder geistigen Erschöpfungszuständen. Wenn man zu viel gearbeitet hat und wenn »das innere Rad weiterläuft«, wenn der Muskelstoffwechsel bei zu starker körperlicher Betätigung schmerzhafte Zustände hervorruft, leistet er gute Dienste. Bekannt ist seine krampflösende Wirkung auf den Magen-Darm-Apparat. Magen- und Darmkrämpfe werden durch Baldrian gebessert. Auch bei undefinierbaren Angstzuständen hat er sich – mehrmals über den Tag genommen – sehr bewährt.
Die Zubereitung für unseren Herbst-YANG-Tee ist etwas kompliziert. Es wird empfohlen, die Baldrianwurzeln stundenlang in kaltem Wasser ausziehen zu lassen.

Ein Teelöffel Baldrianwurzeln wird in einem viertel Liter Wasser kalt angesetzt und über Nacht stehen gelassen. Anschließend abseihen und jetzt erst auf Trinktemperatur erwärmen. Ist das zu kompliziert, kann man zur Baldriantinktur ausweichen, die man im Handel erhält. In der Tinktur sind sämtliche Inhaltsstoffe des Baldrian enthalten, man kann mit 1–2 Teelöffel auf einen viertel Liter warmes Wasser einen gleichwertigen Trank zubereiten.

Eine weitere bekannte Anwendungsform des Baldrian sind Bäder:

Eine Handvoll Baldrianwurzeln für ein Vollbad auf gleiche Weise wie den Tee (siehe oben) zubereiten und als Badezusatz geben. Oder ein viertel Liter der Baldriantinktur für ein Vollbad, das beachtlich beruhigend wirkt, besonders wenn man gleichzeitig Baldrian innerlich verwendet.

DAS TAUSENDGULDENKRAUT
Vom 6. bis 21. Dezember

Das Tausendguldenkraut ist eine sehr bekannte Pflanze mit breitem Anwendungsgebiet und besonderer Wirkung beim alternden Menschen. Sein lateinischer Name, *Centaurium erythraea*, soll darauf zurückgehen, daß es von einem griechischen Kentauren zur Heilung einer Verletzung benützt wurde.
Die wirksamen *Inhaltsstoffe* sind das Amarogentin und das Gentiopikrin: Bitterstoffe von solch einer Intensität, daß man den bitteren Geschmack noch in einer mehrtausendfachen Verdünnung spürt. Diese Bitterstoffe sind im Kraut nur in den oberen Stengeln und in den Blüten enthalten. Daher muß man beim Sammeln darauf achten, daß man wirklich nur den oberen Teil abschneidet und den unteren, die sogenannte Rosette, übrigläßt.
Das Tausendguldenkraut ist nur während seiner Blütezeit, von Juli bis September, heilwirksam. Wenn man das Kraut gesammelt hat, hängt man es an einen luftigen Ort zum Trocknen, bis man es für unseren YIN-verbessernden Tee im Dezember verwendet.

Allgemeine Wirkungen
Das Tausendguldenkraut wirkt insbesondere auf die Entfernung von Stoffwechselschlacken, die sich nicht nur in den letzten Monaten, sondern im ganzen bisherigen Jahr angesammelt haben. Das kommt besonders der Leber zugute, so daß das Tausendguldenkraut auch beginnende Leberverhärtungen verbessern kann. Ferner werden jene Giftstoffe, die, wie man im Volksmund sagt, »das Blut verdicken«, entfernt. Das Blut wird geschmeidiger und kann die dünnen Haargefäße besser passieren.
Das alles sind Störungen, wie sie besonders beim älteren Menschen vorkommen; daher verwundert es nicht, daß das Tausendguldenkraut auch jene Wallungen, wie sei beim Senior während des Klimakteriums und danach auftreten, beseiti-

gen kann. Das Tausendguldenkraut ist also besonders in der zweiten Lebenshälfte empfehlenswert.

Die speziellen Wirkungen
Wie alle Heilkräuter, die Bitterstoffe enthalten, ist das Tausendguldenkraut ausgesprochen kreislaufwirksam. Vor allem bei müdem, erschlafftem Kreislauf des alternden Menschen kann es diese Wirksamkeit entfalten, die jener des Enzians ähnlich ist.
Eine weitere spezielle Wirkung ist bei der sogenannten Anorexia nervosa festzustellen. Das ist eine Eßunlust bei jungen Mädchen. Eine solche Unlust kann bis zur Unfähigkeit zur Nahrungsaufnahme führen. Das Tausendguldenkraut ist eines der besten Mittel, solche Störungen, die teilweise körperlich, teilweise psychisch bedingt sind, zu behandeln.
Der Tausendguldenkrauttee eignet sich überhaupt für alle jene, die über nervöse Erschöpfung klagen. Regelmäßig eingenommen, werden offensichtlich diejenigen Stoffwechselschlacken, die diese Erschöpfungen verursachen, beseitigt; es kommt zu einem allgemein gehobenen Wohlbefinden.
Eine weitere Wirksamkeit ist, ähnlich wie beim Löwenzahnwurzeltee, der Einfluß auf die Neubildung von Gallensteinen. Bestehende Gallensteine können zwar auch durch Tausendguldenkraut nicht beseitigt werden, aber eine besondere Wirkung auf die Kolikneigung, die durch bestehende Gallensteine hervorgerufen werden könnte, ist hier nachgewiesen. »Wer fette Nahrung und Einbrennsuppen oder ähnliche Brühen nicht vertragen kann, trinke eine Zeitlang ein Tässchen dieses Tees; er wird über den Erfolg staunen.« (Lassel) Diese Wirkung des Tausendguldenkrauts ist wohl die bekannteste im Akutfall. Weitere spezielle Anwendungen sind die Blutreinigung, die zur Verbesserung von Hautausschlägen führt.
Und schließlich wirkt Tausendguldenkraut auch als Vorbeugungsmittel gegen Fettsucht. Nun sind es gerade die Wintermonate, die bei den meisten Menschen zum Fettansatz führen. Man macht weniger Bewegung, der Tag ist kürzer, man ruht mehr, man hält sich weniger im Freien auf, man ißt auch mehr, und all das führt zum berühmten »Winterspeck«. Tausendguldenkrauttee, zur richtigen Zeit genossen, schafft die Basis, daß sich dieser Winterspeck nicht in dem Maße ansetzen kann, wie es bei vielen Menschen der Fall ist.
Was nun die YIN- und YANG-Wirkung des Tausendguldenkrauttees betrifft, ist zu erwähnen, daß er von allen YIN-Tees, die wir im jahreszeitlichen Ablauf benützen, zusätzlich die kräftigste YANG-Wirkung hat. Unabhängig nämlich von seiner reinigenden Eigenschaft, ist er ausgeprägt regulierend. So fördert er den Haarwuchs, die Wundheilung und die Heilung von Knochenbrüchen.
Die Zubereitung des Tees erfolgt wie auf Seite 66 beschrieben.
Der letzte Tee des Jahres ist der YANG-fördernde Tee für den Winter:

DIE EIBISCHWURZEL
Vom 22. Dezember bis 6. Jänner

Der Name *Althaea officinalis* kommt von »Aldainein« (griech.) und heißt »fördern«.

Die *Inhaltsstoffe* sind in erster Linie ein Schleimstoff, der vor allem in der Wurzel vorkommt, weiters Asparagin und Pektin. Man kann vom Eibisch alle Pflanzenteile verwenden, nur werden sie zu verschiedenen Jahreszeiten gesammelt: die Blätter im Frühjahr, die Blüten im Frühsommer und Sommer, die Wurzeln im Herbst bis Spätherbst. Die Wurzeln enthalten alle Wirkstoffe in höchster Konzentration. Beim Sammeln und Trocknen der Wurzeln muß man vorsichtig vorgehen und sich sehr gut auskennen, denn die Eibischwurzel zieht sehr leicht einen schädlichen Pilz an, der sie wertlos und ungenießbar macht.

Allgemeine Wirkungen
Eibisch schützt unseren Organismus gegen allerlei Erkrankungen, wie sie im Winter auftreten können. An den Schleimhäuten im Rachen, in den Bronchien, im Magen und in den Harnleitern legt sich der Schleimstoff der Eibischwurzel wie ein Schutzfilm an. Die darunterliegenden empfindlichen Zellen, die oft wertvolle Flimmerhärchen tragen, können besser regenerieren und sich auf diese Weise auf die kälteste Jahreszeit im Jänner und Februar vorbereiten.

Spezielle Wirkungen
Am bekanntesten ist Eibisch als Hustenmittel. Meist verwendet man dazu den Wurzelabsud als Gurgelwasser oder stellt einen Sirup her.

Der Sirup wird folgendermaßen zubereitet
Ein Teelöffel Eibischwurzeln wird in ein Filter gegeben und mit einer Mischung aus 1 g Alkohol und 45 g Wasser übergossen. Das Abgeronnene wird nun etwa eine Stunde lang immer wieder über das Filter gegossen. Die so gewonnene Flüssigkeit wird mit doppelt soviel Zucker vermischt und aufgekocht. Mit einigen Tropfen Anis versetzt, ist das sicherlich eines der mildesten, zugleich auch wirksamsten Hustenmittel für Kinder.
Anwendung: Drei- bis fünfmal täglich einen Teelöffel.

Im Verhältnis zu seiner hohen Wirksamkeit ist Eibisch extrem ungiftig. Eine Überdosierung ist praktisch unmöglich. Deshalb ist es schade, daß der Eibischsirup von Pharmaprodukten, die zwar auch gut wirken, manchmal aber Nebenwirkungen haben, verdrängt wurde.
Ganz ausgezeichnet wirkt Eibisch als *Augentonikum*, als Lotion gegen Bindehautentzündungen. Dazu nimmt man allerdings nur die Blüten.

Ein Teelöffel Blüten wird mit einer Tasse siedendem Wasser übergossen. Dieser Absud wird, wenn er abgekühlt ist, als Kompresse aufgelegt. Eibisch wirkt auch gut gegen Verstopfung, da die Darmschleimhäute unter der gebildeten Schutzschichte aufgebaut und dadurch wieder funktionsfähig gemacht werden können.

> *Die Zubereitung des Eibischwurzeltees*
> Ein bis zwei Teelöffel der geschnittenen Eibischwurzeln werden mit einem
> viertel Liter kaltem Wasser übergossen. Eine halbe Stunde stehen lassen
> und mehrmals umrühren. Anschließend durch ein Etamin abseihen. Erst
> jetzt wird auf Trinktemperatur erwärmt und schluckweise vor neun Uhr
> morgens getrunken.

Heilkräuter mit Mandala-Wirkung

HEILVERSTÄRKENDE TECHNIKEN

Unter den vielen Heilkräutern gibt es einige mit ganz besonderen Anwendungsmöglichkeiten: Sie haben nämlich die merkwürdige Eigenschaft, nur für ein ganz
bestimmtes Hautareal auf der Körperoberfläche zuständig zu sein und dort ihre
Wirkung besonders gut zu entfalten.
Von einer Reihe solcher Heilkräuter werden auch Ampullen hergestellt, entweder in der sogenannten »homöopathischen Urtinktur«, das ist die gesättigte
Lösung, oder in einem der Verdünnungsgrade. (Die Verdünnungsgrade werden
in Potenzen angegeben: d^1 bedeutet beispielsweise: verdünnt auf ein Zehntel, d^2:
verdünnt auf ein Hundertstel, d^3: auf ein Tausendstel usw. bis zu d^{200}, manchmal
sogar bis d^{1000}.)
Injiziert man diese gesättigte Lösung (oder die Verdünnung) eines Heilkrautes in
eine beliebige Stelle des Körpers, bewirkt das einen gewissen therapeutischen
Effekt. Spritzt man das Heilkraut jedoch in die »zuständige Stelle«, ist dieser
Effekt wesentlich größer. Die Erkenntnis beruht auf einer Entdeckung des
deutschen Arztes Dr. Weihe im 19. Jahrhundert. Er lokalisierte 195 solcher
Hautpunkte, die je einem Arzneimittel entsprechen können; ein Teil dieser
Arzneimittel sind natürlich wachsende Kräuter.[*]
Erst nach dem Tod von Dr. Weihe, der wahrscheinlich nicht einmal von der
Existenz der chinesischen Akupunktur gewußt hat, stellte sich heraus, daß von
seinen 195 Punkten nicht weniger als 153 mit den chinesischen Akupunkturpunkten übereinstimmen. Ja, sogar die Wirkungen, die Dr. Weihe ihnen zuge-
schrieben hatte, waren mit den von den Chinesen tausend Jahre vorher angegebenen größtenteils identisch.
Andere Wissenschafter haben Weihes Werk fortgesetzt und weitere Punkte
gefunden, die man in der Folge »neue Arzneimittelpunkte« nannte.
Zusätzlich zu den Punkten Weihes wurden bisher 329 weitere ermittelt, so daß
wir nun 482 brauchbare Arzneimittelpunkte kennen, die fast alle auf den
chinesischen Meridianen liegen und Akupunkturpunkten entsprechen. Diese
Punkte kann man mit Akupunkturnadeln stechen, und man erzielt damit einen
gewissen therapeutischen Effekt. Taucht man aber die Akupunkturnadeln zuvor
in die richtige Tinktur, ist dieser Effekt oft um ein Vielfaches größer.

[*] Diese 195 Punkte nennt man die »Weiheschen Punkte«.

Ebenso sind viele dieser Punkte ausgezeichnet für Akupressurbehandlungen zugänglich; ja man kann die Akupressur mit dem richtigen Heilmittel kombinieren bzw. das Arzneimittel an die richtige Stelle einbürsten, um den therapeutischen Effekt zu steigern.

> Bürsten des richtigen Punktes ist gut, bürsten desselben Punktes aber mit dem richtigen Heilmittel, mit der richtigen Heilpflanze, ist besser, denn es hat verstärkende Wirkung.

Es gibt bei den pflanzlichen Heilmitteln weitere verstärkende Techniken: Jedes Heilkraut, das man zugleich innerlich und äußerlich anwenden kann, entfaltet auf diese Weise eine verstärkte Wirkung.

> Heilkräuter, die man sowohl innerlich als auch äußerlich anwenden kann und die darüber hinaus einen bestimmten Hautpunkt entsprechen, wollen wir als *Heilkräuter mit Mandala-Wirkung* bezeichnen.

Der Begriff Mandala hat seinen Ursprung im Indischen und bedeutet: magischer Kreis, sich selbst verstärkender Kreis. Mandala ist auch Symbol der Wiederkehr ein und desselben: die Wiederkehr des Tages, der Mondphasen, des Jahres.
Für uns ist Mandala die sich selbst verstärkende Wirkung eines Heilkrautes, hervorgerufen durch die Kombination der Anwendungen: Innerlich, äußerlich und über ein bestimmtes Hautareal.
Etwa dreißig Heilkräuter erfüllen diese Bedingungen. Doch nicht alle sind gleichwertig, vor allem sind nicht alle unbedenklich anwendbar. Bei manchen etwa ist die innerliche Anwendung problematisch, weil bereits eine leichte Überdosierung zu Vergiftungserscheinungen führen kann, bei manchen schafft wiederum die äußerliche Anwendung Probleme, da sie die Haut zu stark reizen.
Die fünf Heilkräuter, die wir empfehlen, können jedoch bedenkenlos angewendet werden, da sie alle Bedingungen in idealer Weise erfüllen:
Roßkastanie,
Zinnkraut,
Weißdorn,
Heidekraut,
Kamille.
Sie haben den Vorteil, daß sie, innerlich eingenommen, große therapeutische Wirkungsbreite haben und Überdosierungen nicht zu erwarten sind, wenn man sich einigermaßen an die Regeln hält.
Weiters leisten sie auch bei äußerlicher Anwendung, also beim Bad, ganz hervorragende Dienste. Und schließlich sind die Hautareale, die ihnen jeweils entsprechen, Akupunkturpunkte, die ein sehr hohes Leistungsniveau aufweisen.
Ein großer Vorteil ist auch, daß sich die fünf erwähnten Heilkräuter in ihren Wirkungen nicht sehr überschneiden. Jedes hat sein abgegrenztes therapeutisches Gebiet. In der Summe erfaßt man auf diese Weise jedoch ein beachtliches Spektrum an möglichen Störungen. Wir haben die Wirkungsweise der verschie-

denen Heilkräuter in Leitsymptome körperlicher und psychischer Art eingeteilt:

Heilkräuter mit Mandalawirkung

Körperliche Leitsymptome	Psychische Leitsymptome
Roßkastanie (Aesculus hippocastanum)	
Kreuz- und Beinschmerzen Stauungen und Schwellungen auch im Gesicht. Trockenheit im Nasen-Rachen-Raum und in den Bronchien.	Abgeschlagenheit Traurigkeit Wechselbeschwerden
Zinnkraut (Equisetum arvense)	
Aufbaumangel (Nägel, Haare, Haut) Gichtartige Schmerzen chronische Entzündungsneigung (Herdverdacht)	Antriebsmangel Interesselosigkeit
Weißdorn (Crataegus oxyacantha)	
Herz- und Kreislaufschwäche Altersherz Hoch- und Niederdruck Anstrengungsschmerz in der Brust	Unruhe- und Schwindelzustände psychische Tagesschwankungen schlechter, zerhackter Schlaf
Heidekraut (Calluna vulgaris)	
Muskelschwäche Muskelschmerzen Entzündungsneigung insb. der Harnwege	Morgenmüdigkeit Erschöpfender Schlaf
Kamille (Matricaria chamomilla)	
Neuralgische Schmerzen insb. Kopfschmerzen Verdauungsstörungen	Reizbare Schwäche nervöse Überempfindlichkeit Streßempfindlichkeit

Oft stimmen die körperlichen Leitsymptome mit den psychischen überein. Stellt jemand fest, daß bei ihm etwa bei den körperlichen Symptomen Roßkastanie zutrifft, bei den psychischen das Heidekraut, kann er ohne weiteres beide mischen. Man breitet den Tee und das Bad aus den jeweils halben angegebenen

Mengen. Für den seltenen Fall, daß man drei Kräuter mischen will, nimmt man je ein Drittel der angegebenen Mengen.

Im Bad werden dann alle Punkte hintereinander gebürstet, wobei die Reihenfolge gleichgültig ist.

Bei der praktischen Anwendung geht man folgendermaßen vor: Man trinkt zunächst den Tee nach den angegebenen Rezepten. Eine Stunde danach sind die Heilstoffe in den Stoffwechsel gelangt, und nun ist der Organismus bereit, auch die äußerliche Anwendung, das Bad, aufzunehmen. Das Wasser sollte nicht mehr als 35 Grad Celsius haben. Erst sitzt man ca. zehn Minuten ruhig und läßt das Kraut auf die gesamte Hautoberfläche einwirken. Während dieser Zeit kann man warmes Wasser nachgießen, so daß die Temperatur erhalten bleibt.

Dann beginnt man mit dem Bürsten. Zu Beginn empfiehlt es sich, die Punkte vorher mit einem Kugelschreiber anzuzeichnen; bei einiger Übung ist das nicht mehr notwendig. Die jeweiligen Punkte werden gemächlich und nicht zu intensiv gebürstet. Zu beachten ist, daß man keine anderen Stellen gleichzeitig bürstet. Denn ebenso wie bei der Akupunktur ist es wichtig, daß der Körper die richtigen Informationen von der geringsten Anzahl der wirksamen Stellen erhält.

Die Anwendungen werden in der Art einer Kur von mindestens drei Wochen Dauer – eventuell mehrmals während eines Jahres – durchgeführt. In dieser Zeit trinkt man den Tee täglich, das Bad wird man nur 2–3mal in der Woche nehmen (wer Zeit hat, kann auch täglich baden). Wer keine Badewanne zur Verfügung hat, muß auf diesen Teil der Behandlung verzichten. Aber auch allein die innerliche Anwendung und das etwa eine Stunde später folgende Bürsten der Hautareale mit dem Absud des jeweiligen Krautes bringt bereits gesteigerten Erfolg.

Die Heilkräuter und ihre Punkte

DIE ROSSKASTANIE

Der Hauptwirkstoff der Roßkastanie, das Aescin, ist in ihren Blüten und Blättern enthalten, am intensivsten in der Rinde. Eine der interessantesten Eigenschaften, die Wirkung auf Wechselbeschwerden, entwickeln die Blüten weniger. Starke Überdosierungen sind vor allem bei der innerlichen Anwendung zu vermeiden, da sie blutzersetzend wirken können.

Zubereitung des Tees
Ein Eßlöffel Roßkastanienrinde (die grüne Rinde von den kleinen Ästen) frisch oder getrocknet, fein zerhackt, wird mit zwei Tassen siedendem Wasser übergossen. Zehn Minuten ziehen lassen, abseihen und schluckweise trinken.

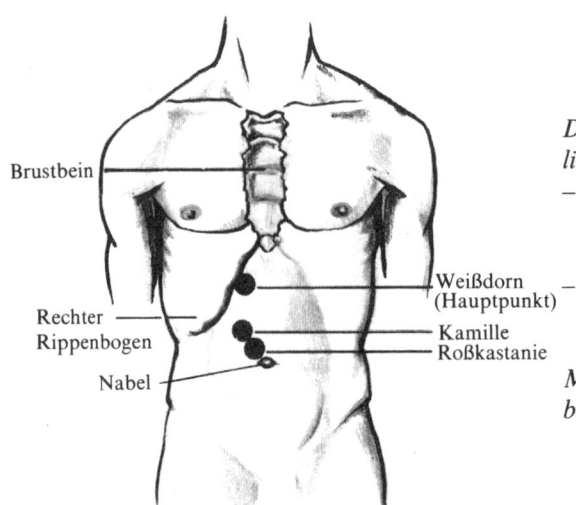

Brustbein

Rechter
Rippenbogen

Nabel

Weißdorn
(Hauptpunkt)

Kamille
Roßkastanie

Die 3 Bauchpunkte der Mandala-Tees liegen alle rechts:
– für Weißdorn direkt am rechten Rippenbogen in Höhe der unteren Brustbeinspitze;
– für Kamille und Roßkastanie auf einer Verbindungslinie zwischen Nabel und Gallenblase.
Man bürstet zweckmäßig bei diesen beiden Heilkräutern die ganze Linie.

Für das Vollbad
1000 g zerkleinerte Früchte mit Wasser aufkochen und dem Bad beimengen. Man kann für das Bad auch die grüne Rinde verwenden; davon braucht man nur 500 g.

In den meisten Fällen aber ist es empfehlenswert, vom Roßkastanienextrakt Gebrauch zu machen, das in Apotheken erhältlich und sowohl für den Tee als auch als Badezusatz verwendbar ist.

Das Hautareal
Der Punkt befindet sich am rechten Bauch auf einer Linie, die von der Gallenblase zum Nabel zieht. Man kann mit einer Handbürste die ganze Linie bürsten, dann erreicht man den Punkt auf jeden Fall. Man kann aber auch etwa 3–4 cm schräg rechts oberhalb des Nabels in einem Durchmesser von ca. 3 cm kreisförmig bürsten.

Ernte
Wer die Rinde der Roßkastanie selbst sammeln möchte, macht das im Herbst und Spätherbst. Von den kleinen und kleinsten Ästchen wird die Rinde sorgfältig in Streifen abgeschält und zum Trocknen ausgelegt. Dann wird sie fein zerhackt und in einem luftdichten Behälter aufbewahrt.

DAS ZINNKRAUT

Es ist auch unter dem Namen Ackerschachtelhalm oder Katzenschwanz bekannt. Aufgrund seines Gehaltes an Kieselsäure hat das Zinnkraut eine besonders aufbauende Wirkung. Unabhängig von der angegebenen Leitsymptomatik, sind noch einige Wirkungen erwähnenswert: So leistet Zinnkraut, vor allem wenn man es in der Mandala-Form benutzt, beachtliche Dienste bei der Tonisierung erschlaffter Bauchdecken nach Schwangerschaften und beim Abbau von Zellulitis.

Zubereitung des Tees
Ein gehäufter Teelöffel geschnittenes, frisches oder getrocknetes Kraut wird mit einem viertel Liter siedendem Wasser übergossen. Zehn Minuten ziehen lassen, abseihen und schluckweise trinken.

Für das Vollbad
100 g frisches oder getrocknetes Kraut mit einem Liter Wasser kalt aufsetzen und zum Sieden bringen. Am besten läßt man die Flüssigkeit nun eine Viertelstunde auf kleiner Flamme wallen, eine weitere Viertelstunde ziehen; abseihen und dem Bad zusetzen.

Hautareal
Der Punkt befindet sich schräg unterhalb und hinter den inneren Knöcheln. Man benützt eine Zahnbürste, wobei man den inneren Knöchel, dessen Hinterkante, als Führungsrinne benutzen kann. Auf diese Weise trifft man den Punkt ganz sicher.

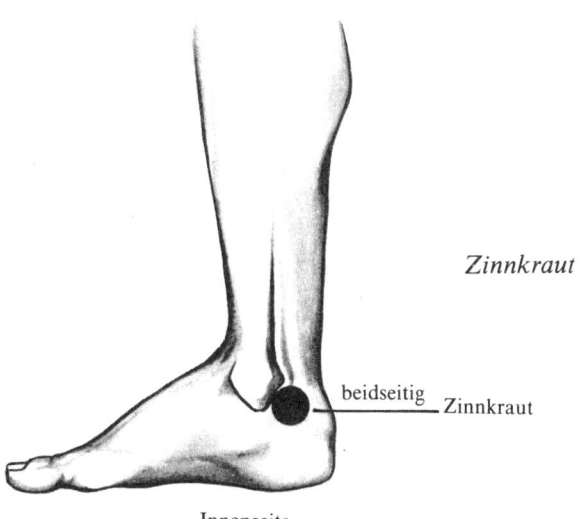

Zinnkraut

beidseitig Zinnkraut

Innenseite

Ernte
Zinnkraut selbst zu sammeln ist etwas problematisch, denn es kann leicht mit dem giftigen Sumpfschachtelhalm verwechselt werden. Außerdem macht es bei der Trocknung Schwierigkeiten, denn es zieht einen Pilz an, der den heilwirksamen Stoff Equisetonin in das giftige Equisetin verwandelt. Aus diesen Gründen ist es besser, sich das Zinnkraut in der Apotheke oder der Drogerie zu beschaffen.

Der Weißdorn ist eine jener Heilpflanzen, die zu Recht in der gesamten Medizin verwendet werden. Damit es nicht zu Überschneidungen kommt, soll man sich auch den lateinischen Namen des Weißdorns gut merken: Crataegus oxyacantha. Eine Reihe von Menschen, meist ältere, nehmen ohnedies Weißdorn in irgendeiner Form, sei es als Saft oder als Mischpräparat, zu sich. In diesen Fällen sollte man den Tee nicht mehr trinken, es genügt die Anwendung von Bad und Bürstung.

Der Grund, warum man, wenn man schon ein Weißdornpräparat verschrieben bekommen hat, auf den Tee verzichten soll, liegt darin, daß man Heildosen, an die sich der Körper gewöhnt hat, nicht willkürlich ändern soll.

Der Weißdorn nimmt unter allen Heilkräutern wegen seiner besonderen Verläßlichkeit und seiner speziellen Anwendbarkeit bei älteren Menschen eine besondere Stellung ein. Es gibt wenige altersbedingte Störungen, die durch Weißdorn nicht günstig beeinflußt werden können: auch Müdigkeit, Nachlassen der Spannkraft, schlechter Schlaf, schweres Atmen, Herzklopfen, Ohrensausen, Nachlassen der Sinnesorgane lassen sich mit Hilfe von Weißdorn günstig beeinflussen.

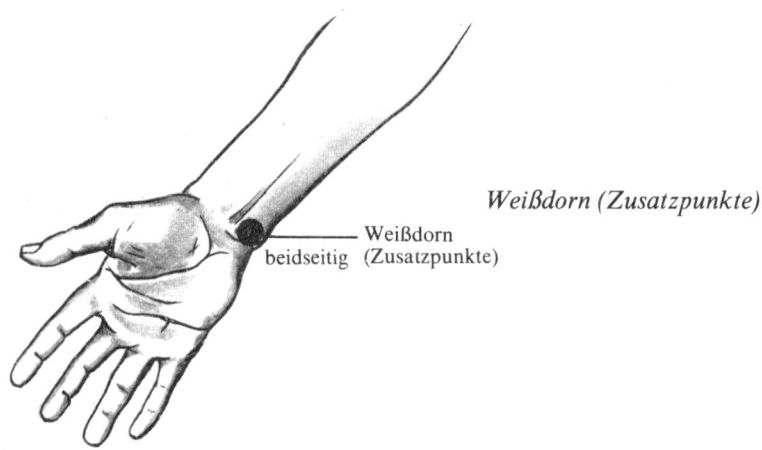

Weißdorn (Zusatzpunkte)

Weißdorn
beidseitig (Zusatzpunkte)

Vor allem aber ist er als Herztonikum bekannt und wird gerne bei den ersten Anzeichen einer altersbedingten Herzkrankheit gegeben. In sehr vielen Fällen erspart man sich dadurch später schwere Herzmittel.

Sehr stark ist auch die Wirkung des Weißdorns zur Regulierung des Blutdrucks, insbesondere wird der zu niedrige Blutdruck, der häufig zu Schwindelzuständen führt, mit großer Wahrscheinlichkeit behoben. Auch auf den erhöhten Blutdruck hat Weißdorn regulierende Wirkung.

Die *Wirkung* von Weißdorn tritt meist nicht sofort ein. Wenn er aber regelmäßig und in möglichst gleicher Dosierung genommen wird, entwickelt er seine Heilkräfte sehr zuverlässig.

Die Zubereitung des Tees
Ein Teelöffel Blüten oder Blätter (oder ein Gemisch aus beiden) wird mit einem viertel Liter Wasser übergossen. Zehn Minuten ziehen lassen, abseihen und in kleinen Schlucken trinken.

Für das Vollbad
150 g Blüten, Blätter oder ein Gemisch werden in einem Liter kaltem Wasser angesetzt. Kurz aufkochen lassen, eine Viertelstunde ziehen lassen, abseihen und dem Bad zusetzen.

Hautareale
Für den Weißdorn gibt es drei Punkte, die alle auf chinesischen Meridianen liegen.
Der Hauptpunkt ist rechts am Rippenbogen. Man findet ihn, indem man von der untersten Spitze des Brustbeins über die Magengrube nach rechts zieht.
Die beiden anderen Punkte sind bereits aus dem Programm zum Aufbau der psychischen Widerstandskraft bekannt. Sie liegen auf dem Herzmeridian (H 7) beidseitig an der Handgelenksfalte, unterhalb des Kleinfingerballens.
Unabhängig davon, ob man das Programm zum Aufbau der psychischen Widerstandskraft benutzt, kann man diesen Punkt zusätzlich im Bad bürsten. Besonders dann, wenn bei den Beschwerden Schlaflosigkeit und gelegentliches Herzjagen im Vordergrund stehen. Auch bei der Anwendung des Weißdorns arbeitet man am besten mit einer Zahnbürste.

Ernte
Weißdorn kann man durchaus selbst sammeln, da er nicht sehr empfindlich ist. Man nimmt am besten die Blüten – Sammelzeit: Mai bis Juni – und trocknet diese im Schatten, indem man sie in einer Schicht auslegt. Der Tee wird in luftdichten Behältern aufbewahrt und hält sich bis zur nächsten Ernte. Es gibt zwei Weißdornsorten, die sich deutlich an der Blattform unterscheiden. Für Heilzwecke sind beide gleichermaßen geeignet.

DAS HEIDEKRAUT

Im allgemeinen hat das Heidekraut eine starke Wirkung auf die ableitenden Harnwege. Eine Krankheit, die oft große Schwierigkeiten bereitet: das Bettnässen bei Kindern, wird durch Heidekrautanwendungen häufig geheilt. Aus diesem Beispiel sieht man auch schon, wo die psychische Leitsymptomatik ansetzt: Es reguliert den zu tiefen, zu erschöpfenden Schlaf mit anschließender Morgenmüdigkeit. Ein häufiges Symptom ist auch: verschwollene, verklebte Augen sowie ein dumpfer Kopf. Kommen noch schwere und schmerzende Glieder dazu, verbunden mit Muskelschwäche, ist ein Versuch mit Heidekraut sicher angebracht.

Die Zubereitung des Tees
Ein gehäufter Eßlöffel Heidekraut wird mit einem viertel Liter siedendem Wasser übergossen. Zehn Minuten ziehen lassen, abseihen und schluckweise trinken.

Für das Vollbad
Wir benötigen etwa 200 g, die wir kalt ansetzen, kurz aufkochen und zehn Minuten ziehen lassen. Dann abseihen und dem Badewasser zusetzen. Man kann aber auch (wohnt man in einer Gegend, wo Heidekraut wächst) einen großen Strauß direkt in die Badewanne geben und das Wasser darüber einlassen.

Hautareale
Die zuständigen Punkte befinden sich am Rücken, ganz unten, links und rechts von der Wirbelsäule.

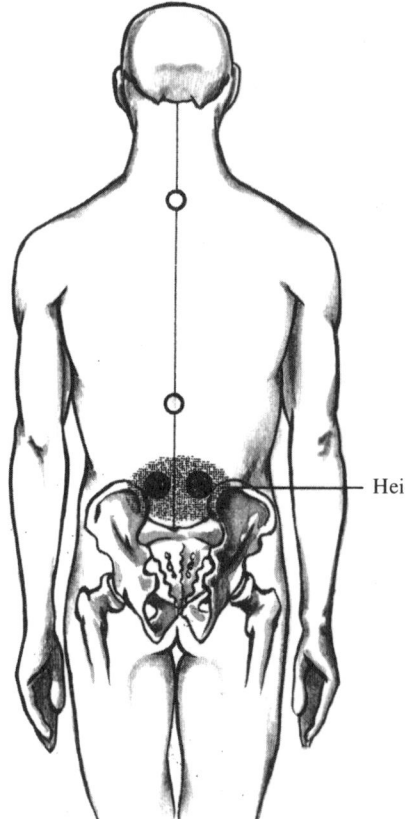

Heidekraut

Zur Wirkungsverstärkung des Heidekrautbades kann man großzügig den Kreuzbereich bürsten.

Ernte
Heidekraut kann man selbst ernten. Man verwendet die blühenden Zweigspitzen, am besten frisch: doch halten sie sich in einem luftigen Raum, zu Sträußen aufgehängt, etwa ein Jahr lang. Wer einen Garten mit kompostreichem Boden hat, versetzt diesen mit wenig Sand und kann die Samenkörner der Pflanze im Frühjahr aussäen. Heidekraut wächst sehr gut.

DIE KAMILLE

Die Kamille ist sicherlich eine der bekanntesten Heilpflanzen und auch eine von jenen, die gefahrlose Anwendung erlaubt. Einer der wirksamen Inhaltsstoffe ist das Chamazulen, das einen ausgesprochen magenberuhigenden Effekt hat und gegen Magenschleimhautentzündungen sehr gut wirkt. Weniger bekannt ist die Wirkung der Kamille bei anderen Schmerzzuständen, insbesondere bei Kopfschmerzen. Freilich wird es kaum gelingen, neuralgische Schmerzanfälle mit der Kamille auszuheilen, aber man kann sie oft so weit bessern, daß man mit geringeren Dosen der üblichen Medikamente auskommt. Neben den in der Leitsymptomatik angeführten Anwendungsgebieten wirkt die Kamille auch sehr gut bei Menschen, die sich geistig völlig überarbeitet haben und aus diesem Grund nicht einschlafen können.

Die Zubereitung des Tees
Ein gehäufter Teelöffel Kamille wird mit einem viertel Liter siedendem Wasser übergossen. Zehn Minuten ziehen lassen, abseihen und schluckweise trinken.

Für das Vollbad
250 g Kamille wird kalt angesetzt und zum Sieden erhitzt. Zehn Minuten ziehen lassen, abseihen und dem Badewasser zusetzen. Man kann statt dessen einen Kamillen-Badezusatz aus der Apotheke verwenden.

Hautareale
Der Punkt befindet sich rechts oberhalb des Nabels in Richtung Gallenblase. Zieht man eine Linie vom Nabel zur Gallenblase, hat man zuerst in der Nähe des Nabels den Punkt für die Roßkastanie, etwa fünf Zentimeter weiter den Punkt für die Kamille. Behandeln kann man nun auch, indem man mit der Bürste einen Strich auf dieser Linie zieht. Dabei berührt man zwar beide Punkte; je nachdem, in welchem Bad man sitzt, wird auch da der richtige Punkt aktiviert.

Ernte
Kamille kann man selbst sammeln. Man sollte sie nur nicht mit der Ackerhundskamille und mit der stinkenden Hundskamille verwechseln. Die Ackerhundska-

mille ist geruchlos, während die echte Kamille einen bekannt angenehmen Geruch hat. Beim Sammeln sollte man insofern vorsichtig sein, als die Kamille nicht durch Tau oder Regen naß sein darf. Sonst verfärbt sie sich grün oder schwarz und ist nicht mehr so wirksam. Als bester Zeitpunkt für die Ernte wird immer der dritte bis fünfte Tag nach dem Aufblühen angegeben. Für Teezwecke nimmt man lediglich die Blütenköpfchen und legt sie an einem kühlen luftigen Ort zum Trocknen aus. Für Badezwecke nimmt man die ganze Pflanze, die in Büscheln verkehrt aufgehängt und so getrocknet wird.

Heilpflanzen, die den Biorhythmus regulieren

Zu den acht sich den Jahreszeiten anpassenden Pflanzen und zu den fünf mit Mandalawirkung kommen weitere hinzu, die Schwankungen im Monatsbereich abfangen können: körperliche oder psychische Depressionen; Erregungszustände, die bei gar nicht wenigen Menschen an Mondphasen gebunden sind; oder Schwankungen, die einem ähnlichen Rhythmus gehorchen, etwa jenen, die sich mittels Biorhythmuskurven-Computers errechnen lassen. Nach dieser Methode soll jeder von uns drei übereinanderlagernden Rhythmen unterliegen: sie dauern 23, 28 und 33 Tage, bezogen jeweils auf das körperliche bzw. psychische Wohlbefinden sowie auf die intellektuelle Leistungsfähigkeit. Zwar stehe ich diesen Behauptungen eher skeptisch gegenüber, doch wenn jemand daran glaubt, mag es für ihn auch stimmen. Mit diesem Wissen belastet, steigt er an den betreffenden Tagen seines Tiefs am Morgen mit dem linken Fuß zuerst aus dem Bett und fühlt sich »programmgemäß« deprimiert. Eine schlechte Vorhersage entspricht einer schlechten Nachricht, und jedermann verhält sich, nachdem er sie erfahren hat, anders, als wenn freudige Ereignisse bevorstehen.
Ähnlich verhält es sich mit den Sternen: auch hier gibt es, unter Vermittlung eines erstellten Horoskops, positive und negative Voraussagen. Es versteht sich, daß ich hier ähnliche Vorbehalte ausspreche wie im Hinblick auf den Biorhythmus-Computer. Ob es an sich stimmt, kann ich nicht beurteilen.
Für alle diese begründeten oder der Erwartungsangst entwachsenen Depressionen ist ein Kraut gewachsen. Gegen die Ängste selbst, gegen Phasen körperlicher, seelischer oder intellektueller Niedergeschlagenheit. Weiß man diese Phasen im voraus (Vollmond, Menstruation) oder glaubt man sie vorauszuwissen (Biorhythmus, Horoskop), so kann man also rechtzeitig die entsprechenden Maßnahmen ergreifen.
Bei den im folgenden vorgestellten Kräutern hat sich bewährt, daß man drei Tage vor der erwarteten Belastung mit der Einnahme beginnt und diese Therapie während der Dauer der Belastung durchzieht. Länger als eine Woche wird man selten davon Gebrauch machen müssen; das wäre wenig sinnvoll. Auch soll der Körper für die nächste fällige Phase bzw. Periode von diesem Mittel freigehalten werden, um dann neuerdings wunschgemäß reagieren tun können.
Diese Kräuter können, *richtig dosiert*, keinen Schaden anrichten. Auch ist es bedeutend sinnvoller, zu ihnen zu greifen, als zu Aufputschmitteln, Beruhigungs-

tabletten oder Alkohol: zu leicht gerät man dadurch in einen unentrinnbaren Teufelskreis.

Die vorgeschlagenen Kräuter wirken auch nicht schlechter, und von ihnen kann man sich immer wieder lösen. Dieser Unterschied schon sollte die entscheidende Rolle spielen.

Sie alle wirken rhythmusregulierend und fangen belastende Schwankungen der körperlichen, seelischen und intellektuellen Leistungen ab. Wenn hier dennoch eine detaillierte Einteilung erfolgt, so deshalb, um besonders gerichtete Wirkungen hervorzuheben und die Auswahl zu erleichtern.

---

1. Gegen die Angst vor drohenden Ereignissen
   a) Odermennig
   b) Enzian

2. Vorwiegend stabilisierend
   a) Ringelblume
   b) Taubnessel
   c) Thymian

3. Vorwiegend gegen körperliche Tiefs
   a) Sauerdorn
   b) Dost

4. Vorwiegend gegen psychische Tiefs
   a) Andorn
   b) Beifuß

5. Vorwiegend gegen intellektuelle Tiefs
   a) Gänsefingerkraut.

---

1. ODERMENNIG, GEWÖHNLICHER
Agrimonia eupatoria L.

Der berühmte Kräuterkenner Dr. Edward Bach bezeichnete den Odermennig als die stärkste der Pflanzen »für diejenigen, die überempfindlich sind gegenüber Einflüssen und Ideen«, und an anderer Stelle als das Kraut »gegen die Angst vor der Zukunft«.

Das sagt viel aus. Interessant ist in diesem Zusammenhang, daß im Mittelalter der Odermennig hauptsächlich gegen Gedächtnisschwund und Verblödung verordnet wurde. Also auch damals gegen Störungen, die mit der Psyche zu tun haben.

Wir empfehlen Odermennig generell gegen Angstzustände, Angst nicht nur vor zu erwartenden Tiefs, Angst auch vor Steuerkontrollen, Prüfungen usw.: Der Odermennig hat sich in diesem Bereich bestens bewährt.

Drei Tage vor dem zu erwartenden Ereignis beginnt man mit der Einnahme:
30 g blühende Sprossenspitzen und Blätter, frisch oder getrocknet, werden mit einem Liter siedendem Wasser überbrüht. Zehn Minuten ziehen lassen, dann abseihen.
Dreimal täglich eine kleine Tasse, betont schluckweise trinken. Man kann Odermennig für drei Tage im voraus zubereiten, kühl aufbewahren und auch kalt trinken.

Odermennig wird auch gegen Durchfall verordnet – in gleicher Dosierung. Man sieht den Zusammenhang: gerade bei Erwartungsängsten treten häufig nervöse Durchfälle auf.
Eine weitere interessante Wirkung entwickelt Odermennig als Gurgelmittel (dieses wird doppelt so konzentriert wie der Tee zubereitet) bei Stimmversagen. Und wieder der Zusammenhang: »Dem Ängstlichen verschlägt es die Stimme.«

2. DER ENZIAN, GELBER, BITTERER
Gentiana lutea L.

Auch der gelbe Enzian gehört zu den Lieblingskräutern Doktor Bachs. Er schreibt: »Für diejenigen, die an Unsicherheit leiden«, und an anderer Stelle: »für jene, die rasch entmutigt sind ... jede kleine Verzögerung, jedes Hindernis in ihrem Fortschritt verursacht in ihnen Zweifel ...«
Wer sich in dieser Beschreibung wiederfindet, für den ist dieses Kraut geeignet. Enzian wirkt ausgesprochen tonisierend. Er schafft frischen Mut, regelt den Appetit in ein normales Maß und soll sogar die Frauen »vollblütiger«, die Männer potenter machen.

Zubereitungen
Üblicherweise wird aus den Wurzeln des gelben Enzians ein Wein zubereitet: 40 g getrocknete und zerkleinerte Wurzeln zwölf Tage lang in einem Liter guten Weißwein ziehen lassen und dann in einer verschlossenen Flasche aufbewahren. Ein kleines Glas vor jeder Mahlzeit trinken.
Eine zweite Möglichkeit bildet der Wurzelabsud:
10 g Wurzeln in einem Liter Wasser drei Minuten lang kochen lassen, zehn Stunden ziehen, abseihen, kühl aufbewahren. Dreimal täglich eine kleine Tasse langsam trinken.

Es ist wichtig, zu wissen, daß man die Dosen speziell beim Enzian ganz exakt einhalten soll, also nicht überdosiert. Hält man sich an die Spielregeln, kann man sich auf diese Heilpflanze verlassen.
Vorsicht: Enzian steht unter Naturschutz. Nicht selber sammeln!

3. DIE RINGELBLUME, GEMEINE
Calendula officinalis L.

Die Ringelblume hat ausgesprochen stabilisierende Wirkung. Ihr Hauptstoff, das Calendulin, schützt empfindliche Menschen gegen Entgleisungen vor allem psychischer Natur, und zwar nach beiden Seiten hin: gegen das Manische ebenso wie gegen das Depressive. Vor allem jene, die ihre Reaktionen nicht im Zaum halten können, sollten von ihr Gebrauch machen. Der Name Calendula leitet sich von dem lateinischen Wort Calendae ab. Das sind die ersten Tage des Monats, genau genommen: die Tage nach dem Mondwechsel. Es kann sein, daß die Ringelblume ihren lateinischen Namen, der ihr übrigens erst im Mittelalter verliehen wurde, wegen ihrer monatsregulierenden Wirkung erhalten hat.
Doch sie hat noch eine weitere interessante Beziehung zur Außenwelt und zu deren Rhythmen: Im Volksmund gilt sie als verläßliches Barometer: sind die Blüten morgens nach sieben Uhr geschlossen, wird es Regen geben. Sind sie aber vor sieben Uhr geöffnet, gibt es Sonnenschein.

Die Zubereitung des Tees
Nach Messegue soll man nur eine Blüte pro Tasse nehmen. Daran wollen wir uns halten. Also: Eine Blüte überbrühen, zehn Minuten lang ziehen lassen, abseihen. Man trinkt drei Tassen täglich, bereitet den Tee aber stets frisch zu.

Bekannter ist die Ringelblume in der äußerlichen Anwendung. Gegen Frostbeulen, Hautgeschwüre, Quetschungen, Verbrennungen, Insektenstiche, auch Hühneraugen und Warzen, war sie noch vor nicht allzu langer Zeit eine Art Allheilmittel: als Salbe, als Brei, als Absud für Umschläge.
Die Ringelblume ist eine jener Kräuter, die zu Unrecht verdrängt wurden. Nicht nur der Verfasser dieses Buches hat eine Reihe von Hauterkrankungen gesehen, die allen modernen Salben und Lotionen und Tinkturen trotzten, aber als man zur Ringelblumensalbe griff, heilte die Krankheit ab. Schon aus diesem Grund hier auch das *Rezept der Salbe:*

Ein Eßlöffel Preßsaft der Blätter wird in einer Salbengrundlage gut verrührt. Kühl aufbewahren! Ursprünglich wurde als Salbengrundlage Butter oder Schmalz verwendet. Erfolgreich und ohne schädigende Folgen. Dennoch möchte ich empfehlen, sich die bereits fertige Salbe – es gibt ja auch Salbenverbände – in der Apotheke zu besorgen.

---

4. DIE TAUBNESSEL, ROTE
Lamium purpureum L.

Wie die Ringelblume, hat auch die Taubnessel stabilisierende Wirkung, wobei die kräftigende gegenüber der beruhigenden im Vordergrund steht. Besonderen

Effekt erzielt man damit bei Frauen: Die Taubnessel dürfte eine der stärksten menstruationsregulierenden Pflanzen sein.

Außer der roten Taubnessel gibt es eine weiße, eine gelbe und eine gefleckte Art. Alle haben die gleiche Wirksamkeit.

Zubereitung des Tees
Verwendet werden die Blätter und die Blütenkronen. Einen Teelöffel getrockneter Pflanzen mit einem viertel Liter kochendem Wasser überbrühen, zehn Minuten ziehen lassen, abseihen. Man trinkt dreimal eine Tasse täglich, schluckweise.

Ebenso wie aus der Brennessel kann man auch aus der Taubnessel einen wohlschmeckenden Spinat zubereiten. Dazu werden die Sproßspitzen vor der Blütezeit (meit im Juni) verwendet.

5. THYMIAN, ECHTER, UND QUENDEL
Thymus vulgaris L., Thymus serpyllum

Neben Ringelblume und Taubnessel ist der Thymian die dritte Pflanze, die zum Stabilisieren von körperlichen oder psychischen Tiefs verwendet werden kann.

Der Thymian besitzt die gleichen Eigenschaften wie sein Verwandter, der Quendel, nur stärker ausgeprägt. Er wirkt anregend und kräftigend gegen Depressionen ebenso wie gegen Kreislaufschwäche. Zugleich ist er beruhigend bei Spannungszuständen, Krämpfen, Herzjagen und Schlaflosigkeit.

Auch in anderen Fällen gehört Thymian zu den starken Heilpflanzen. Zwei seiner Wirkungen sind hier noch hervorzuheben: jene auf die Atemwege und gegen Entzündungen. Stark auswurffördernd wirkt er bei Bronchitis, vor allem, wenn diese mit trockenem Husten verbunden ist, auch beim Keuchhusten der Kinder, wo man allerdings lieber den milderen Quendel verwendet.

Die zweite starke Wirkung von Thymian und Quendel beruht auf ihren antiseptischen Kräften. Im Mittelalter beispielsweise wollte man sich durch Einreiben von Körper und Kleidung mit diesen Pflanzen die Pest vom Leibe halten. Der Überlieferung nach soll diese Aktion gar nicht so wirkungslos gewesen sein. Immerhin schrecken die beiden im Thymian enthaltenen Hauptstoffe, das Thymol und das Carvacrol, Parasiten, auch Flöhe, die als Pestüberträger in Frage kommen, ab.

Zubereitung des Tees
Ein Teelöffel Thymian oder Quendel (bzw. jeweils ein kleiner Zweig) wird mit einem viertel Liter siedendem Wasser überbrüht. Zehn Minuten ziehen lassen. Täglich dreimal eine Tasse.

Beide Kräuter wirken auch hervorragend als Badezusatz wie bei der innerlichen Anwendung kräftigend und beruhigend zugleich:

Badezusatz:
200 g eines der beiden Kräuter in zwei Liter Wasser geben, zum Sieden bringen, zwanzig Minuten gedeckt ziehen lassen, abseihen und dem Vollbad zusetzen.

---

6. SAUERDORN, GEMEINER
Berberis vulgaris L.

Nicht nur wegen des hohen Vitamin-C-Gehaltes seiner Beeren eignet sich der Sauerdorn besonders zur Steigerung der körperlichen Kräfte. Die ungiftigen Beeren – alle anderen Pflanzenteile sind giftig und dürfen nur in medizinischen Dosen verwendet werden – ergeben einen wirkungsvollen Kräftigungstrunk.
In der Anwendung als Tee hat der Sauerdorn auch ausgeprägte regulierende Wirkung, die so weit geht, daß er sogar bei Wechselbeschwerden hilft. Menschen mit chronischen Lebererkrankungen sind häufig müde und werden durch Tiefs besonders getroffen. Für sie ist der Tee besonders geeignet, da er leberreinigende Wirkung hat.
Für den Tee kann man die unproblematischen Beeren frisch oder getrocknet verwenden oder die stärker wirkenden Wurzeln und die Rinde: die entsprechenden Dosen lasse man in der Apotheke zusammenstellen.

Zubereitung des Tees
Einen Teelöffel zerquetschte Beeren mit einem viertel Liter siedendem Wasser überbrühen, zehn Minuten ziehen lassen. Dreimal täglich eine kleine Tasse (ein achtel Liter) trinken. Man kann die Menge für zwei bis drei Tage im voraus zubereiten.

---

7. DOST
Origanum vulgare L.

Auch der Dost hat ähnliche Wirkung wie Thymian und Quendel, doch steht bei ihm die körperliche Kräftigung im Vordergrund. Sein ausgeprägt stimulierender Effekt auf die Inervation der Muskulatur wirkt sich besonders vorteilhaft auf alle jene aus, die sich schlapp fühlen. Da er gleichzeitig auch schmerzlindernde Wirkung hat, insbesondere bei Muskelkater, ist er nicht nur vor zu erwartenden körperlichen Tiefs, sondern vor Anstrengungen ganz allgemein – Bergtouren, Sportwettkämpfen usw. – besonders zu empfehlen. Auf die inneren Organe wirkt er krampflösend, vor allem auf Magen und Bronchien.

Dost wird auch zu einem Rheumaöl verarbeitet, das sowohl äußerlich wie auch innerlich angewendet werden kann, wodurch es, ähnlich wie bei den Mandalakräutern, zu Steigerungen der Wirkung kommt.

Zubereitung des Rheumaöls
Zwei Handvoll Kraut in einem Liter Olivenöl ansetzen, zwei Wochen lang warm aufbewahren, dann abfiltern.
Innerlich: 3 × 1 Teelöffel täglich.
Äußerlich: Einreibung, besonders bei Hexenschuß.

Zubereitung des Tees
Einen Teelöffel Dostkraut mit einem viertel Liter siedendem Wasser überbrühen, zehn Minuten lang ziehen lassen, abseihen. Dreimal täglich eine Tasse trinken.

---

8. ANDORN
Marrubium vulgare L.

Ein Kraut gegen die Schwermut, ebenso auch gegen nervöse Erregungszustände, ja sogar gegen hysterische Phasen. Die die Psyche stabilisierende Wirkung des Andorn steht im Vordergrund. Daneben hat er auch eine milde, die Körperkräfte anregende Wirkung. Daher eignet er sich besonders für Menschen, die ihre psychischen Tiefs nicht gleichmäßig erleben, bei Symptomen wie Niedergeschlagenheit, körperlicher Leistungsschwäche und Schlaflosigkeit.
Die weiteren Wirkungen des Andorns: Bei allen möglichen Lungenerkrankungen – vom Asthma bis zur Lungenblähung – wird Andorn als unterstützendes Kraut empfohlen. Auf die Leber wirkt er reinigend und zellbildend. Auch die bei manchen Leberkrankheiten vorkommenden chronischen Durchfälle werden auf diese Weise indirekt verbessert.

Die Zubereitung des Tees
Einen Teelöffel Andornkraut mit einem viertel Liter Wasser überbrühen, zehn Minuten ziehen lassen, abseihen. Täglich dreimal eine Tasse trinken.

---

9. BEIFUSS, GEMEINER
Artemisia vulgaris L.

Vorweg: Beifuß nie in der Schwangerschaft! Das von den Makrobiotikern so bevorzugte Kraut wird von ihnen viel zu unbedenklich angepriesen. Wohl aber hat es, gezielt und wohldosiert verwendet – und vor allem nicht über einen zu langen Zeitraum genossen –, eine ganz hervorragende Wirkung auf Tiefs vor allem psychischer Natur. In erster Linie auf den Typ, der zum Quartaltrinken neigt. Irgendwelche Ausfallserscheinungen, wahrscheinlich im Hirnstoffwechsel, zwingen diese bedauernswerten Menschen, in gewissen Abständen, meist nach Phasen längerer Enthaltsamkeit, zur Flasche zu greifen. Meist sind sie dann tagelang wie weggetreten und nicht einsetzbar. Und nach der Ernüchterung folgt der Katzenjammer. In diesem Fall ist der Beifuß gerechtfertigt. Häufig ist der Vollmond eine mitauslösende Ursache des Quartaltrinkens. Ist das bekannt, beginnt man bereits einige Tage vorher, den Tee zu trinken, und führt die Einnahme bis zwei, drei Tage nach dem Vollmond durch.

Sehr verwandt mit dem Beifuß ist der Wermut (Artemisia absinthium L.). Doch auch er ist, trotz ausgezeichneter Wirkung, bei der Behandlung vor allem Magenleidender mit verminderter Säurebildung nicht unbedenklich. Durch den Bitterstoff Absinthium kann es, ebenso wie beim Beifuß, zum Abortus kommen. Mehr als bei anderen Kräutern ist beim Beifuß das Einhalten der Dosierung wichtig:

Zubereitung des Tees
Einen halben Teelöffel Beifußkraut mit einem viertel Liter siedendem Wasser überbrühen = Tagesdosis. Zehn Minuten zugedeckt ziehen lassen, abseihen und tagsüber schluckweise (einspeicheln!) trinken.

Der Tee sollte vor dem Schlucken im Mund gut eingespeichelt werden, da ein Teil der Wirkstoffe am besten von der Mundschleimhaut aufgenommen wird.
Es empfiehlt sich auch, die in Apotheken erhältliche Beifußtinktur zu verwenden, die exakter dosierbar ist. Je nach Körpergewicht nimmt man davon zehn bis zwanzig Tropfen auf ein viertel Liter Wasser. Tagsüber schluckweise trinken.

Wirkung der den Biorhythmus regulierenden Heilpflanzen auf die Menstruation der Frau

Blutung	empfohlene Heilpflanze
normal	Odermennig, Enzian
zu stark	Sauerdorn
zu gering	Andorn, Ringelblume, Taubnessel, Gänsefingerkraut
zu gering und schmerzhaft	Thymian
schmerzhaft	Dost

10. GÄNSEFINGERKRAUT/ANSERINE
Potentilla anserina L.

Die Anserine ist die bekannteste der zahlreichen Fingerkrautarten. Zu anderen heilkräftigen Pflanzen ihrer Art zählt die Blutwurz (Potentilla erecta), auch

Tormentille genannt, und das Fünffingerkraut (Potentilla reptans). Alle diese Potentilla-Arten sind für unsere Zwecke wirksam: Verbesserung der intellektuellen Leistung bei drohenden Tiefs. Sie sind auch bei älteren Menschen wegen ihrer geistig anregenden Wirkung beliebt, wohl deshalb, weil sie die Durchblutung des Gehirns verbessern. Ferner sind sie Vorbeugungs- und unterstützendes Behandlungsmittel bei Adernverkalkung.

Dazu weisen sie einige weitere, gerade den Stoffwechsel der Senioren fördernde Wirkungen aus: so zählen sie zu den besten Kräutern, die häufig Alterszucker in erträglichen Grenzen halten helfen. Neben diesen letztlich die Hirnleistung verbessernden Eigenschaften sind die Potentilla-Arten wegen ihrer magenberuhigenden Wirkung geschätzt. Sie sind auch als Mittel gegen den Durchfall verläßlich einsetzbar.

Alle Potentilla-Arten werden als Tee gleich zubereitet:

Zubereitung des Tees
Einen Teelöffel Potentilla-Kraut mit einem viertel Liter siedendem Wasser überbrühen, zehn Minuten ziehen lassen, abseihen. Dreimal täglich eine Tasse trinken.

Mitunter bereitet man auch aus der Potentillapflanze, und zwar aus ihren Wurzeln, einen Wein:

75 g getrocknete und zerriebene Wurzeln läßt man in einem Liter Rotwein eine Woche lang ziehen, seiht ab. Davon täglich 3 × 2 Eßlöffel.

100

Gesundheit über die Nahrung

Die lebensnotwendigen Eiweißkörper

Im Unterschied zu den beiden anderen energieliefernden Nährstoffen, den Fetten und den Kohlenhydraten, besitzen die Eiweißmoleküle auch Stickstoff. Da unser eigener Organismus aus solchen Molekülen aufgebaut ist, spielen die Eiweißkörper in der Ernährung nicht nur die Rolle eines Energielieferanten, sondern sind auch überaus wichtig für den Wiederaufbau unserer Körperzellen. Selbst wenn ein Mensch sich völlig ruhig verhält, also keine Arbeit leistet, verbraucht er täglich solche Moleküle; daher müssen sie kontinuierlich nachgeführt werden.

Die Bausteine der Eiweißkörper sind die Aminosäuren: Von den zur Zeit bekannten sind acht lebensnotwendig, weil unser Organismus sie nicht selbst bilden kann. Er kann sie nicht synthetisieren. Sie müssen also mit der Nahrung zugeführt werden. Bei chronischem Mangel an diesen lebensnotwendigen Aminosäuren (man nennt sie auch »essentielle« Aminosäuren) treten schwerwiegende Schäden auf, am häufigsten die Osteoporose. Das ist ein Entkalkungsvorgang am Knochen, der physiologisch normalerweise erst jenseits des Klimateriums vorkommt. Es hat sich aber gezeigt, daß bei strengen Vegetariern, die immer an der Grenze der Eiweißversorgung leben, die Osteoporose viel deutlicher und intensiver auftritt als bei Essern auch tierischer Produkte.

Weitere Störungen bei chronischem Eiweißmangel sind im Hinblick auf den Hormonhaushalt zu erwarten. Denn ebenso wie die Fermente sind auch die Hormone zum größten Teil aus essentiellen Aminosäuren aufgebaut. Die tiefstgreifenden diesbezüglichen Störungen sind in Ländern, in denen neben dem chronischen Eiweißmangel auch allgemeiner Hunger hinzukommt, zu beobachten. Sie treten besonders bei Kindern auf. Zunächst in Form einer Leberverfettung, dann als starke Lebervergrößerung: Trommelbauch. Wenn man diesen Zustand durch Eiweißzufuhr nicht rechtzeitig behebt, kommt es zur tödlichen Leberzirrhose. Täglich sterben in den Entwicklungsländern viele Kinder an dieser Eiweißmangelerkrankung.

Jede Form einer vollwertigen Ernährung muß in erster Linie darauf bedacht sein, die notwendigen Mengen an essentiellen Aminosäuren täglich zuzuführen. In Anbetracht der sonst drohenden Schäden müssen wir das als erstes Gebot betrachten.

Die Mengen an Aminosäuren, die ein Mensch täglich benötigt, ersieht man aus der folgenden Tabelle, in der die wichtigsten angegeben sind.

Man sieht, daß es sich lediglich um Grammgrößen handelt. Dennoch ist es für manche Ernährungsformen schwierig, selbst diese an sich kleinen Mengen zu decken. In der ersten Spalte der Tabelle ist der tägliche Mindestbedarf angeführt, der sehr exakt berechenbar ist. Zum Beispiel: 1,1 g Methionin (das ist eine der wichtigen Aminosäuren) stellt den täglichen Mindestbedarf dar. Wird diese Menge nicht zugeführt, kommt es zur Mangelkrankheit.

Wir werden später hören, daß gerade das Methionin in allen Berechnungen eine bedeutende Rolle spielt, weil es jene Aminosäure ist, die im natürlichen Nah-

Bedarf des erwachsenen Menschen an essentiellen Aminosäuren

Aminosäure	Tägliche Zufuhr in g	
	Mindestbedarf	wünschenswert
Methionin	1,1	2,2
Lysin	0,8	1,6
Tryptophan	0,25	0,5
Phenylalanin	1,1	2,2
Threonin	1,0	2,0
Leucin	1,1	2,2
Isoleucin	0,7	1,4
Valin	0,8	1,6

(Nach W. C. Rose)

Der Mindestbedarf des Menschen an essentiellen Aminosäuren ist sehr genau bekannt. Bei chronischem Mangel an auch nur einer einzigen von ihnen treten tiefgreifende Gesundheitsschäden auf: Eine Gefahr des strengen Vegetarismus.

rungsangebot im Verhältnis zu unserem Bedarf eigentlich am seltensten vorkommt. Man nennt sie auch die »limitierende« oder »kritische« Aminosäure. Methionin hat für unseren Körper eine besondere Funktion: Unser Organismus braucht täglich große Mengen von Methylgruppen, die hauptsächlich von Methionin geliefert werden. Da man berechnen kann, wie viele Methylgruppen unser Organismus zum Umbau in den Zellen benötigt, kann man auch berechnen, wieviel Methionin notwendig ist. Für eine vollwertige Ernährung hinsichtlich der Eiweißkörper können wir also von einem sehr exakten Basiswert für alle unsere weiteren Überlegungen ausgehen. Den gleichen Verläßlichkeitsgrad haben die Wertangaben bei den anderen essentiellen Aminosäuren.

Aus den Berechnungen ist ersichtlich, daß der menschliche Organismus auf keinen Fall auf ein einziges Nahrungsmittel eingespielt sein kann, wie es die strenge Schule der Makrobiotiker (Reis) annimmt. Während bei einer gemischten oder auch bei einer laktovegetabilen Ernährung die Eiweißversorgung keine großen Probleme schafft, drohen dem strengen Vegetarier in dieser Hinsicht ernste Schwierigkeiten.

Die Eiweißversorgung bei Vegetariern

Wie ist es möglich, strenger Vegetarier zu sein und dennoch ausreichend mit essentiellen Aminosäuren versorgt zu werden? Von den vielen pflanzlichen Nahrungsmitteln bieten sich drei große Gruppen als Basis zur Deckung des täglichen Eiweißbedarfes an:
– die *Körner,*
– die *Hülsenfrüchte* und die
– *Kerne und Nüsse.*
Alle anderen pflanzlichen Nahrungsmittel haben von vornherein einen zu geringen Eiweißgehalt, sie können lediglich als Ergänzungsnahrung gelten.
Für Vegetarier empfiehlt es sich, zumindest den Grundbedarf an essentiellen

Aminosäuren aus einer Kombination dieser drei großen Gruppen zu decken. Dann läuft er nicht Gefahr, in einen schweren Eiweißmangel zu geraten.

Aus nebenstehender Tabelle ist der prozentuelle Gehalt an einzelnen essentiellen Aminosäuren im Gesamteiweiß unserer Nahrungsmittel ersichtlich. Eine Reihe von Aminosäuren sind im etwa gleichen prozentuellen Verhältnis in Weizen und Soja enthalten. Größere Unterschiede gibt es bei Lysin. Hier enthält Soja prozentuell doppelt so viel, bei Isoleucin um die Hälfte mehr. An Methionin ist Soja ärmer als Weizen. Wenn man das nun auf den täglichen Bedarf umrechnet, kommt man zu jenem Ergebnis, das wir auf der folgenden Tabelle festgehalten haben.

Der prozentuelle Gehalt an essentiellen Aminosäuren am Gesamteiweiß in Weizen und Soja

Aminosäure	Weizen	Soja
Methionin	2,5	2,0
Lysin	2,7	5,8
Tryptophan	1,2	1,2
Phenylalanin	5,7	5,7
Threonin	3,3	4,0
Leucin	6,8	6,6
Isoleucin	3,6	4,7
Valin	4,5	4,2
Summe	30,3%	34,2%

(nach Block und Mitchell)

Das Eiweißmuster von Körnern und Hülsenfrüchten unterscheidet sich durch den Lysin-Reichtum der Hülsenfrüchte. Da beide im Verhältnis zum menschlichen Bedarf methioninarm sind, sind die Ergänzungsmöglichkeiten beschränkt.

Der Tagesmindestbedarf an essentiellen Aminosäuren ist jeweils enthalten in:

	g Weizen	g Soja
Methionin	370	170
Lysin	250	40
Tryptophan	180	65
Phenylalanin	160	60
Threonin	250	75
Leucin	140	50
Isoleucin	160	50
Valin	140	60

Sowohl bei den Körnern als auch bei den Hülsenfrüchten ist das Methionin die »limitierende« Aminosäure. Diese bestimmt die Menge eines Produktes, die den täglichen Eiweißbedarf deckt.

Um den Methionin-Bedarf mit Hilfe von Weizen zu decken, müßte man täglich 370 g dieses Getreides zu sich nehmen. Alle anderen Aminosäuren sind in dieser Menge mehr oder weniger reichlich bereits enthalten. Das gleiche gilt für Soja. Auch hier ist es das Methionin, das vorschreibt, 170 g Soja zu essen, wenn man allein aus Soja den Mindestbedarf an essentiellen Aminosäuren decken will. Alle anderen Aminosäuren sind dann zum Teil überreichlich enthalten.

Bei dieser Bestimmung spielt natürlich eine große Rolle, daß Weizen insgesamt 12% Eiweiß enthält, die getrocknete Sojabohne 33%.

Es ist auch wichtig, zu überlegen – vor allem, weil wir später mit tierischen Produkten vergleichen wollen –, wieviel Energie wir nun eigentlich unserem Körper zuführen müssen, um ihm genügend Eiweiß zur Verfügung zu stellen.

Bei Weizen wären das 1290 Kalorien, bei Soja 730. Rein kalorienmäßig ist daher Soja günstiger, da es einen größeren Spielraum erlaubt, zusätzliche Nahrungsmittel zu sich zu nehmen, ohne in einen Kalorienüberschuß zu geraten.

Die folgende Tabelle beschreibt ferner die Mengen, die von Körnern, Kernen und Nüssen benötigt werden, wollte man jeweils aus einem einzigen Produkt den täglichen Mindestbedarf an essentiellen Aminosäuren decken. Pinienkerne sind sowohl mengen- als auch kalorienmäßig am günstigsten, doch sind sie wegen ihres hohen Fettgehaltes nicht ohne weiteres verträglich. Das gleiche gilt für die anderen Kerne und Nüsse. Auch Hülsenfrüchte sind, da sie häufig Blähungen verursachen, nicht jedermanns Sache.

Körner jedoch verträgt jeder Organismus. Einem strengen Vegetarier ist dringend zu raten, mindestens aus zwei der angegebenen Hauptgruppen eine Kombination zu bilden, die seinen täglichen Eiweißbedarf deckt.

Eine Grundbasis wäre: jeweils die Hälfte eines angegebenen Kornes, ebenso die Hälfte einer angegebenen Hülsenfrucht und etwa ein Viertel von den angegebenen Nüssen oder Kernen. Damit ist man etwa 20% über dem Mindestbedarf und kann sich die übrigen Nahrungsmittel als Ergänzung vorbehalten.

Auch ein Vegetarier sollte nicht mehr als 2800 Kalorien täglich zu sich nehmen. Er hat aber mit dem angeführten Beispiel doch noch einen großen Spielraum, um – was sehr zu empfehlen ist – hauptsächlich Saisonpflanzen als Zusatz zu sich zu nehmen.

Es ist auffallend und sicherlich im Sinne einer Naturlogik, daß ausgerechnet jene pflanzlichen Produkte, die eiweißreich sind und für ein solches Tagesprogramm in Frage kommen, auf natürliche Weise das ganze Jahr über halten und nicht verderben.

Die Zahl in der letzten Spalte der nebenstehenden Tabelle bedeutet, wieviel an Gesamteiweiß im pflanzlichen Nahrungsmittel enthalten sein muß, um die viel geringere Menge an essentiellen Aminosäuren zu decken. Das sind bei Weizen 45 g, d. h. Weizeneiweiß muß in einer Menge von 45 g zugeführt werden und deckt dann – entsprechend seiner spezifischen Struktur – den Mindestbedarf an essentiellen Aminosäuren, wobei selbstverständlich auch noch weitere Aminosäuren enthalten sind. Die gleiche Bedarfsdeckung erreicht man mit 35 g Vollreiseiweiß. Dieses enthält bereits den Mindestbedarf an essentiellen Aminosäuren.

Nicht zu Unrecht kann man behaupten, daß von allen pflanzlichen Produkten das im Reis enthaltene Eiweiß das hochwertigste ist, oder anders ausgedrückt: es ist das Eiweiß, das unserer menschlichen Natur am ehesten entspricht. Dennoch

Benötigte Menge in Gramm zur alleinigen Deckung des Mindestbedarfes an essentiellen Aminosäuren aus pflanzlichen Nahrungsmitteln

	g	Kalorien	Zugeführtes Gesamteiweiß in g
Weizen	370	1290	45
Roggen	400	1370	45
Hirse	420	1480	46
Hafer	440	1480	46
Gerste	480	1620	47
Mais	480	1730	47
Reis	500	1730	35
Soja	170	730	56
Linsen	240	820	62
Bohnen	240	780	60
Erbsen	250	830	60
Pignoli	110	700	42
Pistazien	200	1300	45
Kürbiskerne	150	920	45
Sonnenblumenkerne	160	960	44
Erdnuß	170	1000	46
Haselnuß	260	1700	48
Walnuß	260	1730	48
Mandeln	220	1400	48

Für den überzeugten Vegetarier ist es unerläßlich, zu wissen, aus welchen Produkten bzw. Produktkombinationen er seinen täglichen Eiweißbedarf decken kann.

ist es sehr schwierig, sich von Reis allein – wie die Makrobiotik vorschlägt – zu ernähren. Denn Vollreis – wir sprechen immer nur vom ungeschälten Reis – enthält zum Unterschied von Weizen (12% Eiweiß) und den meisten anderen Körnern (9,7–11,5% Gesamteiweiß) nur 7% Gesamteiweiß.
Man kann sich also zwar theoretisch, was den Eiweißbedarf anlangt, von Reis ernähren, aber man sieht auch aus Tabellen, daß man dann 500 g Reis essen müßte; das entspricht 1730 Kalorien.
Generell kann man sagen, daß ein Eiweiß um so hochwertiger ist, je geringer die Grammenge ist, in der alle essentiellen Aminosäuren enthalten sind. Das nennt man auch die *biologische Wertigkeit* eines Nahrungsmittels.
Zwei weitere Produkte wollen wir extremen Vegetariern zusätzlich unbedingt ans Herz legen: *Brauereitrockenhefe* und *Meeresalgen.* Geringe Mengen, zusätzlich genossen, erhöhen die Wertigkeit der Nahrung nicht nur bezüglich der essentiellen Aminosäuren. Hefe (ähnlich wie manche Algensorten) enthält bereits in 130 g die täglich benötigte Mindestmenge an essentiellen Aminosäuren.
Es gibt ein etwas makabres Beispiel als Indiz für die unbedingt notwendige Eiweißversorgung des menschlichen Organismus. Offenbar gibt es einen Instinkt für die Suche nach eiweißhältiger Nahrung: Dieser »Eiweißhunger« wurde von

medizinisch gebildeten Missionaren in Neuguinea beobachtet. Die Eingeborenen lebten monatelang ausschließlich von Pflanzen; allerdings hat der Boden, auf dem sie siedelten, keine besonders eiweißreiche Nahrung hervorgebracht. Es ist nämlich nicht jeder Boden dafür geeignet, hinreichende Ernährung auf pflanzlicher Basis anzubieten; das ist lediglich ein frommer Wunsch vieler Ernährungslehrer, der nicht überall in Erfüllung geht. Nach zwei bis drei Monaten pflanzlicher Ernährung sind bei besagten Eingeborenen deutliche Eiweißmangelerscheinungen aufgetreten. Plötzlich wurden sie ekstatisch und nahmen Kriegsbemalung an. Da es dort kein jagdbares Wild gibt, gingen sie auf Menschenhatz. Die Eiweißmangelerscheinungen verschwanden, und die Leute gaben wieder zwei, drei Monate lang Ruhe. Vielleicht kann man die Menschenfresserei auch aus diesem Gesichtspunkt betrachten.

Vorschlag für Länder mit einseitigem Anbau

Weizen   +   Hülsenfrüchte
Weizen   +   Erdnuß
Weizen   +   Hefe
Mais   +   Erdnuß
Mais   +   Soja
Mais   +   Hefe
Mais   +   Reiskleie
Hafer   +   Erdnuß
Roggen   +   Hülsenfrüchte
Kartoffel +   Milch(!)

Diese von Lang und Ranke errechneten Kombinationen sollen zeigen, welche Einfuhrmöglichkeiten in Ländern mit einseitigem Anbau bestehen, um auf pflanzlicher Basis die Volksgesundheit zu gewährleisten. Das vielgeschmähte Milchpulver kann in unterentwickelten Ländern durchaus lebensrettend wirken.

Es gibt überhaupt viele Gegenden, in denen der Boden einseitige Pflanzen hervorbringt. Die Folge ist, daß es zu Mangelerscheinungen kommt. Die Wissenschafter Lang und Ranke haben in einer Untersuchung die Ergänzungswerte für solche Gebiete festgestellt. Ist z. B. Weizen das Hauptnahrungsmittel, eignen sich Hülsenfrüchte oder Erdnüsse als ergänzende Nahrung. In Maisanbaugebieten eignen sich Erdnuß und Soja, Hefe und Reiskleie, in Roggenanbaugebieten Hülsenfrüchte.
Nur in Ländern, in denen die Kartoffel das Hauptnahrungsmittel darstellt, ist es nicht möglich, mit Zusatznahrungsmitteln aus der pflanzlichen Natur auszukommen. Hier ist Milch zu empfehlen.
Die Untersuchung weist darauf hin, daß für solche Länder als Entwicklungshilfe die Einfuhr der fehlenden ergänzenden Nahrungsmittel erfolgen sollte.

Die Eiweißversorgung bei der lakto-vegetabilen Kost
Wir haben gesehen, daß bei der streng vegetarischen Kost die Eiweißversorgung problematisch ist. Man könnte z. B. eine Reduktionskost (also kalorienarme

Kost) mit gleichzeitiger Vollversorgung an Eiweißkörpern schwer durchführen. Der Mensch verliert innerhalb von drei Monaten ca. drei Kilogramm seiner Eiweißkörper und müßte sie eigentlich wieder aufbauen. Bei einer kalorienarmen, streng vegetarischen Kost kann er lediglich die Hälfte davon nachführen, so daß er schließlich in einen Mangelzustand gerät. Entweder er bekommt tierische Produkte oder ihn trifft eine schwere Erkrankung, ein unaufhaltsamer Eiweißmangel.

Ganz anders sind die Verhältnisse bei der lakto-vegetabilen Kost. Hier stellt die vollwertige Versorgung mit Eiweißkörpern kein Problem mehr dar. Unter lakto-vegetabiler Kost versteht man eine Kostform, bei der man wohl die Produkte von Tieren genießt, nicht aber die Tiere selbst. In erster Linie handelt es sich um Milchprodukte und um Eier. Man kann also, ohne ein Tier zu töten oder zu verletzen, tierische Produkte zu sich nehmen. Das spielt in der buddhistischen Vorstellung eine große Rolle, weil man damit gegen das Grundgesetz des »AHIMSA«, das ist das Gesetz des Nicht-töten-Dürfens, nicht verstößt.

Für die Buddhisten gilt allein die pflanzliche Ernährung als ethisch empfehlenswert. Nur wenn man pflanzlich ißt, kann man sein Karma verbessern. Den Buddhisten ist aber durchaus bewußt, daß es dabei zum Kräfteverfall kommen kann, weshalb das zusätzliche Genießen von Milchprodukten erlaubt ist. Sie nennen die Nahrung aus Milchprodukten auch »RAJSIK«, kräftespendende Nahrung. Tatsächlich enthalten Milchprodukte und Eier die lebenswichtigen Aminosäuren in höchster Konzentration.

Aminosäuren in tierischen Produkten

Aminosäuren	Hühner-ei	Kuh-milch	Rind-fleisch
Methionin	4,1	3,4	3,3
Lysin	7,2	7,5	8,1
Tryptophan	1,5	1,6	1,3
Phenylalanin	6,3	5,7	4,9
Threonin	4,9	4,5	4,6
Leucin	9,2	11,3	7,7
Isoleucin	8,0	8,5	6,3
Valin	7,3	8,4	5,8
Summe	48,5%	50,9%	42,0%

(nach Block und Mitchell)

Tierische Produkte enthalten die für den Menschen lebenswichtigen Aminosäuren in deutlich höherer Konzentration als pflanzliche Produkte, wobei Milchprodukte den Fleischwaren noch überlegen sind. Das Hühnerei bietet sich als ideales Ergänzungsnahrungsmittel bezüglich des kritischen Methionins dar.

Die acht essentiellen Aminosäuren sind im Hühnerei (48,5%) und in der Kuhmilch (50,9%) enthalten, in Fleisch lediglich mit 42%, in Pflanzen mit nur etwa 30%.

Daraus kann man erkennen, daß die Zufuhr der notwendigen Aminosäuren in Form von Eiern und Milchprodukten an sich die rationellste Möglichkeit darstellt.

Käsesorten zur Basisdeckung

Käsesorte, Original- bezeichnung		% Eiweiß insgesamt	g benötigte Menge zur alleinigen Deckung des Mindestbedarfes an essent. Aminosäuren	Kal.
Rahm-K.:	Gervais	13,5	260	1040
	Brie	19	190	630
Fett-K.:	Camembert	19	190	560
	Emmentaler	27,5	130	550
	Edamer	26	140	540
	Gorgonzola	26	140	540
	Chester	28	140	520
	Tilsiter	26	140	490
	Gouda	27,5	130	490
Halbfett:	Camembert	22	160	350
	Edamer	32,5	110	320
	Gouda	32	110	320
	Limburger	27	130	300
	Parmesan	36	100	410
	Romadur	23	160	410
	Tilsiter	28	130	350
Einviertel:	Dänischer Exp.	30	120	320
	Limburger	28	130	250
	Oberengadiner	44	80	210
Mager-K.:	Mainzer	38	100	200
	Holländer	46	80	240
	Harzer	34	100	170
	Sauerquark	19	190	180
	Quark frisch	17	210	200
	Olmützer	39	90	190
Schaf:	Roquefort	24	150	610
Ziegen:		29	120	560

Hervorragend eignen sich Käsesorten zur Basisdeckung des täglichen Eiweißbedarfs. Auch kommen ihre geschmacklichen Unterschiede dem Feinschmecker entgegen.

Sieht man das Diagramm genau an, fällt einem sofort auf, daß fast jede Aminosäure in der Milch in bedeutend höherer Konzentration vorhanden ist als in
pflanzlichen Produkten. Das Methionin, unsere kritische Aminosäure, aber
findet sich insbesondere in Eiern. Ein bis zwei Eier täglich geben eine gewisse
Sicherheit, was die Deckung des Methioninbedarfes für unseren Organismus
betrifft. Es zeigt sich hier, daß man ein tierisches Produkt wie Eier hervorragend
als Ergänzung in der Ernährung verwenden kann.

Ganz anders ist es bei der Milch: Milchprodukte sollte man nicht als Ergän-
zungsmittel, sondern als Basis unserer täglichen Eiweißversorgung nützen. Die
Mengen sind relativ gering: 900 ccm Milch oder die Folgeprodukte (z. B. Käse)
decken den täglichen Mindestbedarf an essentiellen Aminosäuren. Bei Milch
sind es 600 Kalorien, die man zuführen müßte, bei den Käsesorten kommt es auf
den Fettgehalt an (siehe Tabelle Seite 108).

Gelegentlich wird die Meinung vertreten, pflanzliches Eiweiß sei besser bekömmlich und verwertbar als tierisches Eiweiß. Das stimmt sicherlich nicht. Aus
manchen Pflanzen kann man oft erst durch Erhitzen Eiweiß freimachen, damit es
von unserem Organismus aufgenommen werden kann. Meist wird tierisches
Eiweiß sogar leichter aufgenommen, da es nicht von Zellulosehüllen umgeben
ist. Außerdem ist es mit Sicherheit rationeller, was ein einfacher Vergleich zeigt:
Das Hühnerei und der Weizen enthalten gleichviel Gesamteiweiß, nämlich 12%.
Während man aber beim Hühnerei lediglich 29 g Gesamteiweiß benötigt, um
den täglichen Mindestbedarf zu decken, sind beim Weizen 50 g seines Gesamtei-
weißes notwendig.

Solche Berechnungen spielen eine Rolle, wenn es darum geht, das Gesamteiweiß
nicht zu überdosieren und gleichzeitig dennoch die notwendigen essentiellen
Aminosäuren zu erhalten.

Eine zweite Vorstellung, auf die man gelegentlich trifft, ist, daß erhitztes und
dadurch denaturiertes Eiweiß weniger bekömmlich und verwertbar für den
Organismus sei als rohes Eiweiß. Das klingt zwar sehr naturlogisch, konnte aber
bisher nicht bewiesen werden.

Bei der Untersuchung von Eiern hat man festgestellt: Beim Genuß von rohem Ei
kann der Körper 97% der angebotenen Aminosäuren in seinen Organismus
einbauen, bei den verschiedenen Erhitzungsstufen kommt der gleiche Wert
heraus. Es liegt also kein Unterschied vor, im Gegenteil: Im rohen Eiklar
befindet sich ein eher schädlicher Stoff, das sogenannte Avidin. Es bildet mit
einem wichtigen Vitamin, dem Biotin, schon in den Gedärmen eine komplexe
Verbindung und verhindert, daß dieses Vitamin aufgenommen werden kann, so
daß es bei zu häufigem Genuß von rohem Eiklar zu Mangelzuständen hinsichtlich des Biotins kommen kann. Das führt zu Hauterkrankungen, Haarausfall,
weiters zu Blutarmut, Müdigkeit bei gleichzeitiger Schlaflosigkeit und zu
Depressionen. Ein häufiges Symptom sind Muskelschmerzen. Bei extremem
Genuß von rohem Eiklar soll es im Zweiten Weltkrieg auch zu Todesfällen durch
Leberversagen gekommen sein.

Man sieht also, daß es durchaus hochwertige Nahrungsmittel gibt, die erst nach
Erhitzen ohne Gesundheitsschäden genossen werden können. Ganz abgesehen
davon, daß alle Eiweißkörper bei der Passage durch unseren Magen (Salzsäure)
denaturiert werden. Bei der Denaturierung, sei es durch Erhitzen, durch Säuren
oder durch Laugen, wird ein Gesamteiweißmolekül verklumpt. Den Aminosäuren selbst aber passiert hierbei nichts. Bei der nun folgenden Weiterpassage in

den Dünndarm können scheinbar gerade aus diesem denaturierten Eiweiß die Aminosäuren besser herausgelöst werden. In diesem Zusammenhang müßte man die Denaturierung durch Erhitzen geradezu als eine Art Vorverdauung betrachten.

Die Eiweißversorgung bei der Fleischnahrung
Der Mensch genießt seit mindestens 500.000 Jahren regelmäßig Fleisch. So alt sind nämlich die Funde von Jagdwaffen aus Mittelchina, die der Pekingmensch, einer unserer direkten Vorfahren, benützt hat. Wahrscheinlich haben unsere Urahnen schon vorher Fleisch – in Form von Schnecken, Würmern und Raupen – genossen.

Anlagemäßig ist der Mensch sicherlich in erster Linie Pflanzen- und Früchteesser. Nur wird er instinktiv bemerkt haben, daß er mit dem jeweiligen Angebot an Produkten der pflanzlichen Natur nicht immer auskommt und wird dann deshalb auf Fleischnahrung ausgewichen sein. Ganz so unnatürlich ist das Essen von Fleisch für den heutigen Menschen also nicht.

Milchprodukte dagegen nimmt der Mensch regelmäßig erst seit 10.000 Jahren zu sich, seit es ihm gelungen ist, Tiere zur Milchgewinnung zu halten.

Für den Menschen besteht keine wirkliche Notwendigkeit, Fleisch zu essen, wenn genügend andere Nahrungsmittel vorhanden sind. Wohl lassen sich einige Spurenelemente aus Fleisch besser resorbieren, manche sind auch in Fleisch reichlicher enthalten, z. B. Kobalt und Vitamin B_{12}. Doch auch hier könnte man im Mangelfall auf Brauereitrockenhefe oder Algen ausweichen.

Fleisch ist auch durchaus nicht der höchste Eiweißträger. Wenn man die Qualität als Eiweißträger anhand der prozentuellen Verteilung der für uns so notwendigen essentiellen Aminosäuren im Gesamteiweiß betrachtet, sieht man, daß Milch mit 50,9% an erster Stelle steht, gefolgt von Eiern mit 48,5%; dann erst folgt das Fleisch mit 42%. Damit liegt es etwa in der Mitte zwischen den Pflanzen und den Milchprodukten.

Das sich in den wohlhabenden Ländern stellende Problem ist eine eventuelle Überdosierung an Fleischprodukten und damit an Eiweiß. Eiweißüberschuß ruft die gleichen Störungen hervor wie Eiweißmangel, das sind unter anderem auch Leberfunktionsstörungen bis zur Leberzirrhose.

Allerdings ist die Grenze nach oben nicht so exakt feststellbar wie die Mangelgrenze. Wieviel Eiweiß ein Mensch im Tag tolerieren kann, ohne Schaden zu erleiden, hängt von der jeweiligen Situation, insbesondere von seiner Darmsituation ab.

Für einen durchschnittlich körperlich Arbeitenden kann man annehmen, daß die vierfache Menge dessen, was wir als Minimalbedarf an Fleisch ansehen, also etwa 600 g pro Tag, nicht mehr zuträglich ist. Das ist immerhin beachtlich, wenn man überlegt, daß wir ja auch mit der übrigen Nahrung Eiweiß zu uns nehmen.

Schwerarbeiter sowie Sportler am Höhepunkt ihres Trainings benötigen und tolerieren größere Mengen Eiweiß. Hier hängt es sehr von der Art des ausgeübten Sportes ab. Während Kraftsportler doppelte bis dreifache Mengen an Eiweiß verbrauchen, benötigt ein Marathonläufer, wie man feststellen konnte, kaum mehr als ein Büroangestellter.

Es gibt keine Ernährungslehre, die prinzipiell vom Genuß von Pflanzen abrät, wohl aber gibt es eine Reihe von Autoren, die den Fleischgenuß als unzuträglich

und gesundheitsschädlich erachten. Meist allerdings sind die Motive ethischen
oder okkulten Charakters. Wie etwa Dr. Becker der Meinung ist, daß der Mensch
durch Fleischgenuß seine Fähigkeiten zum Hellsehen verliert. Das ist sicherlich
sehr interessant, aber kaum nachweisbar.

Der Eiweißmindestbedarf aus Fleisch

		Gesamt-eiweiß %	benötigte Menge an eßbarem Anteil zur alleinigen Deckung des Tagesbedarfes an Eiweiß in g	entspricht zugeführten Kalorien
Rindfleisch	mager	20,6	170	205
	fett	18,9	190	580
Kalbfleisch	mager	21,7	160	190
	fett	19,5	180	320
Schweinefleisch	mager	20,1	175	250
	fett	15,1	230	900
Schaffleisch	mager	19,9	175	250
	fett	17,0	210	700
Hase		23,0	150	160
Hirsch, Reh		20,7	170	200
Fasan, Wildente		22,3	160	180
Truthahn i. D.		23,7	150	270
Taube i. D.		22,1	160	170
Huhn i. D.		20,0	175	220
Gans i. D.		16,0	220	760

*Man kann seinen täglichen Eiweißmindestbedarf auch aus Fleischprodukten
decken, sollte aber die angegebenen Mengen nicht wesentlich überziehen, da beim
übermäßigen Fleischgenuß störende Fäulnisprodukte auftreten können.*

Es gibt vielfach die Auffassung, daß »Kadavereiweiß« für den Menschen als
solches schädlich sei. Auch das läßt sich nicht beweisen. Es handelt sich ja beim
Fleisch um die gleichen Aminosäuren, wie sie in Pflanzen vorkommen. Meist
sogar um das gleiche Molekül. Auch der tierische Organismus kann viele
Aminosäuren nicht selbst herstellen und muß sie daher mit Hilfe von Pflanzen-
nahrung aufnehmen. So ist etwa das Molekül Methionin stets erst in einer
Pflanze gewesen, dann in den Tierkörper gelangt, und dasselbe Molekül wird
nun vom Menschen verzehrt.
Der Eiweißgehalt verschiedener Fleischsorten und Fischarten ist recht unterschiedlich. Darauf wurde auch in den Tabellen Rücksicht genommen. Man sieht,
daß der Elblachs das meiste Gesamteiweiß besitzt, der Flußaal am wenigsten (die
Hälfte). Bei der Zubereitung zur Deckung seines täglichen Eiweißbedarfs muß

	Gesamt-eiweiß %	benötigte Menge an eßbarem Anteil zur alleinigen Deckung des Tagesbedarfes an Eiweiß in g	entspricht brutto Markt-bzw. Fang-gewicht in g	entspricht zugeführten Kalorien
A. Fette Fische				
Elblachs	23,0	150	220	270
Rheinlachs	21,1	165	250	380
Karpfen	19,8	175	370	260
Makrele	18,9	185	330	300
Heilbutt	18,5	190	270	235
Meeraal	18,0	200	290	300
Hering	15,5	225	480	300
Seelachs	15,4	230	310	270
Flußaal	12,2	290	390	890
B. Magere Fische				
Forelle	19,2	180	350	180
Hecht	18,9	190	350	150
Barsch	18,2	195	300	155
Stör	18,1	200	230	150
Scholle	16,5	220	440	170
Kabeljau	16,5	220	430	150
Flunder	14,0	250	580	160

Fischeiweiß ist meist sehr gut verträglich. Die angegebenen Mengen zur Deckung des Eiweißmindestbedarfs sollte man, wie bei allen tierischen Produkten, nicht wesentlich überschreiten.

man natürlich auch berücksichtigen, daß man, um rund 180 g eßbaren Anteil Forelle, das entspricht dem Tagesminimalbedarf an Eiweiß, fertig auf den Tisch zu bekommen, eine 350 g schwere Forelle verwenden muß.

In der dritten Spalte sind die Grammangaben ablesbar.

Am besten nimmt man zu der Frage »Fleisch oder nicht Fleisch« so Stellung: Es gibt keinen Grund, Fleisch essen zu müssen; niemand wird, wenn er auf Fleisch verzichtet, gesundheitlichen Schaden erleiden; vorausgesetzt, er kennt sich bei den pflanzlichen Nahrungsmitteln gut aus; anderseits aber verursacht Fleischgenuß in beschränktem Maße keinen gesundheitlichen Schaden. In unserem Dasein sollten ethische und religiöse Gründe durchaus eine Rolle spielen. Es sei also jedem freigestellt, zu handeln, wie er es für richtig hält. Unsere Ernährungsphysiologie kann und will hier keine Entscheidung treffen.

Die Kohlenhydrate

Kohlenhydrate bestehen aus Kohlenstoff, Wasserstoff und Sauerstoff. Wasserstoff verhält sich dabei zu Sauerstoff wie zwei zu eins. Im Aufbau liegt auch der Unterschied zu den Fetten, die ebenfalls aus jenen drei Atomen bestehen. Bei jenen aber liegt bedeutend weniger Sauerstoff vor.

Eine einfache, aber umfassende Einteilung der Kohlenhydrate erfolgt in Mono-, Di- und Polysaccharide.

Monosaccharide sind die einfachen Zucker, die sehr häufig in Früchten und Obst vorkommen.

Disaccharide sind Doppelmoleküle. Sie spielen beim Verdauungsvorgang eine große Rolle.

Polysaccharide kommen in den Speicherzellen der Pflanzen und Tiere vor; in Pflanzen als Stärkekörner, in Tieren als Glykogen. Allerdings können Tiere Kohlenhydrate nur 24 Stunden lang speichern, es müssen also täglich neue zugeführt werden. Aber selbst, wenn das nicht der Fall ist, entsteht kein wesentlicher Schaden für den Organismus, da Kohlenhydrate auch aus Fetten und Eiweißkörpern neu gebildet werden können.

Diese Feststellung hat den amerikanischen Internisten Atkins dazu bewogen, anzunehmen, daß Kohlenhydrate nach einer Naturlogik überhaupt nicht notwendig und sogar schädlich seien. Er empfiehlt daher in seiner Diät, lediglich Eiweißstoffe und Fette zu sich zu nehmen. Allerdings müßte man nun ernsthaft fragen, wozu der menschliche Organismus ein so sinnvolles und kompliziertes System zum Abbau von Kohlenhydraten besitzt, wenn es dann nicht gebraucht werden soll.

Der 0,25 Meter lange Zwölffingerdarm und der 1,5 Meter lange Teil des Dünndarms, das sogenannte Jejunum, erzeugen eine Reihe von Fermenten, die die Polysaccharide zu Disacchariden umbauen. Nun gibt es wieder Transportstoffe, die diese Disaccharide zu den kleinen Darmzoten führen, wo sie weiter in Monosaccharide zerlegt werden. Als solche werden sie dann in den Blutkreislauf gebracht und dort wieder mittels hochkomplizierter Mechanismen für unseren Energieverbrauch umgewandelt.

In unserem Darm sind einige Millionen Zellen mit dieser Tätigkeit, der Aufnahme und der Verwertung von Kohlenhydraten, beschäftigt. Es ist also wirklich sehr fraglich, ob es einer Naturlogik entspricht, wenn man ein solch komplexes, angeborenes System nicht nützt.

Wir wollen also festhalten, daß wir die Kohlenhydrate als einen integrierenden Bestandteil unserer täglichen Nahrung erachten.

Bei gesunder Ernährung liefern die Kohlenhydrate mindestens die Hälfte unseres täglichen Energiebedarfes. In tierischen Produkten kommen sie kaum vor, lediglich in der Milch und in der Leber, aber auch hier nur in geringen Mengen.

Die weitaus meisten Kohlenhydrate beziehen wir aus den Pflanzen, die sie für ihre eigene Ernährung speichern. Ißt man also Pflanzen, so nimmt man zugleich deren eigenes Nahrungsmittel, die Stärke und die einfachen Zucker, zu sich.

Unser wichtigstes Thema in Hinblick auf die Kohlenhydrate ist die Veränderung, die die Industrie an ihnen vornimmt. Volksgesundheitlich ergibt sich hieraus eine der größten Schadquellen überhaupt. Die verschiedenen Ernährungslehrer – so sehr sie einander auch sonst oft widersprechen – haben hier einen eindeutigen gemeinsamen Standpunkt:

»Die raffinierten Kohlenhydrate sind eine große Bedrohung für die zivilisierte Menschheit« (Bruker).

»Auszugsmehle und Industriezucker sind die Hauptursache der verbreiteten ernährungsbedingten Zivilisationskrankheiten« (Schnitzer).

»Der weiße Zucker – das Unheil der weißen Völker« (Wäerland).

»Einer der verhängnisvollsten Eingriffe in die Nahrungsversorgung des Menschen war es, als man dazu überging, das gemahlene Vollkornmehl auszusieben, um es lagerfähig zu machen« (Schnitzer).

»In unserem Organismus wirkt raffinierter Zucker wie ein Einbrecher, der gerade diese Nahrungsfaktoren entzieht, die ihm selbst fehlen. Die Vitamine, die Spurenelemente und die Mineralien« (Wäerland).

»Die beiden raffinierten Kohlenhydrate, der Fabrikzucker und die Auszugsmehle, sind besonders schädlich, da sie nur aus konzentrierten Kohlenhydraten (Stärke und Zucker) bestehen und die notwendigen Vitalstoffe fehlen« (Bruker).

»Die Erfahrungen haben gezeigt, daß mit weißem Zucker der Gesundheitszustand ganzer Völker unterminiert wird. Wie dies bei der Zivilisation von Naturvölkern immer wieder beobachtet werden kann« (Staubert-Makrobiotik).

Man könnte diese Zitate nach Belieben fortsetzen. Gegenteilige Meinungen gibt es nur von seiten der Industrie. Dem, was verschiedene Diätetiker einhellig vertreten, obwohl sie in allen anderen Ernährungsfragen meist konträrer Meinung sind, kann nichts mehr hinzugefügt werden.

Wir wollen nun untersuchen, welche Schäden durch das Raffinieren von kohlenhydrathältigen Nahrungsmitteln verursacht werden. Die Verluste an lebenswichtigen Mineralien und Spurenelementen, wie sie bei der industriellen Verarbeitung von Reis auftreten, sind erschütternd.

Verluste an lebenswichtigen Mineralien bei der industriellen Verarbeitung von Reis

	Kalium K_2O	Natrium Na_2O	Kalzium CaO	Magnesium MgO
Vollreis	675	213	154	415
Halbpolierter Reis	281	97	124	145
Ganzpolierter Reis	75	19	11	38
%-Verlust Vollreis – Kochreis	89,9%	91,1%	92,9%	90,9%

Da der größte Anteil der wertvollen Mineralien und Spurenelemente bei den Körnerfrüchten in den äußeren Schichten konzentriert ist, treten beim Polieren

Verluste bis über neunzig Prozent auf. Übrig bleibt ein gehaltloser Kalorienträger. Nach Hermann Schall, 1929. Die Einzelwerte mögen überholt sein. Die Relationen – da alles mit der gleichen Veraschungsmethode geprüft wurde – stimmen.

Vollreis enthält Mineralien und Spurenelemente nicht gerade im Überschuß. Wie alle Körner bringt er von diesen Stoffen gerade soviel mit, als für seine eigene Verarbeitung notwendig ist, doch immerhin handelt es sich um ein ausgeglichenes Maß. Bereits beim halbpolierten Reis treten einschneidende Verluste auf. Am geringsten sind sie mit 20% noch beim Kalzium, am höchsten mit 83% beim Eisen.

Bei der Herstellung von vollständig poliertem Reis aber – das ist unser handelsüblicher Kochreis – sind die Verluste gravierend. Kaum ein Mineral oder Spurenelement, das nicht 90% seines Ausgangswertes verloren hätte. In der Tabelle sind lediglich die basenbildenden Mineralien und Spurenelemente angeführt; das gleiche Schicksal erleiden auch die Säurebildner Schwefel, Phosphor und Chlor mit durchschnittlichen Verlustquoten zwischen 85 und 88%.

Auch andere wertvolle Stoffe gehen bei der industriellen Verarbeitung von Reis verloren. Van Aaken weist eindrücklich darauf hin, daß bei der Verwertung von Kohlenhydraten die gleichzeitige Anwesenheit von Zellulose notwendig ist. Bei der Polierung von Reis geht der größte Teil der Zellulose verloren. Der Zelluloseanteil bei Vollreis beträgt 4%, beim polierten Reis nur mehr 0,47%.

Ganz zu schweigen vom Vitaminverlust. Die so wichtigen Vitamine der B-Gruppe werden beim Reis praktisch zu 100% zerstört, wenn er industriell verarbeitet wird. Gerade diese Vitamine aber sind für die Verwertbarkeit der Kohlenhydrate äußerst wichtig.

Eine der größten Epidemien der Neuzeit trat in China vor dem Ersten Weltkrieg auf, als man dazu überging, das Hauptnahrungsmittel Reis zu polieren. Damals starben viele Millionen Menschen an der Beri-Beri-Krankheit. Diese äußert sich folgendermaßen: Zunächst kommt es zu Störungen der Darmbeweglichkeit, zu Verstopfungen. Es folgen Herzmuskel- und Gefäßschwäche, Zusammenbruch des Kreislaufes und schließlich – als Hauptsymtom – Nervenentzündungen, die bis zu Lähmungen und schließlich zum Tode führen.

Diese Symptome – Darmschwäche, Neigung zu Herz- und Kreislauferkrankungen sowie Nervenentzündungen – treten auch in den zivilisierten Ländern sehr häufig auf, und viele Ernährungswissenschafter stehen auf dem Standpunkt, daß sie hauptsächlich durch die Verwendung von Auszugsmehlen hervorgerufen werden. Selbstverständlich treten in den westlichen Ländern, in denen es kein eigentliches Hauptnahrungsmittel gibt, die Erscheinungen nie so kraß auf, stellen aber, volksgesundheitlich gesehen, dennoch eine große Belastung dar.

Man kann mit Sicherheit sagen, daß es in allen hochindustrialisierten Ländern eine latente Beri-Beri-Krankheit gibt. Eine solche »nur« kleine Beri-Beri wäre in China seinerzeit dann aufgetreten, hätten die Menschen täglich auch nur eine geringe Menge Fleisch zu sich genommen, was sie eher aus Gründen der Armut nicht taten. Dann nämlich wäre der durch den polierten Reis verursachte Vitamin-B-Mangel durch Fleisch kompensiert worden.

Nicht kompensieren kann man die Mineralienverluste, da Fleisch diese Mineralien nicht in entsprechendem Maße besitzt, wie sie beim geschälten Reis fehlen. Diese Mineralien sind lediglich in anderen Pflanzen enthalten, in einigen sogar im Überschuß. Das ist ein sehr wichtiger Faktor für uns. Wir wissen, daß es zwischen einem passionierten Süßigkeitenesser und beispielsweise einem starken Raucher zahlreiche Parallelen gibt: Kein noch so kluges Argument kann den »Süchtigen« von seinem »Laster« abbringen. Darum müssen wir versuchen, diesen Menschen – wenigstens, was die Ernährung anlangt – eine Alternative zu bieten. Am besten für sie wäre es freilich, nur Vollkornprodukte zu genießen, und kein Produkt aus Auszugsmehl, wie übrigens für uns alle. Für den Fall aber, daß jemand von Torten, die ja aus Auszugsmehl hergestellt sind, nicht lassen kann, gibt es doch Auswege.

Prinzipiell gilt: in allen Gemüsesorten (die ja selbst wenige Kohlenhydrate enthalten) finden wir die notwendigen Mineralien im Überschuß. Das heißt, sie bringen mehr Mineralien mit, als sie zu ihrer eigenen Verwertung brauchen. Der Überschuß kann nun zum Ausgleich von Mangelerscheinungen nach dem Genuß von Auszugsprodukten verwendet werden. Freilich ist das keine ideale, doch eine praktikable Lösung.

Der *weiße Zucker* stellt einen negativen Extremfall dar: Er enthält auschließlich Kohlenhydrate in Form von Dextrose und kein einziges Mineral. Brauner Zucker hingegen bringt wenigstens die Hälfte der für seine Verarbeitung nötigen Mineralien mit. Die gleichen Bedingungen sind auch beim Honig gegeben.

Es gibt aber einen Süßstoff, der mehr Mineralien enthält, als zur Verarbeitung der enthaltenen Kohlenhydrate benötigt werden: die Rosinen. Wir erwähnen sie deshalb hier, da es durchaus möglich ist, z. B. Weißbrot mit Rosinen zu vermengen und den Schaden, der durch das weiße Auszugsmehl hervorgerufen wird, durch die Rosinen einigermaßen zu kompensieren. Es ist wichtig, zu wissen, daß sich unser Stoffwechsel zwar nicht alle 24 Stunden erneuert, daß er aber alle 24 Stunden eine Art Bilanz zieht. Es genügt also nicht, am Montag die Torten zu essen und am Freitag das Gegenmittel, etwa in Form von ausreichend Blattgemüse; die ergänzende Zufuhr an ausgleichenden Nahrungsmitteln muß täglich stattfinden.

Welche Nahrungsmittel eignen sich nun für den passionierten Süßigkeitenesser, um die zu befürchtenden Störungen weitgehend hintanzuhalten?

In erster Linie sind das sämtliche frische Gemüse, wobei einige besonders hervorzuheben sind: *Rübengemüse,* zunächst Kohlrabi, Sellerie, Rote Bete und Gelbe Rübe sowie Karotte, enthalten sehr viele Mineralstoffe im Verhältnis zu dem Zucker, den sie mitführen. Bei den *Rettichen* sind alle hervorragend geeignet, besonders Radieschen und schwarzer Rettich.

Bei den *Wurzeln* stehen an erster Stelle Schwarzwurzel und Pastinak.

Von den *Blattgemüsen* sind als Mineralienlieferanten Nessel, Mangold, Spinat, Lauch und Löwenzahn empfehlenswert.

Bei den *grünen Salaten* wollen wir Feldsalat, Kochsalat, Brunnenkresse und Endivien hervorheben.

Ausgezeichnet geeignet sind auch sämtliche *Kraut-* und *Kohl*sorten.

An absoluter Spitze als Mineralienlieferanten stehen die *Pilze* und *Schwämme,* an erster Stelle die Trüffel, ferner Pfifferlinge, Steinpilz, Herrenpilz und Champignons. Man sollte überhaupt möglichst viel von Pilzen Gebrauch machen, denn sie enthalten als einziges pflanzliches Nahrungsmittel auch Vitamin D, was für Vegetarier von besonderer Bedeutung ist.

Schwächere Mineralienlieferanten sind die *Obstsorten.* Man kann auch sie zielführend zur Ergänzung einsetzen; der Gehalt an Mineralien entspricht im Schnitt allerdings etwa der Hälfte des Gehaltes bei frischen Gemüsen.

Heranziehen könnte man: Aprikosen, Sauerkirschen, Grapefruit, Himbeeren, Johannisbeeren, Preiselbeeren und Stachelbeeren. Von ihnen kann man trotz ihres beträchtlichen Zuckergehaltes (15–20%) erwarten, daß sie ihre überschüssigen Mineralien dem Körper zuführen und so helfen, Ernährungsfehler durch den Genuß von weißem Zucker und Auszugsmehlen auszugleichen.

Die notwendigen Mengen kann man sich durch eine *Faustregel* merken: Wer eine Süßspeise aus 100 g Auszugsmehl zubereitet hat, müßte am selben Tag etwa um die Hälfte mehr eines ergänzenden Nahrungsmittels zu sich nehmen. Nur so hat man eine gewisse Sicherheit, daß die ärgsten Schäden, die durch den Genuß von Auszugsprodukten entstehen, hintangehalten werden. Noch eine weitere Behelfsmöglichkeit kann man anbieten: Sämtliche Gemüsepreß- und Obstsäfte enthalten wenigstens einen Teil der notwendigen Mineralien. Nun sind Säfte selbst Auszugsprodukte und werden deshalb von vielen Ernährungsforschern abgelehnt. Doch müssen wir sie als Kompromißmöglichkeit zumindest anerkennen.

Wer kein frisches Gemüse zur Verfügung hat, kann auch tiefgekühltes Material verwenden. Es treten zwar Verluste auf, doch halten sie sich in Grenzen. Ebenso ist der Mineralienverlust beim Verkochen der Gemüse geringer, als allgemein angenommen wird.

Gehalt an lebenswichtigen Mineralien in Süßstoffen (nach Schall)

	Kalium K_2O	Natrium Na_2O	Kalzium CaO	Magnesium MgO
weißer Zucker	0	0	0	0
brauner Zucker	319	107	191	140
Rosinen	952	156	117	110

Da weißer Industriezucker von sämtlichen wertvollen Begleitstoffen »gereinigt« ist, stellt er das schädlichste Nahrungsmittel unter allen Kohlenhydratprodukten dar. Brauner Zucker ist neben Honig und Rosinen als Süßungsmittel eher zu empfehlen.

In der folgenden Tabelle sind die wichtigsten Mineralienlieferanten unter den Obst- und Gemüsesorten angeführt. Als Vergleichsmaßstab dient der Vollreis; außerdem ist der jeweilige Zuckergehalt angegeben. Generell gilt: je niedriger der Zuckergehalt, desto mehr Mineralien kann der Körper für andere Zwecke verwerten.

Man sieht aber auch, daß die verschiedenen Obst- und Gemüsesorten Mineralien in sehr unterschiedlicher Quantität anbieten. Liebhaber von Süßigkeiten sollten als Ergänzung eine möglichst breite Palette der angebotenen Obst- und Gemüsesorten anwenden.

Weiters nun muß der Mehlspeisenfreund beachten, daß er mit Sicherheit in einen Vitamin-B-Mangel gerät, wenn er nicht andere Nahrungsmittel, die Vitamin B (und da besonders das Vitamin B_1) in ausreichendem Maße enthalten, dem Organismus zuführt. Der tägliche Vitamin-B_1-Bedarf ist 1,5 mg. Voll auspolierter Reis enthält z. B. fast überhaupt kein Vitamin B₁ mehr. Auch weißer Zucker enthält kein Vitamin B₁, verbraucht aber ebenso wie polierter Reis sehr viel.

Welche Nahrungsmittel enthalten nun soviel Vitamin B₁, daß man es in Rechnung stellen könnte? Bei den pflanzlichen Produkten sind es wenige. Hülsenfrüchte enthalten in 100 g 0,5 mg Vitamin B₁, das heißt, man müßte täglich 300 g Hülsenfrüchte essen, um den Bedarf zu decken.

In Frage kommen lediglich Produkte wie Nüsse – und vor allem Brauereitrokkenhefe, die nicht nur in diesem Zusammenhang besonders zu empfehlen ist. Man tut gut, wenn man täglich etwa zwei Eßlöffel Brauereitrockenhefe in irgendeiner Form zu sich nimmt. Da sie geschmacklich nicht sehr angenehm ist, sollte man sie über verschiedene Speisen, ähnlich wie ein Gewürz, verteilen. Alles, was man salzen kann, kann man auch mit Brauereitrockenhefe bestreuen. So kommt im Laufe eines Tages doch einiges zusammen.

Einfach ist die Vitamin-B₁-Zufuhr, wenn man Fleisch ißt. 100 g Fleisch enthalten 1,2 mg Vitamin B₁, das ist schon fast der Tagesbedarf. Also wäre für einen Menschen, der zu gerne Süßigkeiten ißt, in erster Linie zu empfehlen: Wegen des Mineralienmangels die entsprechenden Gemüse- und Obstsorten zu essen, wegen des Vitamin-B₁-Mangels eine gewisse Menge an Fleisch täglich.

Vergleichstabelle: Gehalt verschiedener Gemüse- und Obstsorten im Verhältnis zu Vollreis (nach Schall)

	g Kohlenhydrate in 100 g	Kalium K_2O	Kalzium CaO	Magnesium MgO
Vollreis	71	675	154	415
Erbsen, trocken	53	983	117	187
Bohnen, trocken	47	1295	156	223
Kartoffeln	20	667	22	59
Gurken	1	691	282	182
Sellerie	8	406	123	55
Spinat	2	894	83	95
Grünkohl	10	657	160	51
Marillen	11	259	21	13
Birnen	14	177	25	17
Haselnuß	8	745	401	232

Eine Auswahl verschiedener Ergänzungsnahrungsmittel zum polierten Reis zeigt, daß der Kaliumverlust unschwer, der Kalziumverlust meist, der Magnesiumverlust aber nicht so ohne weiteres zu kompensieren ist (vgl. Tabelle Seite 114).

Ein weiteres Produkt soll erwähnt werden, das zur Verbesserung des Vitamin-B_1-Mangels herangezogen werden kann: *Miso*, das in der asiatischen Küche eine große Rolle spielt und über die makrobiotische Küche bei uns Einzug gehalten hat.

Der dritte wichtige Faktor, der den Liebhabern von Süßigkeiten und Auszugsmehlen zu schaffen macht, ist der Mangel an Zellulose als Ballaststoff. Dem ist relativ einfach abzuhelfen. Entweder man nimmt andere zellulosehältige Produkte zu sich, wie Rüben, Radieschen oder Blattgemüse in Form von frischen Salaten, oder man ißt Zellulose direkt in Form von Weizen- oder Reiskleie. Etwa ein Eßlöffel Kleie täglich genügt, um mögliche Störungen zu beseitigen.

Viele Wissenschafter stehen auf dem Standpunkt, daß die zunehmende Häufigkeit des Dickdarmkrebses mit dem Mangel an Zellulose in Verbindung zu bringen ist. In den letzten zwanzig Jahren haben die Menschen zunehmend von Industriezucker und Auszugsmehlen Gebrauch gemacht und damit einen Zellulosemangel hervorgerufen. Im selben Zeitraum hat der Dickdarmkrebs um ein Mehrfaches zugenommen. Wie selten bei einer Krebsform, glaubt die Wissenschaft heute, daß sie auf Fehlernährung zurückzuführen ist, nämlich auf den Mangel an natürlichen Ballaststoffen.

Das ganze Problem erübrigt sich, wenn man überhaupt auf Auszugsmehle, auf raffinierte Produkte, auf Industriezucker verzichtet.

Die Fette

Ebenso wie die Kohlenhydrate bestehen auch die Fette aus Kohlenstoff, Wasserstoff und Sauerstoff. Allerdings enthalten sie im Verhältnis weniger Sauerstoffmoleküle, was zur Folge hat, daß sie zu ihrer Verbrennung mehr Sauerstoff von außen brauchen. Die Verbrennung der Fette ist also nicht so rationell wie die der Kohlenhydrate.

Die Fette unseres Körpers teilt man in zwei große Gruppen:
- In Neutralfette, und in die
- Lipoide.

Die Neutralfette sind in ausgedehnten Depots, vor allem im Unterhautzellgewebe und in der Bauchhöhle, gespeichert. Diese Depots werden bei einem Überangebot an Nahrungsstoffen gebildet; reicht die Nahrungszufuhr zur Deckung des Energiebedarfes nicht mehr aus, werden diese Depots mobilisiert und dem Stoffwechsel zur Verfügung gestellt.

Diesem Depotfett steht das Organfett gegenüber, das zum Großteil aus den Lipoiden aufgebaut ist. Diese dienen nicht als Energiereserve, sondern sind ein wichtiger Baustein der Körperzellen. Selbst bei extremen Hungerzuständen sind die Zellen nicht bereit, ihre Lipoide zu opfern und für den Energiehaushalt freizusetzen.

Es zeigt sich aber auch ein weiterer wichtiger Unterschied zwischen den Neutralfetten und den Lipoiden: Die Neutralfette ändern ihre Zusammensetzung, je nachdem, welche Art von Nahrung zugeführt, und sie ändern auch ihre Qualität, je nachdem, welche Qualität an Nahrung angeboten wird. Davon hängt die Mobilisierbarkeit der Fettdepots ab. Wer hochwertiges Depotfett besitzt, kann es auch schnell wieder mobilisieren, minderwertiges Fett bleibt länger haften. Ein Fettansatz, hervorgerufen durch hochwertige Nahrung, ist ein gesunder Fettansatz, der eine wirkliche Energiespeicherfunktion erfüllt.

Während die Neutralfette also von der Art und der Zusammensetzung der Nahrung abhängig sind, ändert sich bei Lipoiden die Struktur nicht. Es ist immer der gleiche Baustein, der gebildet werden muß, und wenn nun minderwertige Nahrung zugeführt wird, erfordert das ein viel höheres Maß an Energie und Regulationskraft für den Organismus, diesen Baustein auch aus einer minderwertigen Quelle zu bilden. Diese Regulationskraft geht ihm aber für andere Aufgaben, etwa für die Ausheilung von Krankheiten, ab.

Minderwertige Nahrung ist meist dadurch gekennzeichnet, daß ihr, etwa durch industrielle Verarbeitung, irgendein Nährstoff entzogen ist. Hochwertige Nahrung ist jenes für den Menschen vorgesehene Nahrungsmittel, wie es uns die Natur wirklich anbietet. Natur und Mensch sind so lange aufeinander eingespielt und stellen ein zu gutes System dar; man sollte also nicht annehmen, durch künstliche Veränderung (zur Steigerung der Haltbarkeit) eines Nahrungsmittels auch eine Steigerung der Qualität hervorrufen zu können.

Die Fette in unserer Nahrung sind, kalorienmäßig gesehen, die stärksten Energielieferanten. Ein Gramm Fett hat einen Brennwert von 9,3 Kalorien, während Kohlenhydrate und Eiweißkörper nur 4,1 Kalorien aufweisen. Völlig fettfrei kann man nicht leben; das würde zu schwersten Erkrankungen führen. Denn dann hätte man keine Möglichkeit, diejenigen Vitamine zuzuführen, die nur in Fett gelöst werden können; das sind die Vitamine A, D, E, F und K. Als Vitamin F bezeichnet man die mehrfach ungesättigten Fettsäuren (= essentielle Fettsäuren), die lebensnotwendig sind. Man sollte bei der Auswahl der Fette und Öle darauf achten, solche zu wählen, die einen hohen Prozentsatz an mehrfach ungesättigten Fettsäuren besitzen, denn die gesättigten Fettsäuren bewirken eine Steigerung des Blutfett- und Cholesterinspiegels, sobald sie im Übermaß genossen werden, während die mehrfach ungesättigten Fettsäuren gerade diese Erkrankungen verhindern. Die mehrfach ungesättigten Fettsäuren heilen, wo die gesättigten Fettsäuren krank machen.

Fetthältige Nahrungsmittel

Am günstigsten sind pflanzliche Öle, hier an erster Stelle Distel- und Leinsamenöl. Beide besitzen lediglich 10% gesättigte Fettsäuren, die restlichen 90% sind mehrfach ungesättigt.

Olivenöl verfügt zwar mit 80% ebenfalls über einen hohen Prozentsatz an ungesättigten Fettsäuren, jedoch sind nur ein geringer Teil mehrfach ungesättigt, die meisten lediglich einfach ungesättigt.

Auch bei den tierischen Fetten, die wesentlich ungünstiger sind als die pflanzlichen Kernöle, gibt es Unterschiede. Zwar haben sie alle einen Anteil von ca. 50% einfach ungesättigter Fettsäuren, der Gehalt an mehrfach ungesättigten Fettsäuren ist aber durchwegs gering.

Die täglich benötigten Mengen an essentiellen (= mehrfach ungesättigten) Fettsäuren sind enthalten:

Gramm	Nahrungsmittel
26	Walnüsse
31	Pinienkerne
34	Sonnenblumenkerne
38	Kürbiskerne
55	Paranüsse (Brasilnüsse)
71	Erdnüsse, geröstet
100	Mandeln, süß
135	Haselnüsse
zum Vergleich: 175	Eigelb = v. 11 Eiern

Es zahlt sich aus, täglich geringe Mengen von Nüssen oder Kernen zu essen. Sie sind, da nicht manipulierbar, die verläßlichsten Quellen für einen der wichtigsten, unersetzlichen Nährstoffe: die essentiellen Fettsäuren. Umgerechnet nach den Ergebnissen von Souci-Bosch, 1978.

Fette: Tagesbedarf für einen Menschen

- 10 g mehrfach ungesättigte Fettsäuren täglich sind lebensnotwendig. Beste Quellen: Samen, Kerne, Keime, Nüsse und kaltgepreßte Öle.
- 100 g Fett insgesamt sollten täglich nicht überschritten werden. Sonst besteht die Gefahr, sich damit Gefäßerkrankungen einzuhandeln.
- 50 g verborgenes Fett enthält die durchschnittliche gemischte Ernährung pro Tag.
- 50 g können zugesetzt werden.

Empfohlene Aufteilung:
- · 20 g für die mehrfach ungesättigten Fettsäuren,
- · 20 g als Brotaufstrich,
- · 10 g für Kochzwecke.

Wichtig für die Erhaltung der essentiellen Fettsäuren ist, daß die Öle kalt geschlagen oder kalt gepreßt werden. Unter Erhitzung gepreßte Öle verlieren den weitaus größten Teil ihrer mehrfach ungesättigten Fettsäuren. Bereits ab einer Erhitzung auf 60 Grad werden bis zu 80% der essentiellen Fettsäuren vernichtet. Auch durch falsche und zu lange Lagerung werden die wertvollen Inhaltsstoffe der Öle wirkungslos.

Außer den Ölen gibt es eine Reihe von anderen, natürlich vorkommenden Nahrungsmitteln, die beachtliche Mengen an mehrfach ungesättigten Fettsäuren enthalten: in erster Linie die Nüsse, die Kerne und die Keime von Körnern.

Den Tagesbedarf an mehrfach ungesättigten Fettsäuren kann man ohne weiters aus Nüssen decken. Hier sind die Unterschiede recht beträchtlich. In 25 Gramm eßbaren Walnußteilen z. B. sind zehn Gramm mehrfach ungesättigte Fettsäuren enthalten, was dem ungefähren Tagesbedarf entspricht. Haselnüsse, die den gleichen Gesamtfettgehalt haben, besitzen jedoch nur 1,8 g mehrfach ungesättigte Fettsäuren in derselben Menge.

Anhand der gerösteten Erdnuß kann man sehr gut demonstrieren, daß nicht jede Art von Erhitzung für die Fettsäuren gleich schädlich ist. Denn geröstete Erdnüsse enthalten immer noch 14 g mehrfach ungesättigte Fettsäuren, das sind lediglich um 30% weniger als in der frischen Erdnuß.

Nahrungsfette pflanzlichen und tierischen Ursprungs

Die täglich benötigten Mengen an essentiellen (= mehrfach ungesättigten) Fettsäuren sind enthalten:

Gramm (15 g = 1 Eßlöffel)	Art des Öles oder Fettes
13	Distelöl
13	Leinöl
17	Sonnenblumenöl
19	Kürbiskernöl
21	Maiskeimöl
125	Olivenöl
715	Kokosfett
30–300	Margarine (nach Qualität)
43	Hühnerfett
87	Schweinefett
165	Hammelfett
360	Rinderfett
385	Butterschmalz
450	Butter

Was den Gehalt an essentiellen Fettsäuren anbetrifft, sind Kernöle, kaltgeschlagen, einsame Spitze. Als Brotaufstrich aber, und das mag überraschen, steht Schweinefett unter den natürlichen heimischen Produkten an vorderer Stelle.

Anders als beim Durchkochen und beim Durchbraten erfaßt der Röstvorgang mit hoher Temperatur lediglich die Außenschichten, während die Innenschichten geschont werden. Dieses Beispiel zeigt, daß von allen in der Küche üblichen Zubereitungsmethoden das Rösten und das Grillen am günstigsten sind.

Welche Fette sollte man nun zum Kochen oder zum Backen verwenden? Beim stärkeren Erhitzen jedes Fettes und Öles wird der größte Teil der mehrfach ungesättigten Fettsäuren vernichtet. Damit werden alle Fette und Öle, wenn sie einmal erhitzt waren, bedenklich, da sie nur mehr gesättigte Fettsäuren enthalten. Am besten wäre es, Fett zu Bratzwecken überhaupt nicht zu benutzen. Allerdings läßt sich das nicht immer umgehen, daher wählt man ein Fett mit möglichst hohem Siedepunkt. Wird es über seinen eigenen Siedepunkt hinaus erhitzt, so bildet es meist Giftstoffe. Am bekanntesten ist das beim Schweine-

122

schmalz, das bei Erhitzung über seinen Siedepunkt den Giftstoff Acrolein bildet. Dieser hat eine starke Reizwirkung auf die Schleimhäute. Bei Kindern ist es durch Einatmen von Acroleindämpfen aus verbranntem Schweinefett bereits zu Erstickungsanfällen gekommen.

Pflanzliche Fette und Öle haben einen viel höheren Siedepunkt als tierische, sind also diesen vorzuziehen. Empfehlenswert ist eine Kombination aus Kokosfett und Leinöl zu gleichen Teilen. Beide haben einen sehr hohen Siedepunkt (bei 250 Grad) und ergänzen einander auch geschmacklich sehr gut.

Eine weitere Frage ist, welches Fett man als Brotaufstrich benutzen soll. *Butter, Margarine oder Schweineschmalz.*

Die Qualität der Fette und Öle

ist abhängig
- vom hohen Gehalt an essentiellen Fettsäuren: gesundheitsfördernde Wirkung: Kernöle, Keimöle, Samenöle, nicht erhitzen.
- von kurzfettigen Fettmolekülen: leicht verdaulich: Butter
- vom hohen Siedepunkt: zum Braten und Kochen: alle pflanzlichen Öle und Fette.

Die Butter

Sie enthält nur sehr sehr wenig an mehrfach ungesättigten Fettsäuren, daher kann man den Tagesbedarf an diesen aus ihr allein nicht decken. Doch hat Butter andere, unschätzbare Vorteile:
- In Butter sind sämtliche fettlöslichen Vitamine in einem natürlichen, dem Menschen am ehesten angepaßten Verhältnis enthalten, und
- Butter besitzt von allen Fetten und Ölen die kürzesten Fettmoleküle. Das kommt dem menschlichen Organismus sehr entgegen. Kurze Fettmoleküle können vom Darm leichter aufgenommen und von den Zellen direkt verwertet werden, ohne daß die Leber zwischengeschaltet und damit belastet werden muß.

Allerdings enthält Butter relativ viel Cholesterin. Das ist an sich nicht nachteilig, wenn man sich an die empfohlenen Mengen für Brotaufstrich pro Tag hält.

Nur Menschen mit einem anlagebedingt erhöhten Cholesterinspiegel sollten Butter meiden und auf hochwertige Margarine (Diätmargarine) ausweichen.

Natürliche Formen der Fettzufuhr

- Die natürlichste Form der Zufuhr der täglich notwendigen Fette ist der Verzehr einer kleinen Handvoll von Kernen, Samen oder Nüssen.
- Alles weitere natürliche Fett ist in den übrigen Nahrungsmitteln als verborgenes Fett enthalten.
- Der noch natürlichste Brotaufstrich ist Butter.

Die Margarine

Margarine sind chemisch bearbeitete Fette. Hier gibt es große Unterschiede zwischen den einzelnen Sorten. Die Zeiten allerdings, in denen der Genuß von Margarine zu Erblindungen und Wachstumsstörungen bei Kindern geführt hat (Dänemark, 1920), sind vorbei, denn heute hat man – für viele allerdings zu spät – aus diesen Erfahrungen gelernt. Es gibt durchaus hochwertige Margarinen, die mit Vitaminen angereichert sind und aus einem Ausgangsprodukt mit einem hohen Gehalt an mehrfach ungesättigten Fettsäuren gewonnen wurden. Die Fettmoleküle bei Margarine sind länger als die in Butter. Deshalb gibt es keine Margarine, die vom Organismus besser verwertet werden kann als Butter. Als Brotaufstrich sollte Margarine als das betrachtet werden, als das sie erfunden wurde: als Butter*ersatz*.

Schweineschmalz

Schweineschmalz wird vielfach als Brotaufstrich abgelehnt. Bestimmte Stoffe, die darin enthalten sind (Sutoxine), sollen schädlich wirken. Anderseits sind gerade im Schweineschmalz verdauungsfördernde Aromastoffe enthalten. Auch hier gilt: Schäden treten erst dann auf, wenn man die empfohlene Tagesdosis für Brotaufstriche überschreitet.

Als tierisches Depotfett ist Schweineschmalz in seiner Qualität davon abhängig, wie das Schwein ernährt wurde. Bei falscher, meist manipulierter Ernährung kann es beim Schwein zu »Fettdegeneration« kommen. Dann ist das Schweineschmalz minderwertig und sogar schädlich. Der Cholesteringehalt von Schweineschmalz ist etwas geringer als der von Butter.

Vitamin A: Das Epithelschutz-Vitamin

Vitamin A ist eines der fettlöslichen Vitamine; unser Körper kann es in seinem Fettgewebe speichern. Dadurch kann es auch zu Überdosierungen kommen. Da in jeder vernünftigen Ernährung genügend Vitamin A enthalten ist, ist ein Mangel weniger zu befürchten als das Übermaß. Aber auch diese Gefahr ist nur bei allergröbsten Ernährungsfehlern, wie sie praktisch kaum vorkommen, gegeben. Freilich, wenn jemand unkontrolliert Vitamin-A-Tabletten über einen längeren Zeitraum zu sich nimmt oder sich ständig von einem extrem Vitamin-A-hältigen tierischen Produkt (vor allem Fischleber) ernährt, kann man schon in eine Vitamin-A-Vergiftung schlittern. Die Folgen: Appetitverlust, Haarausfall, Knochenbrüchigkeit, Hirnleistungsstörungen bis zur Verblödung und Wachstumsstörungen bei Kindern.

Deshalb – nicht nur wegen des Vitamin A – einer der wichtigsten Grundsätze zum Thema Vitamine:

Keine Vitamintabletten ohne ärztliche Anweisung!

124

In normaler Dosierung erfüllt Vitamin A im Organismus wichtige Funktionen:

– für das Sehvermögen: Bei Mangel tritt Schwäche im Farbsehen sowie Nachtblindheit ein;
– für den Schutz von Haut- und Schleimhaut: Bei Mangel kommt es zum Verlust der Abwehrschichten; die Haut wird trocken und spröde, Hautinfektionen können sich leicht ausbreiten;
– für das Wachstum: Das Knochenwachstum bei Kindern wird durch Vitamin A gefördert. In weiten Teilen Indiens, in denen die Hauptnahrung aus Körnern besteht, tritt Zwergwuchs auf, da Körner kein Vitamin A enthalten.

Bei übermäßiger Einnahme von Vitamin A kann es allerdings durch Freisetzung von schädlichen Spaltungsfermenten ebenso zu erhöhter Infektionsanfälligkeit der Haut kommen. Vor Vitamin-A-hältigen Tabletten der kosmetischen Industrie zur Vortäuschung von Sonnenbräune kann nur eindringlichst gewarnt werden.

In der Nahrung ist Vitamin A sehr unterschiedlich verteilt:

Der Tagesbedarf an Vitamin A (5000 I. E.*) ist enthalten in:

Hühnerleber	9 g
Hammelleber	11 g
Rinderleber	12 g
Kalbsleber	25 g
Schweineleber	29 g
Karotten	50 g
Grünkohl	120 g
Spinat	130 g
Rapunzel	160 g
Mangold	170 g
Kresse	270 g
Butter	150 g
Margarine	200 g
Käse, fett	300–700 g
Vollmilch	3 Liter
Eier	6 Stück

* I. E. = Internationale Einheiten

Außer den in dieser Tabelle angeführten Nahrungsmitteln gibt es kaum welche, die einen brauchbaren Vitamin-A-Gehalt besitzen. Ausnahme: manche Fischlebersorten, die allerdings schon Überdosen aufweisen (Heilbutt, Thunfisch, Dorsch). Was den Vitamin-A-Gehalt betrifft, sind Milchprodukte und Eier bereits unrationell.

Eine Reihe pflanzlicher Produkte stellt die beste Vitamin-A-Quelle dar. In Pflanzen ist das Vitamin A in einer Vorstufe, Carotin, enthalten. In dieser Form kann es nicht leicht zu Überdosierungen kommen. Die Vorstellung, daß alle tiefgefärbten Pflanzen besonders Vitamin-A-reich sind, stimmt nicht immer. In Milchprodukten bzw. im Milchfett sind mittlere Mengen enthalten; Magermilch und Magerkäse enthalten kein Vitamin A. Die mit Abstand höchsten Vitamin-A-Träger sind Tierleber, und hier extrem die Meeresfischleber. In Fleisch und in den übrigen Innereien findet sich praktisch kein Vitamin A. Eidotter ist keine sehr gute Vitamin-A-Quelle. Durch Kochen, Konservieren oder Tiefkühlen erleidet der Vitamin-A-Gehalt keine Verluste.

Die B-Vitamine

Unter den B-Vitaminen (man spricht auch von einem Vitamin-B-Komplex) versteht man eine Vitamin-Gruppe, die eine Reihe gemeinsamer Eigenschaften aufweisen. Zusammengefaßt werden: Vitamin B_1 – Thiamin, B_2 – Riboflavin, B_3 – Niacin, B_5 – Pantothensäure, B_6 – Pyridoxin, B_{12} – Cyanocobalamin, B c – Folsäure, sowie das Biotin, gelegentlich auch als Vitamin H bezeichnet.
Zu diesen acht Vitaminen wurden zeitweise noch andere Substanzen hinzugezählt: Die Orotsäure als Vitamin B_{13}, die Pangamsäure als Vitamin B_{15}, die Laetrile als Vitamin B_{17} und die Paraaminobenzoesäure. Heute ist man aber der Meinung, daß diese Stoffe keinen eigenständigen Vitamincharakter haben.

Die gemeinsamen Eigenschaften der B-Vitamine sind:
– gemeinsames Vorkommen in Leber, Hefe (Brauereitrockenhefe) und in Mikro-

Verluste bei der Ausmahlung vor Weizen und Roggen

100 g	mg Vit. B_1
Weizenkeime	2,0
Weizen-Vollkorn	0,6
Weizen-Vollkornbrot	0,3
Weizenbrot 70% Ausmahlung	0,07
Roggenkeime	1,0
Roggen-Vollkorn	0,3
Roggen-Vollkornbrot	0,2
Roggenbrot 65% Ausmahlung	0,15

Der Verlust an Vitamin B_1 ist im Zuge der industriellen Verarbeitung bei Weizen größer als bei Roggen. Das hängt von den Strukturverhältnissen des Kornes ab. Obwohl das Ausgangsprodukt (das Vollkorn) bei Weizen mehr Vitamin B_1 enthält, ist das Endprodukt (Brötchen, Semmeln, Weißbrot) deutlich Vitamin-B_1-ärmer als das entsprechende Roggenbrot (Graubrot). Beim Weizen vernichtet die Industrie mehr als beim Roggen.

organismen (Algen). Da wir manche B-Vitamine in pflanzlichen Produkten nur spärlich bzw. überhaupt nicht finden, ist es für den überzeugten Vegetarier unbedingt notwendig, seinen Tagesbedarf an Vitamin B aus Hefe- oder Algenprodukten zu decken. Das gilt besonders für Vitamin B_{12}.

- Die Wasserlöslichkeit bedingt, daß die B-Vitamine nur teilweise gespeichert werden können. Überschüsse werden großteils wieder ausgeschieden. Das hat einerseits den Vorteil, daß es nicht so leicht zu Vitamin-B-Vergiftungen kommen kann*, andererseits erfordert die Wasserlöslichkeit ein ständiges Nachführen. Man sollte daher möglichst täglich Vitamin-B-hältige Nahrungsmittel zu sich nehmen.

- Beim Kochen mit Wasser treten bei den B-Vitaminen stets Verluste auf, die in der Größenordnung von 20–50% liegen.

- Zum Unterschied vom ebenfalls wasserlöslichen Vitamin C sind die B-Vitamine relativ hitzestabil. Erst mehrmaliges Erhitzen über 100 Grad führt zu merkbaren Verlusten. Häufiges Aufkochen und Wiedererwärmen von Speisen schadet also dem Gehalt.

- B-Vitamine sind gegenüber Alkalien empfindlich; die meisten werden dadurch sogar vernichtet. Besonders die Vitamine B 1, 2, 5 und 6. Daher sollte beim Kochen Vitamin-B-hältiger Gemüse niemals Natriumbikarbonat verwendet werden.

* Solche sind bei Vitamin B_3 als Herz- und Leberschäden bekannt.

Verteilung der B-Vitamine in den Nahrungsmitteln

Nahrungsmittel	Konzentriert bis ausreichend enthalten	Mangelhaft oder nicht enthalten
1. Tierleber Brauereitrockenhefe Algenprodukte	B_1, B_2, B_3, B_5, B_6, B_{12}, Folsäure, Biotin	–
2. Fleisch Fisch Milchprodukte Eier	B_1, B_2, B_3, B_5, B_6, B_{12}, Biotin B_2, B_3, B_5, B_{12} B_2, B_6, B_{12}, Folsäure, Biotin B_2, B_5, B_{12}, Folsäure, Biotin	Folsäure B_1, B_6, Folsäure, Biotin B_1, B_2, B_3, B_5 B_1, B_2, B_3, B_6
3. Vollkorn Kerne Nüsse Hülsenfrüchte	B_1, B_2, B_3, B_5, B_6, Folsäure, Biotin B_1, B_2, B_3, B_6 B_1, B_2, B_5, Folsäure B_1, B_3, B_5, Folsäure	 B_3, B_{12} B_3, B_{12}, Folsäure, Biotin B_3, B_6, B_{12}, Biotin B_2, B_6, B_{12}, Biotin
4. Wurzeln, Rüben, Knollen (mool) Gemüse über der Erde (phal) Pilze	 B_1, B_5, B_6 B_2, Folsäure, Biotin B_3, B_5	 B_2, B_3, B_{12}, Folsäure, Biotin B_1, B_3, B_5, B_6, B_{12} B_1, B_2, B_6, B_{12}, Folsäure, Biotin

Bei tagesüblichen Mengen der gebräuchlichen Nahrungsmittel (Punkt 2–4) ist – bei entsprechender Kombination – eine Vollversorgung mit allen B-Vitaminen erreichbar. Geringe Mengen von Tierleber, Brauereitrockenhefe oder Algenprodukten sind, weil sie jedes mögliche Defizit ausgleichen, besonders empfehlenswert.

– Alle B-Vitamine wirken im Organismus als Co-Enzyme. Das heißt, sie unterstützen die Enzyme (das sind Moleküle, die der Körper selbst bildet) bei der Arbeit. Ohne ihren jeweiligen Mithelfer aus den B-Vitaminen wären viele unserer Enzyme arbeitsunfähig. Da aber unser Körpergeschehen mit Hilfe von Enzymen abläuft, wird verständlich, warum gerade das Fehlen der B-Vitamine so tiefgreifende Folgen hat. Folgen, die bis zur Veränderung der Persönlichkeitsstruktur gehen können.

Es ist daher wichtig, darauf hinzuweisen, daß durch die industrielle Verarbeitung von Nahrungsmitteln (Auszugsmehle, weißer Zucker) gerade an den B-Vitaminen am meisten gesündigt wird. Auch sind zu einseitige Ernährungslehren oft gerade dadurch gefährlich, weil meistens irgendeines der B-Vitamine fehlt. Da die B-Vitamine auch ausgesprochen psychotrope Wirkung haben (bei normaler, regelmäßiger Zufuhr stabilisieren sie die Psyche), ist es vielleicht nicht zu weit hergeholt, die Versponnenheit mancher Ernährungsfanatiker teilweise als Vitamin-B-Mangelzustand zu erklären.

Vitamin C – Ascorbinsäure

Der Tagesbedarf an Vitamin C (60 mg) ist enthalten in:

Nahrungsmittel	Roh bzw. als Frischkost	gedämpft
Petersilie	40 g	keine Unterlagen
Blumenkohl	40 g	600 g
Rosenkohl	50 g	600 g
Grünkohl	60 g	400 g
Spinat	70 g	1500 g
Kopfsalat	150 g	keine Unterlagen
Rotkohl	150 g	1200 g
Sauerkraut	150 g	600 g
Spargel	200 g	1200 g
Tomaten	400 g	keine Unterlagen
Hagebutten	15 g	
Walderdbeeren	70 g	
Zitronen	120 g	
Orangen	120 g	
Grapefruit	140 g	
Äpfel	300 g	

Die wichtigsten Vitamin-C-Träger. Die Verluste beim Dämpfen sind sehr unterschiedlich und abhängig von der Zellstruktur des Nahrungsmittels. Während man bei Rohkost mit relativ geringen Mengen zur Deckung des Tagesbedarfs an Vitamin C auskommt, sind die notwendigen Mengen desselben Nahrungsmittels gedämpft oft bedeutend höher. Das ist mit ein Grund, auch von Rohkost Gebrauch zu machen.

Vitamin C ist wasserlöslich. Von allen Vitaminen ist es das empfindlichste: durch Erhitzen, durch Sauerstoffzufuhr, durch Alkalien ebenso wie durch Säuren, wird es schnell zerstört. In der Natur kommt es nur in geringen Mengen frei als Ascorbinsäure vor. 75% sind gebundenes Ascorbigen, eine Vorstufe der Ascorbinsäure. Diese Form ist bedeutend widerstandsfähiger. Diesem Umstand ist es auch zu danken, daß Kartoffeln nach monatelanger Lagerung, wenn sie anschließend mit der Schale gedämpft werden, immer noch beachtliche Vitamin-C-Mengen enthalten. Wenn man die Kartoffeln aber schält oder schneidet und dann erst dämpft, geht durch Oxydation und Auswaschen der größte Teil des Vitamins verloren.

Gemüsesorten, die keine so dichte Schale wie Kartoffeln oder Südfrüchte haben, verlieren bei der Lagerung ebenso wie durch Erhitzen ihr Vitamin C sehr schnell.

Die Bedeutung des Vitamin C für den Organismus

Wundheilung

Bei mangelhafter Vitamin-C-Zufuhr verzögert sich die Heilung von Wunden aller Art. Außerdem wird der Körper gezwungen, unrationelles Wundgewebe zu bilden – unansehnliche Narben sind die Folge. Bei allen Ausheilungsprozessen von Krankheiten oder Verletzungen ist der tägliche Vitamin-C-Bedarf auf das doppelte erhöht.

Stoffwechsel

Bei chronischem Vitamin-C-Mangel können Anämieformen (Blutarmut) entstehen. Das liegt im Stoffwechsel begründet. Denn Vitamin C bringt das für die Blutkörperchen so wichtige Eisen erst in die vom Körper verwertbare Form. Auch das Vitamin B_c (Folsäure) wird durch Vitamin C in eine brauchbare Form umgewandelt (Folinsäure). Folinsäure-Mangel führt ebenfalls zu bestimmten Formen von Blutarmut. Vitamin C unterstützt also andere Vitamine; es »tötet« diese nicht etwa ab, wie die Makrobioten behaupten. Unerläßlich ist Vitamin C auch für die essentiellen Fettsäuren, da es diese zur Bildung von Körper-Neusubstanz aktiviert.

Eine wichtige Rolle spielt Vitamin C bei der Hormonbildung. Besonders die Hormonzentralen, die Hirnanhangdrüse und die Nebennieren speichern das Vitamin C für ihren Bedarf und geben dieses auch nicht ab, wenn es dem übrigen Körper schon lange daran mangelt. Nach etwa drei Monaten Vitamin-C-freier Ernährung ist allerdings auch dieser Vorrat erschöpft. Dann bricht schlagartig der früher von den Seefahrern so gefürchtete Skorbut aus: Er beginnt mit Blutungen und Entzündungen des Zahnfleisches.*

In der Folge kommt es zu Blutungen an vielen anderen Stellen des Körpers, in erster Linie unter der Haut sowie in der Muskulatur, besonders an den Waden. Häufiges Zeichen eines bereits bestehenden Vitamin-C-Mangels sind Schienbeinschmerzen. Konnte seinerzeit auf Schiffen ausgebrochener Skorbut nicht rechtzeitig durch Frischnahrung gestoppt werden, kam es zum Tod durch Infektionen, denen die Matrosen wehrlos ausgeliefert waren.

* Nur wenn lebende Zähne vorhanden sind. Zahnprothesenträger bekommen auch bei Vitamin-C-Mangel keine Zahnfleischblutungen. Das Zeichen ist also nicht verläßlich. Gerade ältere Menschen führen häufig nicht genügend Vitamin C zu (keine Rohkost) und haben anderseits durch Infektionsanfälligkeit einen erhöhten Bedarf.

Im Jahre 1885 – 130 Jahre, nachdem man die Zusammenhänge zwischen Skorbut und Mangelerscheinung erkannt hatte – kam es zum bisher einzigen ein Vitamin betreffendes Gesetz: Schiffe, die sich auf längere Reisen begaben, mußten eine der Kopfzahl der Besatzung entsprechende Menge an Zitronen mitführen.*

Lange Zeit glaubte man, daß Überdosen von Vitamin C keinen Schaden anrichten können. So empfiehlt Atkins die 30- bis 50fache Menge der von der WHO empfohlenen Tagesdosis. In letzter Zeit mehren sich Stimmen, die davor warnen: Übermaß an Vitamin C kann Genstörungen verursachen. Bei extremen Dosen ist auch das Verhältnis von Vitamin C zu Vitamin A gestört. Außerdem können zu hohe Vitamin-C-Mengen im Blut eine Reihe von Labortests zur Ermittlung von Krankheiten verfälschen. Vor laufender Einnahme von Überdosen wird also abgeraten. Hingegen ist eine kurzfristige Erhöhung der Vitamin-C-Dosis bei auftretenden Infektionskrankheiten (Vitamin-C-Stoß) angebracht. Diese Entscheidung sollte man aber dem Arzt überlassen.

In den Nahrungsmitteln ist Vitamin C in ausreichender Menge in fast allen frischen Gemüse- und Obstsorten enthalten. Nicht aber in den Körnern: »Mit dem menschlichen Skorbut fast identische Erscheinungen lassen sich bei Meerschweinchen erzeugen, wenn man sie ausschließlich mit Körnern ernährt« (Holst und Frölich). Reine Körnernahrung also führt mit Sicherheit zu Vitamin-C-Mangel. Wenn die Makrobioten behaupten, daß – ausgerechnet bei Reis – kein Vitamin-Verlust durch Verkochen entsteht (Abehsera), so ist diese Aussage gegenstandslos, denn Reis enthält überhaupt kein Vitamin C. In Milchprodukten ist sehr wenig Vitamin C enthalten. Auch Vorzugsmilch (nicht pasteurisierte

* Das Vitamin selbst kannte man damals noch nicht.

Abnahme des Vitamin-C-Gehaltes der in der Schale gedämpften oder gekochten Kartoffel (nach Scheunert)

Monat	mg Vit. C in 100 g
Oktober	18
November	15
Dezember	13
Januar	11
Februar	10
März	9
April	8
Mai	7
Juni	7
Frische Kartoffel, ungekocht	30

Der Verlust von Vitamin C ist in der Kartoffel, selbst nach längerer Lagerung, wenn sie in der Schale gekocht wird, in erträglichen Grenzen. Geschält gekochte Kartoffeln haben praktisch ihr gesamtes Vitamin C durch Oxydation und Auswaschung verloren.

Milch) enthält nicht mehr als handelsübliche Milch, 20 mg pro Liter. Das ist nicht einmal die Hälfte des Tagesbedarfes.

Muttermilch enthält etwas mehr Vitamin C als Kuhmilch, aber nicht genügend, um den Bedarf des Säuglings voll zu decken. Doch da hat die Natur vorgesorgt: Der Säugling kann das fehlende Vitamin C in seiner Leber selbst bilden. Diese Fähigkeit geht nach dem ersten Lebensjahr verloren.

Eier und das Fleisch von Schlachttieren enthalten nur unwesentliche Mengen an Vitamin C.

Auffallend ist die Tatsache, daß von allen Lebewesen nur der Mensch, die Affen und die Meerschweinchen Vitamin C nicht selbst bilden können und auf eine ausreichende Zufuhr durch die Nahrung angewiesen sind. Nur für diese drei Arten ist Vitamin C ein essentieller, lebensnotwendiger Nährstoff. Das sagt aber auch aus, daß es für sie Nahrungsmittel gibt, von denen sie unbedingt Gebrauch machen müssen: Frischobst und Frischgemüse bzw. Grünfutter.

Vitamin D – Ein kritisches Vitamin der Vegetarier

Vitamin D wird auch Sonnenschein-Vitamin genannt. Menschen, die sich viel in frischer Luft und in der Sonne aufhalten, laufen nie Gefahr, selbst wenn dieses Vitamin nicht in ihrer Nahrung enthalten ist, Mangelerscheinungen zu erleiden. Denn ein Stoff, der sich immer in unserer Haut befindet, das 7-Dehydrocholesterin, wird mit Hilfe des Sonnenlichtes in wirksames Vitamin D umgewandelt.

In Nahrungsmitteln kommt das fettlösliche Vitamin D praktisch nur in einigen tierischen Produkten vor. In Fischleber ist es in Überdosen, in Tierleber, Eigelb und Milchprodukten mangelhaft enthalten. Für den Vegetarier ist es ein nahezu unlösbares Problem, sich mit Vitamin D ausreichend aus der Nahrung zu versorgen. Lediglich Pilze enthalten kleinere Mengen; man müßte aber schon vom gesamten Saisonangebot an Pilzen Gebrauch machen, um den Jahresbedarf an Vitamin D zu decken.*

Glücklicherweise sind die meisten überzeugten Vegetarier auch überzeugte Sonnenanbeter, sonst gäbe es in ihren Reihen bedeutend mehr Vitamin-D-Mangel-Kranke; die Sonne macht hier alles wieder gut. Ältere Menschen, die sich gerne hochgeschlossen kleiden oder die ans Zimmer gebunden sind, können – aber das ist natürlich nur eine Notlösung – von einer UV-Licht-Bestrahlung, wohldosiert, nur wenige Minuten täglich, Gebrauch machen (am besten den Arzt fragen). Oder man ißt entsprechende Mengen Vitamin-D-hältiger Produkte. Auch hier gibt es, abhängig von der Sonnenbestrahlung, große Unterschiede. Sommerbutter hat z. B. bedeutend mehr Vitamin D als Winterbutter, Eier von im Freien gezüchteten Hühnern haben mehr Vitamin D als Eier von Hühnern in Legekästen. Man ist deshalb, besonders bei Milch und einigen Margarinesorten, dazu übergegangen, sie durch Bestrahlung mit UV-Licht mit Vitamin D anzureichern.

Dabei muß man sehr exakt vorgehen, denn Überbestrahlungen können zu einem Entartungsprodukt des Vitamin D führen, dem Toxisterin, ein Gift, das Krampfanfälle und Ablagerungen von Kalk an den falschen Stellen hervorrufen kann.

* Da Vitamin D fettlöslich ist, kann es vom Körper gespeichert werden.

Bedeutung des Vitamin D für den Organismus
Vitamin D ist notwendig für die Aufnahme und Verwertung der Mineralien Kalzium und Phosphor, die für den Aufbau der Knochen und Zähne wichtig sind.
Chronischer Vitamin-D-Mangel entsteht nur, wenn beide Faktoren – mangelhafte Sonnenbestrahlung der Haut und mangelhafte Zufuhr von Vitamin D durch die Ernährung – zugleich auftreten. Dann kann es zu schwerwiegenden Veränderungen am Skelett kommen – bei Kindern zur gefürchteten Rachitis mit Trichterbrust und abgeknickten Knochen, vor allem an Unterarmen und Unterschenkel. Das normale Wachstum (auch der Zähne) ist dann stark verzögert.
An Rachitis erkrankten in England um die Jahrhundertwende viele tausend Kinder und erlitten durch die Knochenverkümmerungen bleibende Schäden. Der Ursache waren die jahrein, jahraus rauchenden Schlote in den Industriestädten, deren Smog das ultraviolette Licht der Sonne ausfilterte. Die Rachitis, auch »englische Krankheit« genannt, war somit die erste durch Umweltverschmutzung hervorgerufene »Zivilisationskrankheit«.
Beim älteren Menschen kommt es durch Vitamin-D-Mangel zu verstärktem Kalkverlust, besonders der belasteten Wirbel. Das führt zu vielfältigen Beschwerden, wobei ständige Rücken- und Kreuzschmerzen im Vordergrund stehen.

Der Vitamin-D-Gehalt verschiedener Nahrungsmittel
Tagesbedarf: 400 I. E. = 10γ*

γ in 100 g	Nahrungsmittel
40.000–625.000	Thunfischlebertran
500–10.000	Heilbuttlebertran
200–750	Dorschlebertran
1,0	Schweineleber
0,25	Kalbsleber
3,5–10	Eigelb
0,6	Kuhmilch (Sommer)
0,06	Kuhmilch (Winter)
2,0	Butter (Sommer)
0,2	Butter (Winter)
0,12	Pilze

* I. E. = Internationale Einheiten
γ = ein Millionstel Gramm

Diese Tabelle ist nicht für die Praxis gedacht. Praxis bei Vitamin D heißt: Sonnenbestrahlung. Man sieht aber, wie extrem unterschiedlich Vitamin D in den wenigen Nahrungsmitteln, in denen es enthalten ist, verteilt ist. Vom Thunfischlebertran (Tagesdosis: 1/625 g) bis zu den Pilzen (theoretische Tagesdosis: 8000 g). Echte Lieferanten sind nur die Sommermilch, welche die Tagesdosis in 1,6 Liter enthält, und eventuell Eigelb; doch hier wären schon die Dotter von fünf Eiern täglich nötig.

Die kritischen Jahre, in denen schwer wiedergutzumachende Schäden häufig auftreten, sind die Nach-Fünfziger. Viele Menschen ziehen sich von Sport und Bewegung zurück und setzen sich kaum mehr der Sonne aus. So mancher läßt sich gerade in diesem Alter zu einer der fehlerhaft durchdachten Formen des Vegetarismus bekehren. Zugleich aber setzt der normale Abbau ein. Alles zusammen führt zum Bild des Vitamin-D-Mangels im fortgeschrittenen Alter: Rascher Verfall des Skelettsystems.

Mehr als bei jedem anderen Vitamin gilt der Satz: Vorbeugen ist besser als heilen.

Das wichtigste Vorbeugemittel hier ist die Sonne. Gerade wenn man sich dem Seniorenalter nähert und beruflich besonders in Anspruch genommen ist, sollte es ein Gebot sein, möglichst oft und ausgiebig in die freie Natur zu gehen. Dann wird man am eigentlichen Lebensabend sicherlich von weniger Schmerzen geplagt.

Zusätzlich empfiehlt es sich, gelegentlich – etwa zweimal im Monat – eines der wenigen tierischen Vitamin-D-hältigen Produkte zu sich zu nehmen. Der überzeugte Vegetarier könnte auf eine der künstlich mit Vitamin D angereicherten Pflanzen-Margarinen ausweichen.

Bei allen anderen Vitaminen kann man – auch wenn Mangelschäden bereits aufgetreten sind – die Störungen durch therapeutische Maßnahmen meist wieder beseitigen. Nicht aber bei Vitamin-D-Mangel. Wenn der Wirbel einmal eingebrochen ist, ist es zu spät.

Vitamin D aus Lebertran oder aus Kapseln darf nur vom Arzt verordnet werden, da die Gefahr einer Überdosierung zu groß ist. Durch irrtümliche Verwendung von Lebertran bei der Zubereitung von Rührei ist in den dreißiger Jahren mehr als die Hälfte der Kinder eines Kindergartens gestorben.

Vitamin E – Ein Teelöffel Weizenkeimöl genügt

Das fettlösliche Vitamin E kommt vor allem in pflanzlichen Produkten, am konzentriertesten in Keimlingen oder Keimölen, vor. In einem Teelöffel Weizenkeimöl ist der Tagesbedarf eines erwachsenen Menschen an Vitamin E enthalten. Auch andere pflanzliche Produkte – Nüsse, Kerne, Hülsenfrüchte und grüne Gemüse – enthalten Vitamin E in ausreichender Menge. In eßbaren tierischen Produkten ist Vitamin E lediglich in der Leber und in geringerem Maße im Eidotter enthalten.

Vor fünfzig Jahren glaubte man, daß im Eidotter viel größere Mengen an diesem Vitamin enthalten seien; damals hielt man Vitamin E auch für potenzsteigernd. So kam es zu der Volksmeinung, Rührei sei gut für die Manneskraft. Heute bringt man Vitamin E damit kaum noch in Verbindung.

Auch die angeblich altersbremsende Wirkung scheint eine Legende zu sein. Wohl kommt es bei Vitamin-E-freier Ernährung bei Nagetieren zu Fortpflanzungsstörungen, Muskelschwäche und schnellerem Abbau; beim Menschen liegen derartige Beobachtungen nicht vor. Das mag auch daran liegen, daß in jeder einigermaßen ausreichenden Ernährung genügend Vitamin E vorhanden ist.

Vitamin E ist relativ stabil. Normales Erhitzen schadet ihm nicht, wohl aber Kochen und Braten in heißem Fett: dadurch wird das fettlösliche Vitamin herausgezogen.

Beim Bleichen während der Herstellung weißen Mehls wird Vitamin E chemisch zerstört. Auch tiefe Temperaturen schaden. So ist Vitamin E das einzige, das beim Tiefkühlen von Lebensmitteln größere Verluste erleidet.

Vitamin F

Das sind mehrfach ungesättigte Fettsäuren = essentielle Fettsäuren. Mehr darüber haben wir im Kapitel »Fette« berichtet.

Vitamin K – An sich ausreichend

Vitamin K, ebenfalls ein fettlösliches Vitamin, spielt eine große Rolle bei der normalen Blutgerinnung. In jeder durchschnittlichen Ernährung sind mehr als ausreichende Mengen von Vitamin K enthalten. Außerdem wird es täglich von den Bakterien unseres Darmes gebildet. Aus Ernährungsgründen gerät man also nicht so schnell in einen Vitamin-K-Mangelzustand, wohl aber infolge anderer Erkrankungen oder infolge bestimmter Therapien. So ist bei Lebererkrankungen, besonders bei Fehlen der Gallensäuren, die Aufnahme und Verwertung von Vitamin K gestört. Ebenso kann eine längere Antibiotikabehandlung zur Vernichtung der Vitamin-K-bildenden Bakterien im Darm einen Mangel nach sich ziehen. In solchen und anderen Fällen ist die zusätzliche Gabe von Vitamin K in Injektionsform angezeigt; denn wenn die Aufnahme aus dem Darm gestört ist, nützt es auch nichts, Vitamin-K-hältige Nahrung vermehrt zu sich zu nehmen. Letzteres wäre durchaus möglich, denn allein 100 g Spinat enthalten die 40fache Menge des Tagesbedarfs. Neben Spinat sind auch alle anderen Blattgemüse außerordentlich Vitamin-K-reich. Tomaten, Kartoffeln und tierische Produkte enthalten geringe, jedoch ausreichende Mengen. In Körnern und Milchprodukten ist wenig Vitamin K enthalten. Es ist hitze- und kälteunempfindlich, jedoch anfällig Alkalien gegenüber; daher sollte beim Kochen von Gemüse kein Natriumbikarbonat verwendet werden.

Die Mineralstoffe

Wie die Vitamine, zählen auch die Mineralstoffe zu den nichtenergieliefernden, aber lebenswichtigen Nährstoffen.

Ursprünglich sind sie im Boden und im Wasser enthalten und werden daraus von den Pflanzen entnommen. Je nach dem Gehalt des Bodens reichern sich die

Pflanzen mit mehr oder weniger Mineralstoffen an. So kann es sein, daß die gleiche Pflanze aus verschiedenen Anbaugebieten, was den Mineralstoffgehalt betrifft, durchaus nicht gleichwertig ist. Es kann auch vorkommen, daß einige Mineralstoffe, wie z. B. das Jod, in manchen Binnenländern so spärlich vorhanden sind, daß man den täglichen Bedarf weder aus der dort wachsenden Nahrung noch aus dem Trinkwasser decken kann. Daher ist man dazu übergegangen, manche Nahrungsmittel künstlich mit Mineralstoffen anzureichern. Auf diese Weise hat man früher in Gebirgstälern gehäuft vorkommende Jodmangelerkrankungen nahezu ausmerzen können.

Das Beispiel zeigt, daß die Behauptung, jeder Heimatboden ernähre seine Lebewesen vollwertig, wenn er nur genügend Nahrung hervorbringe, nicht immer stimmt.

Alles aber, was dem Boden in den Binnenländern an Mineralstoffen fehlen kann, enthalten Meeresprodukte in reichlichem Maß. Geringe Mengen eines Algenproduktes täglich decken, zusammen mit der heimischen Nahrung, den Mineralstoffbedarf in idealer Weise. Es ist auch durchaus nicht abnormal, davon Gebrauch zu machen, denn die Urheimat aller Lebewesen ist letztlich das Meer.

Man teilt die Mineralstoffe in die
– eigentlichen Mineralstoffe und in
– die Spurenelemente ein.

Der Unterschied liegt lediglich in der Menge, die der Körper benötigt.

Bei den eigentlichen Mineralstoffen sind es meist Grammdosen, bei den Spurenelementen sind die benötigten Mengen bedeutend geringer (ein zehntausendstel Gramm bei Jod z. B. ist gerade richtig). Dennoch kann es, wenn diese kleinsten Mengen nicht vorhanden sind, zu schweren und schwersten Schäden kommen.

Der unterschiedliche Gehalt verschiedener Nahrungsmittel an Mineralstoffen ist mehr als bei allen anderen lebensnotwendigen Nährstoffen ein deutlicher Hinweis darauf, wie wichtig es ist, von einem möglichst breiten Angebot an Nahrungsmitteln Gebrauch zu machen.

Bei einer normalen, mäßig gesalzenen Ernährung sind Erkrankungen durch ein Zuviel an Mineralstoffen nicht zu erwarten. Vorübergehende Überdosierungen scheidet der Körper wieder aus. Mangelerscheinungen durch einseitige Ernährung sind häufiger anzutreffen. Besonders die Spurenelemente Kobalt und Zink sind in einer zu streng ausgerichteten vegetarischen Ernährung nicht genügend verfügbar. Kobalt, weil es in üblichen pflanzlichen Produkten nicht vorkommt; Zink, weil es unser Körper aus pflanzlichen Produkten schlecht verwerten kann. Beide Spurenelemente kommen jedoch ausreichend in Meeresalgen und Brauereitrockenhefe (Bierhefe) vor. Auch kann sie unser Körper – diese Nahrungsmittel sind Lebewesen an der Grenze zwischen Pflanze und Tier – ganz ausgezeichnet verwerten. Meeresalgen und Brauereitrockenhefe sind die hochwertigsten Mineralstoffträger überhaupt, und sie sind nicht nur dem Vegetarier besonders zu empfehlen.

Weitere hochwertige Mineralstoffquellen sind Nüsse, Körner und Hülsenfrüchte, Produkte, die aber zugleich einen hohen Nährwert besitzen. Das hat zur Folge, daß ein großer Teil der enthaltenen Mineralstoffe zur Verwertung dieser Produkte verbraucht wird und sie deshalb der eigentlichen Anreicherung des Körpers an Mineralstoffen weniger dienlich sind. Diesen Zweck erfüllen besser die kalorienarmen pflanzlichen Nahrungsmittel, an erster Stelle Blattgemüse, Wurzeln und Rüben.

Zumal sämtliche Mineralstoffe wasserlöslich sind, sind sie auch in den verschiedenen Pflanzensäften konzentriert enthalten.

Die Pflanzensäfte stellen also eine hervorragende Möglichkeit dar, den Körper klaglos und zugleich kalorienarm mit Mineralstoffen zu versorgen (Karottensaft, Rote-Bete-Saft, Selleriesaft usw.).

Demgegenüber tritt die Vorstellung, daß Pflanzenpreßsäfte als Teilwertprodukte unnatürlich seien (Schnitzer), in den Hintergrund.

Ein anderes Teilwertprodukt, das geschälte Korn und die daraus gewonnenen Auszugsmehle, sind gerade deshalb schädlich, weil bei gleichbleibendem Gehalt an energieliefernden Nährstoffen die nicht-energieliefernden Nährstoffe, zu denen die Mineralien gehören, radikal (bis über 90%) entfernt wurden. Die bei fortwährendem Genuß von Auszugsmehlen und daraus hergestellten Produkten auftretenden Schäden entsprechen zum guten Teil Mineralstoffmangelschäden. Diese sind entsprechend der umfassenden Bedeutung der Mineralstoffe für den Organismus vielfältig: Von Blutarmut und Wachstumsschäden über Infektionsanfälligkeit bis zu beschleunigtem Abbau. Produkte aus Auszugsmehlen sind also auch im Hinblick auf die Versorgung des Körpers mit Mineralstoffen abzulehnen. In verstärktem Maß gilt das für den weißen Zucker.

Bei den tierischen Produkten führt Milch, was Konzentration und Ausgewogenheit der Mineralstoffe betrifft, die Liste an. Gravierende Mängel gibt es hier nur beim Eisen. Da aber die Palette an ausreichend eisenhältigen Nahrungsmitteln sonst sehr groß ist, spielt das nur eine untergeordnete Rolle.

Hochwertig, was den Mineralstoffgehalt betrifft, sind auch Schalentiere und die meisten Innereien, besonders die Leber. Der Wert liegt mehr im konzentrierten Gehalt mancher Spurenelemente, wie Eisen und Kobalt, und weniger am Gesamtgehalt aller verfügbaren Mineralstoffe.

Der jeweilige Schwerpunkt des Mineralstoffgehaltes eines Nahrungsmittels trägt sehr dazu bei, ob dieses im Zuge seiner Verwertung durch den Organismus einen Basen- oder einen Säure-Überschuß erzeugt. Überwiegen die Mineralstoffe Kalium, Natrium, Kalzium und Magnesium, ist ein Nahrungsmittel basisch; überwiegen Phosphor, Schwefel und Chlor, ist es sauer. Das spielt eine Rolle bei der Zusammenstellung der täglichen Ernährung, wenn man davon ausgeht, daß ein leichter Basenüberschuß erwünscht ist.

Diese Forderung ist nicht unwidersprochen geblieben, mit dem Hinweis darauf, daß der Körper ohnedies alles wieder ausgleicht. Doch ist es für den Organismus bestimmt nützlich, unter geringerem Kraftaufwand seine Nahrung abzubauen und dadurch Energien für andere Zwecke einzusparen, was bei einem leichten Basenüberschuß der Fall ist. Als Maßstab könnte man die Muttermilch heranziehen, welche für Wochen das einzige natürliche Nahrungsmittel des Neugeborenen darstellt. Sie hat einen Basenüberschuß von einem Prozent, d. h. ein Prozent der basischen Mineralstoffe überwiegen und sind nicht durch saure Mineralstoffe gebunden.

Das bedeutet:

a) Für den strengen Vegetarier:
– nicht mehr als 40% Körner, Kerne und Nüsse,
– Wurzeln, Rüben und Knollen decken den Säureüberschuß von Körnern stärker ab als Blattgemüse und Obst,
– Hülsenfrüchte sind die einzigen basischen Eiweißträger unter den Pflanzen.

> *Saure Nahrungsmittel sind*
> – alle tierischen Produkte, mit Ausnahme von Milch (10–15% sauer)
> – alle Kerne, Körner und Nüsse (6–12% sauer)
> *Basische Nahrungsmittel sind*
> – alle Wurzeln, Rüben und Knollen (6–12% basisch)
> – Hülsenfrüchte (10% basisch)
> – alle anderen Gemüsesorten, Pilze und Obst (2–6% basisch)
> – Kuhmilch und Milchprodukte (0–3% basisch).
> Produkte wie Algen und Brauereitrockenhefe weisen Werte von ± 0 auf.

Empfohlene Kombination:
30% Körner, Kerne und Nüsse,
15% Hülsenfrüchte,
50% Gemüse, Pilze und Obst,
5% Algenprodukte und Brauereitrockenhefe.
Alles bezogen auf 1000 g fester Nahrung pro Tag, also 300 g Körner, 150 g Hülsenfrüchte usw. Der Eiweißgehalt beträgt dabei ca. 60 g, der Kaloriengehalt ca. 2200 cal.

b) Bei lakto-vegetabiler Kost:
Diese ist in jeder Hinsicht – also auch bezüglich eines Basenüberschusses – völlig unproblematisch. Da man die Gewichtsverhältnisse der flüssigen Milch mit fester Kost nicht vergleichen kann und die Käsesorten zu unterschiedlich sind, empfiehlt sich folgende Aufteilung:
Von den pflanzlichen Produkten wird jeweils ein Drittel des Gewichtes gegenüber der vegetabilen Kost abgezogen und der nun verlorene Eiweißgehalt durch Milch ersetzt. Das ergibt etwa drei viertel Liter Milch pro Tag bzw. die daraus gewonnenen Käsesorten. Tatsächlich kommt man sogar mit geringeren Mengen aus, da Milcheiweiß aufgrund seines ausgewogenen Gehaltes an essentiellen Aminosäuren höherwertig ist als Pflanzeneiweiß.
Daraus ist aber auch ersichtlich, daß selbst geringe Mengen an Milch und Milchprodukten zumindest jede bevorzugt vegetarische Ernährung beträchtlich aufwerten und mit einem Schlag problemlos machen kann.
Allerdings kommt man bei dieser Kombination nur mehr auf etwa 2000 Kalorien pro Tag, was gelegentlich ohnedies erwünscht sein mag. Sind diese Mengen zu wenig, füllt man sie mit Säure-Basen-neutralen Kombinationen auf: z. B. mit Vollkornbrot und Gemüsesaft im Verhältnis 1 : 1. (100 g Vollkornbrot und 100 g Gemüsesaft haben zusammen ca. 300 Kalorien und 6 g Eiweiß.) Solche Kombinationen sind als Zwischenmahlzeiten hervorragend geeignet.

c) Bei gemischter Kost:
Hier tritt wieder das Problem auf, die überschüssigen säurebildenden Mineralien durch Nahrungsmittel mit Basenüberschuß abzudecken. Daraus ergibt sich, daß Kombinationen von tierischen Produkten mit Körnern in dieser Hinsicht ungünstig sind. Beide enthalten zu viel an säurebildenden Substanzen. Entweder Fisch bzw. Fleisch – *oder* Körner. Teilweise wird damit die Vorstellung von Hay

bestätigt. Umgekehrt ist dies ein gewichtiger Einwand gegen eine der vielen erweiterten Formen der Makrobiotiker (Fisch + Körner, aber kaum Gemüse).

Als *Grundregel* kann gelten: je mehr Fleisch oder Fisch oder sonstige tierische Produkte gegessen werden (Schnecken, Krabben, Muscheln), desto weniger sollte man sich von den auch säurebildenden pflanzlichen Produkten ernähren, desto mehr sollte man von den starken Basenträgern Wurzeln, Rüben und Knollen Gebrauch machen.

Man kann sich leicht ausrechnen, wieviel an direkten tierischen Produkten man täglich genießen kann, ohne zu umständlichen Ausgleichsmaßnahmen greifen zu müssen: bis 200 g Frischeinwaage Fleisch kann man leicht verkraften. Alles, was darüber hinaus geht, macht Schwierigkeiten; man wird gezwungen, andere hochwertige Nahrungsmittel, Körner, Kerne oder Nüsse auszulassen, um den erwünschten Basenüberschuß zu erhalten. (Naturlogisch sieht es tatsächlich so aus, also ob Fleisch und Fisch nur Ersatznahrung speziell für Körner, Kerne und Nüsse wären.)

Empfehlung:
– bei gleichzeitiger Fleisch- oder Fischnahrung Körner reduzieren,
– Fleisch und Fisch mit ausreichenden Mengen pflanzlicher Basenträger abdecken (1 : 3 bzw. 1 : 4),
– 200 g Fleisch oder Fisch pro Tag nicht überschreiten.

Der natürliche Instinkt bei der Nahrungsauswahl

Der Mensch hat seinen natürlichen Instinkt weitgehend verloren. Er ist nicht mehr in der Situation, alles erst vorkosten zu müssen, was für ihn als Nahrungsmittel in Frage kommt. Heute stellt man die volle Schüssel auf den Tisch und verläßt sich darauf, daß alles schon richtig sein wird. Das war nicht immer so: Vor 20.000 Jahren etwa oder früher gab es keine Tischkultur, keine Köche im heutigen Sinn, keine Gaststätten; es gab den Menschen, der frei durch die Natur zog und darauf angewiesen war, daß er irgendwo seine Nahrung fand; und dort verzehrte er sie auch sofort. Wie es wilde Tiere tun.

Wir dürfen annehmen, daß in der Zeit der Jäger und Sammler Pilze als Hauptnahrungsmittel eine bedeutende Rolle gespielt haben. Nun möge man sich vorstellen: ein völlig verhungerter Neandertaler streift auf der Suche nach Nahrung durch den Wald und entdeckt einen Pilz: dieser könnte nun giftig sein, oder er könnte den Menschen sättigen. Was tut unser Freund aus der grauen Vorzeit? Weil er so hungrig ist: den Fund gierig verschlingen? Keineswegs! Er kostet ein ganz kleines Stück vom Rand des Pilzes, kaut dieses so lange, bis er feststellen kann, ob dieses Geschenk der Natur auch genießbar ist . . .

Ist der Pilz nämlich giftig, stellt sich schon in der Mundhöhle ein Ausspuckzwang ein, Übelkeitsgefühl, Schweißausbruch, ein Würgereflex. Selbstverständlich hat der Neandertaler in einem solchen Fall den Pilz ausgespuckt – das instinktive Vorkosten hat ihn vor einer Vergiftung geschützt.

Doch selbst mit einem erfahrungsgemäß eßbaren Pilz wäre er ebenso vorgegangen: Zunächst einmal kosten, ausgiebig kauen, ohne zu schlucken, und erst, wenn der Impuls in Form eines Schluckzwanges erteilt wird, bedenkenlos weiteressen.

Diese instinktive Vorsichtsmaßregel hat der Organismus nicht nur entwickelt, um giftige Substanzen von sich zu weisen, sondern auch, um seinen Stoffwechsel rechtzeitig über die Zusammensetzung des Nahrungsmittels zu informieren.

Heute neigen wir lediglich dann zum Vorkosten eines Nahrungsmittels, wenn es uns bisher völlig fremd gewesen war. Genaugenommen aber sollten wir bei jeder Nahrungsmittelaufnahme diesen Vorgang wiederholen: jeweils den *ersten* Bissen so lange kauen, bis das Informationssystem des Körpers seine Arbeit getan hat. Unser menschliches Erinnerungsvermögen, das uns die Möglichkeit verleiht, Kartoffeln zu kennen, weil man sie schon so oft gegessen hat, verleitet uns, sie gedankenlos zu verschlingen und nicht immer wieder von neuem durchzukosten. Freilich wissen wir, daß sie nicht giftig ist, aber unser Stoffwechsel hat bei der kurzen Verweildauer der Kartoffel im Mund keine Möglichkeit, diese genau zu analysieren und sich darauf einzustellen.

Unser Wissen und unsere Augen vermitteln unserem Stoffwechsel und den inneren Organen nur ein sehr ungenaues Bild davon, was diese erwartet. Lediglich die Geschmacksnerven in unserer Mundhöhle sind imstande, Stoffe derart zu analysieren, daß dem Organismus ein vollständiges und exaktes Bild von der Zusammensetzung des Nahrungsmittels übertragen wird.

Normalerweise setzt die Natur die Grenzen der Überlebensfähigkeit für jedes Lebewesen. Für jede Art entwickelt sie gerade so viel Nahrungsmittel, daß diese Art eine Chance hat, zu überleben – Überfluß gibt es keinen. Der Mensch hat die Grenzen seiner Überlebensfähigkeit dadurch erweitert, daß er sich neue Nahrungsmittel dazuerworben hat. Er hat also den vorgegebenen Rahmen der Natur gesprengt.

Wir nehmen daher an, daß es zwei Arten gibt:

1. Ideale Nahrungsmittel, also jene, die uns »eingeboren« sind. Diese sind sozusagen in der Gen-Struktur des Menschen vorhanden.

2. Nahrungsmittel, die wir durch unseren Nachahmungstrieb zusätzlich erworben haben. Denn der Mensch unterschied sich ursprünglich von den Tieren wahrscheinlich gar nicht so sehr durch eine überlegene Intelligenz, sondern durch einen ausgeprägten Nachahmungstrieb. Wenn er etwa beobachtete, wie ein Bär mit großem Vergnügen einen Fisch fing und fraß, so hat er das gleiche ebenfalls versucht und so seine Palette um Nahrungsmittel erweitert, die wohl verwertbar, aber nicht mehr so ideal für ihn waren.

Unser Organismus ist daher durch die Vielfalt des Nahrungsangebotes nicht entsprechend programmiert, ihre Zusammensetzungen genau zu kennen. Daher hat das Vorkosten des ersten Bissens nicht nur den Sinn einer Probediagnostik: giftig oder ungiftig, sondern es soll genau feststellen: Woraus besteht dieses Nahrungsmittel im Detail? Denn unsere Mundhöhle ist – wenn man ihr Zeit gibt – fähig, das genaue Ionenmuster und die präzise Nährstoffzusammensetzung eines Nahrungsmittels zu erkennen. Die Aufgabe der Geschmackspapillen ist es, den Organen unseres Stoffwechsels mitzuteilen, welche Art von Nahrungsmitteln in welchem Reifezustand von welchem Wert zu erwarten ist.

Aus einer Tabelle z. B. kann man ersehen, daß reife Erbsen durchschnittlich 23% Eiweiß, 1,4% Fette und 60% Kohlenhydrate enthalten. Das Wissen allein aber genügt noch nicht, damit die verschiedenen Fermente, die zum Abbau dieser Nährstoffe notwendig sind, im richtigen Verhältnis bereitgestellt werden.

Nehme ich nun z. B. eine Erbse in den Mund und kaue sie ausgiebig, so löst sich das Material zunächst im Speichel. Aus dieser gelösten Substanz wird in der Folge einer Verhältnisdiagnose erstellt, und dementsprechend bildet die Mundhöhle genau die richtige Menge eines Fermentes, das als erstes die Kohlenhydrate, die in der Erbse enthalten sind, bis zu einem gewissen Grad abbaut. Für die Eiweißkörper hat die Mundhöhle zwar kein Ferment, gibt aber die Information über die Art und Menge der Eiweißkörper an den Magen weiter. Der Magen bildet jetzt, noch bevor die Erbse geschluckt wird, Fermente, die genau der Eiweißmenge entsprechen. Ebenso werden von der Bauchspeicheldrüse und von der Leber Substanzen gebildet, um die Fette, die mit der jeweiligen Nahrung zugeführt werden, richtig aufzuschließen.

Dieser Vorgang ist natürlich nur möglich, wenn die Zusammensetzung der Erbse genau analysiert ist. Dann aber arbeitet unser Organismus bedeutend besser als jede Tabelle, die nur trockene Zahlen liefert, denn er ergreift im richtigen Verhältnis die praktischen Konsequenzen. Die Mundhöhle spielt also in der Wertbestimmung und auch in der Diagnostik unserer Nahrungsmittel eine bedeutende Rolle.

Gerade der Mensch, der so viele verschiedene Nahrungsmittel zu sich nimmt, »eingeborene« und »erworbene«, müßte von dieser wichtigen Funktion Gebrauch machen.

In die Praxis umgesetzt, wird man folgendermaßen vorgehen: Man hat auf dem Teller etwa ein Stück Fleisch, Erbsen und Kartoffeln. Das sind drei verschiedene Substanzen, deshalb wird es drei »erste Bissen« geben: einen für das Fleisch, einen für die Erbsen, einen für die Kartoffeln. Man schneidet also ein kleines Stückchen Fleisch ab, nimmt es in den Mund und kaut es so lange – bedachtsam und aufmerksam –, bis man einen Schluckreflex spürt. Damit dieser Reflex nicht zu früh ausgelöst wird – das wäre dann der Fall, wenn die Speise frühzeitig an den Zungengrund gelangt –, hält man den Kopf während des Kauens etwas nach vorne geneigt.

Noch während man diesen ersten Bissen im Mund hat, wird man eine gewisse Geschmacksveränderung angenehmer oder auch unangenehmer Natur feststellen. Das ist schon eine gewisse Vorentscheidung. Wir wollen annehmen, daß das Fleisch völlig in Ordnung ist und dem Körper zusagt; nun wird der Schluckreflex erteilt. Den Rest des Fleisches kann man nun mehr oder weniger unaufmerksam weiteressen, man sollte ihn aber dennoch gut und sorgfältig kauen.

Das gleiche macht man mit dem ersten Bissen des Erbsengerichts, letztlich mit den Kartoffeln.

Auch wenn man diese Substanzen schon oft gegessen hat, muß der Organismus die Information über ihre Zusammensetzung immer wieder von neuem bekommen.

Beim Weiteressen entwickelt sich ein weiterer Instinkt: Der Körper kann selbst entscheiden, wieviel von jeder der drei Substanzen aufgenommen werden soll. Freilich kann er das nur, wenn ihm jede Substanz in ihrer Analyse genau bekannt ist. Der Körper gibt uns ein Signal im Sinne eines Sättigungsgefühls, getrennt für Fleisch, Erbsen und Kartoffeln.

Wir wollen hier festhalten, daß die Kombination Fleisch, Erbsen und Kartoffeln willkürlich gewählt ist und nicht gerade die idealste Zusammensetzung verschiedener Nahrungsmittel darstellt. Doch auch hier kann der Organismus, wenn er über die Zusammensetzung der Substanzen genau Bescheid weiß, das Optimum herausholen, indem er das richtige Verhältnis bestimmt. So kann es sein, daß man »fleischsatt« ist, wohl aber noch Appetit auf Kartoffeln oder Erbsen hat. Dann sollte man sich nicht scheuen, seinem Instinkt nachzugeben und einiges auf dem Teller liegenzulassen oder auch einiges nachzunehmen. Allmählich, im Laufe einiger Wochen, lernt man, wieviel von einer bestimmten Kombination von vornherein genommen werden soll.

Unsere Aufmerksamkeit beim Essen soll sich also auf zwei Punkte richten:
– auf den jeweils ersten Bissen und
– auf das jeweilige »Stopsignal« als Ausdruck der Sättigung.

Der erste Teil ist innerhalb weniger Tage leicht zu erlernen, für den zweiten wird man vier bis sechs Wochen brauchen. Hat man beide »erlernt«, wird man auf einer »Instinktwelle« schweben. Dieses Gefühl verleiht beachtliche Selbstsicherheit auch auf anderen Gebieten des Lebens. Denn das, was wir als Instinkt bezeichnen, ist mit allen Ereignissen des täglichen Lebens verflochten. Trainiert und verbessert man seinen Instinkt auf einem Gebiet, bessert er sich auch gleichzeitig auf einem anderen. Gerade weil Instinkte so verläßlich und fehlerfrei arbeiten, verleihen sie Selbstsicherheit. Eine bessere Übungsebene zur Wiedererlangung des natürlichen Instinkts als unsere tägliche Nahrungsaufnahme gibt es wohl kaum.
Im Verlauf dieser »Instinktübung« macht man auch bald eine weitere Entdeckung. Man beginnt, Lust auf bestimmte Nahrungsmittel genau dann zu haben, wenn sie auch wirklich reif geworden sind, man beginnt also im Einklang mit der Natur zu leben. Verlangen nach Kirschen etwa tritt nur dann auf, wenn sie die Natur wirklich anbietet. Zur richtigen Zeit genossen, entfalten sie ihre Heil- und Regenerationskräfte – unabhängig vom Nährwert – am besten.
Nun gibt es bei der heutigen zivilisierten Nahrungszubereitung und der Vielfalt der Nahrungskombinationen doch einiges für den Menschen nicht Zuträgliche. Auch hier soll die Aussage des ersten Bissens maßgebend sein. Ein Beispiel ist die komplizierte Torte, die aus Mehl, Zucker, Eiern, Butter, Nüssen etc. besteht. Man kann nicht anders, als alle darin enthaltenen Substanzen mit einem Bissen zugleich in den Mund zu nehmen. Und nun zeigt sich, daß unsere Mundhöhle in ihrer Informationstätigkeit allein von der Struktur der Geschmackspapillen her überfordert ist. Es ist zuviel an verschiedenen Substanzen in einem Bissen enthalten. Die Mundhöhle kann keine Analyse mehr durchführen, und so kann der Schluckreflex ausbleiben. Zwar stellt die Mundhöhle fest, daß die Torte nicht giftig ist, weshalb auch kein Würgereflex erteilt wird, aber man spürt bei längerem Kauen ein etwas unangenehmes, ziehendes Gefühl im Mund und wartet vergeblich auf den Schluckreflex – plötzlich schmeckt die Torte nicht mehr. Man kann sie natürlich trotzdem essen, aber sie kommt im Magen als nicht-diagnostizierte Substanz an. Der Organismus weiß nicht, um welche Substanzen es sich handelt, muß sie aber abbauen und wandelt sie in überflüssiges Fettgewebe um. Eine Torte hat keinen Nährwert, sie bringt keinen Vorteil für den Körper; sie schmeckt lediglich auf Anhieb recht gut, bei längerem Kauen aber überhaupt

nicht mehr. Man kann also ohne weiteres versuchen, neigt man allzusehr zu Süßigkeiten, sich diese durch sorgfältiges und ausgiebiges Kauen abzugewöhnen. Ähnliche Fehler werden leider auch oft bei der Herstellung sogenannter »gesunder Speisen« gemacht. Etwa bei der Müslizubereitung. Man darf nicht glauben, daß ein Müsli dann am gesündesten ist, wenn es möglichst viele verschiedene gesunde Materialien enthält. Verschiedene Körner und Nußsorten mit verschiedenen Früchten zu mischen, ist sicherlich falsch. Denn auch in diesem Fall gelingt es der Mundhöhle nicht, die einzelnen Substanzen zu analysieren. Besser ist es, einfache, unkomplizierte Müslis zusammenzustellen. Also entweder Yoghurt und Körner oder Yoghurt und Früchte, oder Früchte und Körner usw.

Es gibt ein Beispiel, an dem demonstriert werden kann, wie gut unser Instinkt und unser vorprogrammiertes Wissen zusammenarbeiten können: das asiatische Gastmahl. Jedem Teilnehmer ist die genaue Speisenfolge vorher bekannt, und meist weiß er auch schon, welchen Gang er auslassen wird. Üblicherweise sitzen die Asiaten bei ihren Gastmählern an einem länglichen Tisch und schwätzen sehr viel. Wir der erste Gang aufgetragen, ist es sofort still. Einer nach dem anderen nimmt einen kleinen Bissen in den Mund und kaut ihn lange und gründlich. Erst dann erhebt sich meist beifälliges Nicken in der Runde. Nun wird gegessen ... Während des Gespräches wird scheinbar achtlos weitergelöffelt. Doch dann schiebt einer nach dem anderen sein Schälchen weg. Manche lassen etwas übrig, andere haben aufgegessen, andere verlangen einen Nachschlag. Aber jeder hat auch während des Gespräches erkannt, wieviel sein Organismus von diesem Nahrungsmittel will. Nun wird bis zum nächsten Gang weitergeschwätzt, und ist dieser serviert, wird die Prozedur des Kostens abermals vollzogen.

Vorprogrammiert dabei ist das Wissen um die Anzahl und um den Inhalt der Gänge. So kann es nicht geschehen, daß man bereits nach dem ersten Gang komplett satt ist. Beide Komponenten, das Wissen um den Ablauf und das einzelne Sättigungsgefühl, arbeiten derart, daß sich niemand überessen kann, daß aber auch niemand nach dem Mahl hungrig aufsteht.

Daraus kann man viel lernen:

Egal, ob man diverse Gänge ißt oder nur verschiedene Nahrungsmittel auf einem Teller hat: Von jeder Einheit sollte man den ersten Bissen besonders intensiv kosten und kauen. Man sollte aber auch vor der gesamten Mahlzeit Bescheid wissen, was auf den Tisch kommen wird. Leider ist es meist so, daß der gesundheitliche Wert der Speisen in umgekehrtem Verhältnis zur Kochkunst steht. Aus Prestigegründen werden exotische, von der Jahreszeit her unübliche Nahrungsmittel, herrlich zubereitet, als »Überraschungen« auf den Tisch gebracht.

Aber immer dann, wenn der Mensch zu sehr seinen Geist benützt und sich nicht mehr auf seinen Instinkt verläßt, läuft er Gefahr, sich biologisch falsch zu verhalten.

Kritik der Ernährungslehren

Vergleichende Beurteilung verschiedener Ernährungslehren nach den gültigen ernährungsphysiologischen Grundsätzen

	Eiweiß Körper (Norm: 50–70 g pro Tag)	essent. Fettsäuren	Kohlenhydrate	Vitamine	Rohkost (Zellulose)	Mineralien u. Spurenelemente	Säure- oder Basenüberschuß
Makrobiotik	Mangelgefahr	Mangelgefahr	Übertrieben	Mangelgefahr B_{12}, C, D	Mangelgefahr	Natriumüberschuß Zinkmangel	Säureüberschuß
Bruker	Mangelgefahr	keine Probleme	normal	Mangelgefahr B_{12}, D	ausgewogen	eventuell Zinkmangel	Basenüberschuß
Schnitzer	Mangelgefahr	keine Probleme	normal	Mangelgefahr B_{12}, D	übertrieben	eventuell Zinkmangel	Basenüberschuß
Atkins	extremer Überschuß	keine Probleme	stark beschränkt	Überschuß- gefahr C, B_3 (Tabletten)	Mangelgefahr	Natriumüberschuß	extremer Säure überschuß
Hay	normal	keine Probleme	normal	ausgewogen	ausgewogen	ausgewogen	Basenüberschuß
Satvik	normal	keine Probleme	normal	ausgewogen	ausgewogen	ausgewogen	Basenüberschuß

Alle eng bemessenen, strengen Ernährungslehren weisen Gefahrenquellen auf. Hay und Satvik gewähren einen größeren Spielraum. Das allein entscheidet, daß ihre Anwendung unbedenklich und gefahrlos ist. Hay und Satvik kann man »sich richten«, man kann sie an die allgemein gültigen Ernährungsgrundsätze anpassen. Bei Bruker und Schnitzer kann man die Schwächen leicht kompensieren. Ihre Lehren sind zwar eng bemessen, doch basieren sie auf gesunden Grundlagen. Bei Atkins und der Makrobiotik sind die Hindernisse unüberbrückbar. Spätschäden sind zu wahrscheinlich. Deshalb muß hier vor ihnen gewarnt werden. Überhaupt haben sich Dogmatiker stets durch große Überzeugungskraft ausgezeichnet. In der Ernährungslehre aber darf man die <u>Überzeugungskraft des Lehrers</u> nicht mit der <u>Qualität der Lehre</u> verwechseln.

Brukers Ernährungslehre

Der deutsche Internist Dr. Bruker geht von der Überlegung aus, die Ursachen der meisten Erkrankungen seien Stoffwechselstörungen und fast ausschließlich auf den Genuß von denaturierten Nahrungsmitteln zurückzuführen; in erster

Linie auf denaturierte Kohlenhydrate, also Auszugsmehle und Industriezucker; auch auf (durch Pasteurisierung, Homogenisierung, Verkochen und Verbraten) denaturierte Eiweißkörper sowie denaturierte Fette (durch Erhärten). Die logische Konsequenz wäre, nach Meinung Brukers, der Verzicht auf alle industriell verarbeiteten Nahrungsmittel.

Zu den durch Genuß von Industrieprodukten am häufigsten auftretenden Krankheiten zählen auch die Zuckerkrankheit und die Gicht, das Übergewicht, ferner Gefäßerkrankungen (wie Arteriosklerose) und Thrombosen, Lebererkrankungen, Steinbildung in der Gallenblase und im Nierenbecken sowie ein Großteil der rheumatischen Erkrankungen. Da unter den Erkrankten auch Kinder zu finden seien, also die Krankheit zu einem Zeitpunkt eintritt, bevor sie lang genug fehlerhafter Ernährung ausgesetzt waren, schließt Bruker, daß die Neigung zur Krankheit vererbbar sei, wenn Eltern oder Großeltern bereits industriell verarbeitete Nahrungsmittel zu sich genommen haben. Er meint, der Genuß von denaturierten Nahrungsmitteln rufe etwa nach 20 Jahren die Zuckerkrankheit, nach etwa 40 Jahren den Herzinfarkt hervor: die Ursache-Wirkung-Beziehung sei nicht auf den ersten Blick erkennbar.

Seine Forderungen sind also leicht zu erraten, sie lassen sich in zwei einfachen Sätzen zusammenfassen: »Essen Sie wie ein Bauer vor hundert Jahren«, und: »Beherzigen Sie diesen einen, einzigen Grundatz: essen Sie jedes Lebensmittel genau in der Form, wie es die Natur hervorgebracht hat.«

Die Industrie, die die Nahrungsmittel durch Zerteilungs-, Konservierungs- und sogenannte Veredelungsprozesse verändere, gehöre ausgeschlossen. Aber auch in der Küche sollte man sich bemühen, die Nahrungsmittel möglichst wenig durch Kochprozesse zu verändern. Vor hundert Jahren wäre die Menschheit gesünder gewesen, weil sie damals noch gesündere Nahrungsmittel zu sich genommen hätte. Damals wäre nämlich »die Welt noch in Ordnung« gewesen. Nahrungsmittel aus der Fabrik also als Hauptübel unserer Zivilisation . . .

Bruker meint, mindestens ein Drittel des täglichen Nahrungsbedarfes möge in Rohkostform genossen werden, angestrebt wären allerdings zwei Drittel. Und empfiehlt vor allem rohen Salat, Obst, Rohgemüse, Frischkorngerichte.

Das sind die Grundpfeiler der Brukerschen Vollwertkost.

Freilich gibt es hier Ausnahmen, etwa das gebackene Brot, die gekochte Kartoffel, von der Bruker verlangt, sie möge mit der Schale gekocht werden, damit sie möglichst wenig von ihren wertvollen Substanzen verliere. Auch Butter und kaltgepreßte Öle – eigentlich Auszugsprodukte – sind von Bruker nicht nur erlaubt, er empfiehlt sie sogar. Wie er überhaupt der Meinung ist, daß die Industrie an den verschiedenen Nahrungsmitteln unterschiedliche Schäden anrichtet. Die größten entstünden bei der Verarbeitung der kohlenhydrathältigen Produkte, vor allem bei Auszugsmehlen und weißem Zucker. Demgegenüber sind die Veränderungen, die an Gemüse, Obst, Fleisch- und Milchprodukten durch die Industrie vorgenommen werden, nicht so gravierend.

Natürlich wird auch hier konserviert, pasteurisiert und mechanisch zerteilt, wie z. B. bei der Herstellung von Obst- und Gemüsesäften. Doch handelt es sich dabei nicht um Massenkonsumartikel, und der Schaden bewege sich in erträglichen Grenzen im Vergleich zu jenem, den Auszugsmehle und weißer Zucker anrichten können. Auch meint Bruker, die durch eine veränderte Düngungsweise, durch Insektizide und durch Radioaktivität hervorgerufenen schädlichen Veränderungen hielten sich in tolerierbaren Grenzen.

Die beiden Massenkonsumartikel Auszugsmehl und weißer Zucker aber führen lt. Bruker zu massenhaft auftretenden Stoffwechselerkränkungen, man faßt sie unter dem Namen »Saccharidosen« (durch Zucker bedingte Erkrankungen) zusammen. Dazu gehören Zuckerkrankheit, Arteriosklerose, Thrombose, Fettsucht, Herzinfarkt und die Steinbildung.

»So erklärt sich nicht nur die ungeheure Zunahme der erwähnten Stoffwechselstörungen bei den zivilisierten Völkern in den letzten Jahrzehnten, sondern auch die Beobachtung, daß bei vielen mehrere Stoffwechselerkrankungen gleichzeitig auftreten.«

Erklärbar seien diese Phänomene auch damit, daß wir nun schon in der vierten Generation leben, die industriell veränderte Nahrungsmittel ißt. Dadurch könnte, wie gesagt, die Vererbung von Krankheiten und Krankheitsbereitschaft eine Rolle spielen. Durch die bereits in den vergangenen Generationen begangenen Fehler – Bruker will diese Möglichkeit nicht ausschließen – könnte auch vollwertige Kost nicht mehr den gewünschten Erfolg bringen. Der Mensch könnte bereits die veränderten, verminderten Anlagen seit seiner Geburt in sich tragen. So erwähnt er zum Beispiel eine junge Mutter, die, obwohl sie streng von Vollwertkost lebt, zu wenig Milch zum Stillen hat. Ihre Mutter habe sich bereits falsch ernährt und der Tochter minder entwickelte Milchdrüsen »vererbt«.

Nach Kollath unterscheidet Bruker zwei Arten von eßbarem Material:
1. *Lebensmittel,* die einen eigenen Stoffwechsel haben und daher lebendige Nahrung darstellen;
2. *Nahrungsmittel,* die durch Erhitzung, Konservierung und Präparierung bereits verändert wurden. Also sozusagen tote Lebensmittel.

»Je größer der Anteil an Lebensmitteln und je geringer der Anteil an Nahrungsmitteln ist, um so größer ist die gesunderhaltende und heilende Wirkung der Kostform.«

Wichtige Bestandteile der Lebensmittel sind die Vitamine und »Vitalstoffe«. Unter diesem Begriff faßt Bruker die lebensnotwendigen, nicht-energieliefernden Nährstoffe zusammen, also neben den Vitaminen die Mineralstoffe, Spurenelemente, Ballaststoffe, ferner pflanzeneigene Enzyme und Aromastoffe. Auch die hochungesättigten Fettsäuren (energieliefernde Nährstoffe), die bei der Verarbeitung beträchtlich geschädigt werden, zählt Bruker zu den Vitalstoffen.

Bei der industriellen Verarbeitung werden vor allem ein Teil der Enzyme und Aromastoffe vernichtet und viele in ihrem Verhältnis zueinander verschoben, was lt. Bruker mit ein Grund sein müßte, darauf zu verzichten. Denn fehlen Vitalstoffe, oder sind sie gestört, können die wichtigen Grundnährstoffe – wie Eiweiß, Fett und Kohlenhydrate – im Organismus nicht den Erfordernissen entsprechend umgesetzt werden. »Unweigerlich folgen Stoffwechselstörungen. So kann niemand gesund bleiben.«

Bruker mißt den Fetten größte Bedeutung zu. Vor allem, weil sie Träger der ungesättigten und hochungesättigten Fettsäuren und der fettlöslichen Vitamine sind, die – soweit in Fetten enthalten – Vitalstoffe darstellen. Durch Denaturierung, also durch Erhitzen und Erhärten, werden diese ebenfalls vernichtet.

Also läßt Bruker nur kaltgepreßte Öle und Butter zu. Bei der Butter entspricht in erster Linie die Landbutter, die nicht wie die Molkereibutter aus pasteurisiertem Rahm gewonnen wurde. Für ihn ist Butter die wichtigste Fettquelle für unsere Gesundheit.

Erst in zweiter Linie nennt er in diesem Zusammenhang kaltgepreßte Öle, wie

Lein-, Sonnenblumen-, Mais- und Distelöl. Um nicht mißverstanden zu werden: Er propagiert zwar keinen übermäßigen Fettkonsum, warnt aber vor einem zu geringen. Vor allem, was die Butter und die kaltgepreßten Pflanzenöle anlangt. Dementsprechend eine seiner Hauptregeln: »Jeder muß darauf achten, daß die Versorgung seines Körpers mit fettlöslichen Vitaminen und hochungesättigten Fettsäuren sichergestellt ist. Das ist nur durch den Genuß und die Verwendung naturbelassener Fette möglich.«

Den täglichen Bedarf an Eiweißkörpern scheint Bruker recht unproblematisch zu sehen: »Wer täglich etwas rohes Getreide in Form des Frischkornbreies, etwas Frischkost in Form von Gemüsesalaten aus Wurzeln und Blatteilen, zu sich nimmt, braucht sich um die Deckung seines Eiweißbedarfes nicht die geringsten Sorgen zu machen.«

Er ist (nach Kollath) der Meinung, bei der Eiweißversorgung seien die nativen Eiweißkörper das Wesentliche, also natürliche, nicht durch Erhitzung oder durch physikalische und chemische Prozesse denaturierte. Pflanzliches oder tierisches Eiweiß sei gleichzusetzen, beide seien gleichwertig, denn beide enthalten sämtliche Aminosäuren. Es sei aber nicht möglich, tierisches Eiweiß in größerer Menge roh zu essen. Gekochtes und gebratenes Fleisch dagegen sei ungesund. Wenn man ein Tier mit solchem Fleisch ernähre, würde es sterben, auf Fleisch könne man überhaupt verzichten.

Da sich Körner nach Ansicht von Bruker und Kollath, was die Eiweißmuster betrifft, mit Wurzeln und Blatteilen der Pflanzen ergänzen, könne man sich damit vollwertig ernähren.

Was den praktischen Teil betrifft, unterscheidet Bruker Speisen, die man meiden sollte, und Speisen, die eindringlichst empfohlen werden.

Zu meiden sind:
– alle Auszugsmehle, wie sie zur Zubereitung von Graubrot, Weißbrot, Teigwaren, Pudding und Kuchen verwendet werden;
– alle in der Fabrik hergestellten Zuckerarten, also gewöhnlicher weißer oder brauner Verbrauchszucker, industriell hergestellte reine Trauben- und Fruchtzucker sowie alle Genuß- und Nahrungsmittel, die damit gesüßt sind: süße Gebäcke, Kuchen, Marmeladen, Schokoladen, Bonbons, Speiseeis usw.;
– alle raffinierten Fette (sämtliche Margarinesorten und gehärteten Fette);
– Magen-, Darm-, Leber- und Gallenempfindliche sollten zusätzlich alle Säfte aus Obst und Gemüse meiden, gleichgültig, ob sie selbst hergestellt oder gekauft wurden.

Täglich gegessen werden muß:
– Möglichst verschiedene Sorten Vollkornbrot;
– drei Eßlöffel eines Frischkornbreies;
– eine Frischkostbeilage, bestehend aus frischem Obst und Salaten aus rohen Gemüsen;
– naturbelassene Fette, d. h. Butter oder durch Kaltpressung gewonnene unraffinierte Öle.

»Alles andere braucht nicht, kann aber gegessen werden!«
Für die Zubereitung des Frischkornbreies und der Frischkostzulage gibt es eigene, durchaus empfehlenswerte Rezepte.

146

Kritik der Brukerschen Ernährungslehre

Die Grundvorstellungen der Ernährungslehre nach Dr. Bruker kann man vorbehaltlos unterstreichen. Sicherlich ist eines der Hauptübel unserer Ernährung, daß wir zu viele denaturierte, wertlos gewordene Nahrungsmittel zu uns nehmen. Nahrungsmittel, denen die Vitalstoffe fehlen, Nahrungsmittel, die wir zusätzlich verkochen und dadurch noch wertloser machen.

Tatsächlich aber könte man wohl so sagen: 30% unserer Zivilisationskrankheiten werden durch denaturierte Nahrungsmittel hervorgerufen, 30% durch ein Zuviel an Nahrung, und die restlichen 40% durch Bewegungsmangel. Wobei wir den zunehmenden Gebrauch von Giften noch gar nicht miteinbeziehen. Die Nahrung allein macht uns also nicht krank.

An der Vorstellung von Bruker, was seine Ernährungslehre betrifft, sind lediglich in einigen, allerdings sehr wichtigen Details Vorbehalte anzumelden, vor allem im Hinblick darauf, was die Zufuhr von Eiweißkörpern betrifft: Es stimmt sicherlich nicht, daß die tägliche Zufuhr von Eiweiß in Form von *etwas* Frischkornbrei und Gemüserohkost den Eiweißbedarf völlig ausreichend deckt. Die Formulierung: »Wer täglich etwas rohes Getreide … zu sich nimmt, braucht sich … nicht die geringsten Sorgen zu machen«, ist für den unbefangenen Leser irreführend. Es mag zwar stimmen, daß natives Eiweiß, wie Bruker es aus den Rohprodukten empfiehlt, im Magen-Darm-Kanal besser ausgewertet wird, bewiesen ist das allerdings nicht.

Entscheidend aber ist die Menge an Aminosäuren, die zur Deckung des täglichen Bedarfes vorhanden sein muß. Und diese Zahlen sind sehr genau bekannt. Der Mensch braucht täglich 1,1 g Methionin (das ist die kritische Aminosäure, siehe Kapitel »Die lebensnotwendigen Eiweißkörper«), das bereits im Nahrungsmittel enthalten sein muß. Ob es natives Eiweiß ist, das besser ausgenützt wird, ist eher nebensächlich.

Sind in einem Nahrungsgemisch z. B. nur 0,5 g Methionin enthalten, kann der Bedarf auch bei noch so guter Ausnützung nicht gedeckt werden.

Traut man den Ergebnissen von Wittwer und Schroeder, so tritt bei chemisch gedüngten Körnern durchschnittlich ein Verlust von ca. 20% Eiweiß auf, bei Gemüsefrüchten mehr. Tatsächlich erinnert sich jeder Bauer an die Zeit, in der er von der natürlichen auf die chemische Düngung überging: der erste Eindruck war, die Produkte seien »verwässert«.

Besonders aber sollen laut dieser Untersuchung die Vitalstoffe leiden. Der Verlust an Vitamin B_1 beträgt bei Körnern rund 40%, an Vitamin B_2 sogar 50%, und was die Gemüse betrifft, soll der Verlust z. B. bei Karotten bis zu 90% betragen. Ebenso hoch sind die Verluste an Aromastoffen.

Jeder, der einerseits biologisch und anderseits chemisch gedüngte Ware verkostet, merkt sogleich, daß die Aromastoffe beim chemisch gedüngten Produkt weitgehend fehlen.

Das soll hier keinen Abbruch tun, zumal die Brukersche eine der bestkonzipierten Ernährungslehren überhaupt ist. Es gehört lediglich *mehr* unterstrichen, daß man, um ihre Vorteile voll ausnützen zu können, unbedingt biologisch gedüngtes Material verwenden muß.

Für Bruker selbst ist das erst in zweiter Linie wichtig. Da aber die Brukersche Ernährung, vor allem, was die Eiweißkörper betrifft, eng bemessen ist, fällt ein eventueller Verlust durch chemische Düngung besonders stark ins Gewicht.

Es ist empfehlenswert, sich zusätzlich doch vermehrt mit Eiweißkörpern aus tierischem Eiweiß zu versorgen, womit man Bruker nicht untreu werden muß. Er scheint die These, den täglichen Eiweißbedarf aus pflanzlichen Produkten so ohne weiteres ausreichend decken zu können, etwas zu überschätzen. Zwar hat er prinzipiell nichts gegen tierisches Eiweiß, er ist nur der Meinung, es sei nicht notwendig. Zur zusätzlichen Eiweißzufuhr kann man auch vermehrt Milchprodukte aus nichthomogenisierter und nichtpasteurisierter, sogenannter Vorzugsmilch, verwenden (im Sinne Brukers).

Die Vorstellung Brukers, daß eine sich über Generationen ziehende Fehlernährung zu angeborenen Stoffwechselstörungen führt, ist sicherlich richtig. Anhand von Ausgrabungen kann diese Hypothese bestätigt werden.

Allerdings sollten sich Eltern und Großeltern eines Kindes, das in jugendlichen Jahren zuckerkrank wird, nicht unbedingt selbst die Schuld geben. Es gibt bei Zuckerkrankheit eine Reihe anderer Ursachen, die nicht ernährungsbedingt sind. Auch die junge Mutter, die sich während der Schwangerschaft streng an die von Bruker vorgeschlagene Kost gehalten hat und trotzdem zu wenig Milch hatte, darf dafür nicht ihre eigene Mutter verantwortlich machen. Viel eher ist anzunehmen, daß gerade der Eiweißmangel, der bei strengem Einhalten der Brukerschen Ernährungslehre auftreten kann, als Ursache für den Milchmangel heranzuziehen ist. Eine zusätzliche Eiweißzufuhr hätte die Störung wahrscheinlich verhindert.

Zusammenfassend kann man sagen, daß die »Brukersche Vollwertkost« in Theorie und Praxis, abgesehen von den Punkten Eiweiß und Vererbung, empfehlenswert ist.

Beurteilung nach Kriterien
Vollwertcharakter: Vorausgesetzt, es wird sicherheitshalber zusätzlich Eiweiß zugeführt, ja.
Schonkostcharakter: Da in dieser Ernährungsform auch schwer verdauliche Elemente enthalten sind, ist sie nicht immer auch als Krankenkost geeignet.
Anfangsschwierigkeiten: Sind vor allem, wenn man, ohne daran gewöhnt zu sein, große Mengen Rohkost ißt, zu erwarten.
Spätschäden: Sind kaum zu erwarten.
Die Brukersche Ernährungslehre entspricht einer gewissen Naturlogik.

CATAL HÜYÜK UND TAFORALT –
EINE NACHBEMERKUNG ZU BRUKERS ERNÄHRUNGSLEHRE

Wie man aus archäologischen Funden weiß, lebten die Menschen vor etwa 10.000 Jahren teils von der Jagd, teils vom Ackerbau. Sie waren entweder vorwiegend Fleischesser oder vorwiegend Pflanzenesser, Mischformen gab es selten.

Es ist interessant, Skelette aus zwei Fundstätten zu vergleichen, wobei die eine von Fleischessern, die andere von Pflanzenessern bewohnt war. Ein solcher Vergleich läßt sich mit den Fundstellen von Taforalt (Marokko) und jenen von Catal Hüyük (Anatolien) anstellen.

Toforalt war eine Art größerer Kral, von dem aus die Männer zur Jagd zogen. Sie hatten den Ackerbau noch nicht erfunden, es standen ihnen jedoch viele Tiere zur Verfügung. Aus Funden kann man feststellen, daß sie vorwiegend Fleischesser waren.

Ganz anders in Catal Hüyük. Dieses war eine große Stadt und hatte in der Blütezeit – etwa 6000 v. Chr. – ca. 5000 Einwohner. Den Bewohnern standen etwa 160 ha Ackerland zur Verfügung.

Die beiden Völker lassen sich besonders gut vergleichen, da sie abstammungsmäßig beide Eurafrikaner waren. Die Menschen von Catal Hüyük waren Nachfahren derer von Taforalt.

Befunde

Grundsätzlich kann man sagen, daß die fleischessenden Menschen von Taforalt bedeutend gesünder waren als die Pflanzenesser in Catal Hüyük. Lediglich, was die mittlere Lebenserwartung betrifft, war Catal Hüyük etwas überlegen (Männer: 34,3; Frauen: 29,8 Jahre in Catal Hüyük; Männer: 33,0; Frauen: 28,0 Jahre in Taforalt).

In jeder anderen Hinsicht war der Gesundheitszustand der Menschen in Taforalt weitaus besser, was insbesondere am Skelett feststellbar ist. Das Skelett der Fleischesser war kräftig gebaut und widerstandsfähig, das Skelett ihrer Nachverwandten in Catal Hüyük porös und minderwertig. Außerdem waren die Menschen in Catal Hüyük geschrumpft. Während die Männer von Taforalt noch durchschnittlich 174 cm groß und die Frauen 158 cm groß waren, maßen sie einige tausend Jahre später nur mehr 170 cm und 156 cm.

So kann man im archäologischen Bericht, an dem auch Ärzte mitgearbeitet haben, lesen: »Eine leichte Verringerung der Körpergröße seit den Zeiten des Jungpaläolithikums ist vielleicht einer gewissen Mangelernährung zuzuschreiben. Mängel der Ernährungsweise verraten auch die Zähne, obwohl Zahnschäden kein hohes Ausmaß erreichen und sich nur auf 3,23 verdorbene Zähne je Person bewegen, verglichen mit 2,0 im Jungpaläolithikum. Auch eine gewisse Hypoplasie der Skelette deutet auf eine Diät mit einem geringeren Anteil am tierischen Eiweiß hin, als sie bei den Jägern des Jungpaläolithikums gebräuchlich ist«. (James Mellaart)

Durch die Bestattungsform in Catal Hüyük (unter den Häusern) war es möglich, durch mehrere Generationen hindurch Untersuchungen durchzuführen.

Der Gesundheitszustand verschlechterte sich nachweislich von Generation zu Generation. Das würde Brukers Theorie entsprechen, daß sich Ernährungsfehler auf die folgenden Generationen auswirken können. Nur stehen die Vorzeichen anders. Die Menschen von Catal Hüyük ernährten sich ja ausschließlich von landwirtschaftlichen Produkten. Sollte es tatsächlich ein Fehler gewesen sein, von der Jagd, die den Menschen ausreichend mit Fleisch versorgte, auf den Ackerbau überzugehen? Man muß sich auf jeden Fall fragen, warum die Menschen ihre Ernährungsgewohnheiten so kraß änderten. Vielleicht waren sie von der Entdeckung des Ackerbaus so angetan, vielleicht haben sie auch gespürt, daß die ursprüngliche Ernährung des Menschen hauptsächlich im pflanzlichen Bereich liegt. Eines ist aber sicher: Mit der Erfindung des Ackerbaus hat der Mensch auf die Nutzung seines Sammlerinstinktes verzichtet und ihn durch die unvollkommenen Anbautechniken ersetzt.

Gehen wir den Ursachen des Degenerationsprozesses der Menschen von Catal Hüyük nach, um ein klares Bild zu bekommen.

1. Ursache: Bewegungsmangel

Eine Tatsache, die immer wieder von den Vertretern der einzelnen Ernährungslehren übersehen wird: Nicht nur gesunde Ernährung ist wichtig, es muß auch eine entsprechende tägliche Bewegung erfolgen, um die Nahrung richtig auszunützen und um den Körper zu kräftigen. Während die Jäger von Taforalt täglich 20 bis 30 km auf ihren Streifzügen zurücklegten, bewegten sich die Menschen von Catal Hüyük kaum mehr als die Menschen von heute. Sie selbst waren nicht die eigentlichen Bauern, sie waren Händler, die sich in Satellitendörfern Bauern »hielten«.

2. Ursache: Dichtes Zusammenleben

Immerhin ist Catal Hüyük für damalige Begriffe eine Riesenstadt gewesen, also konnten epidemische Krankheiten leichter auftreten. Die Bewässerungssysteme taten ein übriges – es trat vermehrt Malaria tropica auf.

3. Ursache: Fehlernährung

Sie haben sich tatsächlich pflanzlich falsch ernährt. Während ihre Vorfahren, die Jäger waren und Sammler pflanzlicher Produkte, alles nutzten, was die Natur hervorbrachte, konnten sich die Bewohner von Catal Hüyük nur von dem ernähren, was sie anbauten. Auf die Idee, dieses nun verminderte Nahrungsangebot durch zusätzliches Sammeln zu ergänzen, kamen sie offenbar nicht.

Bei einem minderen Nahrungsangebot, sei es nun, was die Qualität, sei es, was die Auswahl anlangt, wird man ebenso satt wie bei einem hochwertigen Nahrungsangebot. Daher schließt man bei schleichend auftretenden Krankheiten nicht so schnell auf eine notwendige Erweiterung der täglichen Kost. Der Ursache-Wirkungs-Komplex ist hier sehr undurchsichtig.

Sicherlich werden die Menschen von Catal Hüyük auch ohne Vergleichsmöglichkeiten gemerkt haben, daß sie sich nicht ganz wohl fühlten. Aber als Verursacher werden sie wohl eher böse Dämonen gesehen haben als ein Minderangebot an Nahrungsmitteln.

Ihr Nahrungsangebot bestand aus Emmer, einer alten Weizenart, aus Einkorn, Brotweizen und Nacktgerste. An Gemüse kannten sie Feld- und Platterbsen sowie Wicken. Zusätzlich verfügten sie über die Saatkörner des Hirtentäschel und der Salzpflanze; sie kannten auch Eicheln, Pistazienkerne und Mandeln. Damit war das Nahrungsangebot mehr oder weniger erschöpft. Sie nutzten kaum Blattgemüse, kaum Wurzelgemüse; an Früchten hatten sie lediglich Holzäpfel, Wacholderbeeren, Zürgelbaumbeeren und Kapern zur Verfügung. Bei einer vorwiegend pflanzlichen Ernährungsweise muß aber der wichtigste Grundsatz der sein, alle möglichen eßbaren pflanzlichen Produkte zu nutzen. Alles andere führt zu einer Einseitigkeit, die Schäden hervorrufen muß.

4. Ursache: Alkohol

Schließlich muß man auch noch eine vierte Ursache erwähnen, die am mangelhaften Gesundheitszustand der Bewohner von Catal Hüyük beteiligt war: sie haben den Alkohol entdeckt. Aus der Zürgelbaumbeere kelterten sie Wein, aus der Gerste haben sie Bier gebraut ...

Die Hauptursachen des schlechten Gesundheitszustandes derer von Catal Hüyük waren also:

– Bewegungsarmut,

– Besiedelungsdichte,
– Ernährungsfehler,
– Gifte.
Es hat sich also seither grundsätzlich nicht viel geändert.
Die Lehre, die man aus den Schäden von Catal Hüyük ziehen kann, ist: vorwiegend pflanzliche Ernährung ist nur dann angebracht, wenn man auch wirklich alle von der Natur bereitgestellten Nahrungstypen zur Verfügung hat:
– Körner, Kerne, Nüsse, Hülsenfrüchte;
– Wurzeln, Knollen, Rüben;
– Blattgemüse, Sprossengemüse;
– Obst.
Erst die ausgewogene Kombination kann eine unbedenkliche pflanzliche Vollwertkost ergeben.
Da wir den auswählenden Instinkt verloren haben, müssen wir auf wissenschaftlich gewonnene Erkenntnisse zurückgreifen. Dieses Wissen kann den Instinktverlust zwar nicht ersetzen, aber eine Fehlernährung weitgehend hintanhalten. Eine pflanzliche Vollwertkost muß man heute also berechnen.
Oder aber man greift zu tierischen Produkten, die schon in geringen Mengen alle möglichen Mängel einer unvollkommenen pflanzlichen Ernährung ausgleichen. Deshalb, und aus keinem anderen Grund, muß man eine begrenzte Menge tierischer Produkte in der täglichen Nahrung empfehlen. Rein pflanzlich kann sich heute nur ein Fachmann ernähren, sonst führt die Lebensweise mit Sicherheit zu Folgeerscheinungen wie in Catal Hüyük.

Ernährung nach Schnitzer

Die Ernährungslehre von Dr. J. G. Schnitzer ähnelt jener von Bruker, wenn auch Schnitzer in manchen Belangen extremere Ansichten vertritt. Wie Bruker stützt auch er sich auf Kollath (= Rohkosteiweiß ist wertvoller als verkochtes Eiweiß) sowie auf Cleave und Campell (= durch Fehlernährung bedingte Erkrankungen werden erst nach zwanzig Jahren massiv sichtbar).
Das heißt, der Komplex – Ursache: Fehlernährung; und Wirkung: Erkrankung – ist nicht offensichtlich.
Schnitzer beschäftigt sich auch mit dem Bauplan des Menschen. Über diesen Weg will er herausfinden, welcher »Esser« der Mensch nun eigentlich ist. Dabei stützt er sich auf die Ergebnisse des Zahnarztes Dr. Richard Lehne, der festgestellt haben will, daß der Mensch – aufgrund der Konstruktion seines Gebisses – in erster Linie Fruchtesser sei. »Früchte im Sinne von Samen und Nüssen, Wurzeln, Knollen und Blattschößlingen«. Brukers Schlagwort: »Der Mensch soll sich so ernähren wie der Bauer vor hundert Jahren«, würde bei Schnitzer heißen: »Der Mensch soll sich so ernähren, wie seine Vorfahren vor der Erfindung der Jagdwaffen und vor der Erfindung des Feuers.« Also vor ca. 600.000 Jahren. Er ist davon überzeugt, diese unsere Urahnen hätten keinerlei tierische Produkte verzehrt. Der »fleischessende Mensch«, so meint er, wäre eine Folge humaner Intelligenz. Doch zu der ihm von der Natur zugewiesenen und damit »allein gesunden Nahrung« gehöre keineswegs das Fleisch. Gebiß, Verdauungsapparat

und Stoffwechsel seien beim Menschen allein darauf eingestellt, pflanzliche Nahrungsmittel zur Energiegewinnung zu verwerten. Der Genuß von tierischen Produkten habe daher nachteilige Folgen.

Den zweiten großen Fehler im Hinblick auf seine Ernährung habe der Mensch ebenfalls kraft seiner Intelligenz gemacht: die Erfindungen Pasteurisierung, Homogenisierung und die technischen Möglichkeiten, Korn durch Zerteilung lagerfähig zu machen, ferner die Erfindung von Pressen, um Säfte herzustellen usw., schaffen Nahrungsmittel, die für den menschlichen Organismus nicht geeignet seien, da dieser ausschließlich auf Vollnahrungsmittel, so wie sie die Natur hervorbringt, eingestellt sei.

Seine Forderungen lassen sich folgendermaßen zusammenfassen:
– Ausschließlicher Genuß von pflanzlichen Produkten.
– Die pflanzlichen Produkte sollen in Rohkostform genossen werden.
– Verzicht auf alle Auszugsprodukte und Teilnahrungsprodukte.
Hier geht Schnitzer noch einen Schritt weiter als Bruker, zumal er seine Forderungen extremer und konsequenter vertritt.
Unbedingt gemieden werden muß (nach Schnitzer):
– Jedweder Industriezucker und sämtliche damit versetzten Produkte.
– Alle Auszugsmehle und die daraus hergestellten Produkte.
– Säfte aller Art.
– Gekochtes Gemüse und gekochtes Obst ist generell streng verboten.
Dabei macht Schnitzer eine interessante Ausnahme: gekochte Kartoffeln verursachen seiner Meinung nach keine Schäden und sind daher erlaubt.
– Fleisch, Fleischprodukte und Fisch sind ebenfalls verboten, da es durch ihren Genuß zu einer starken Vermehrung ungünstiger Bakterien im Darm komme, was zu Verstopfung und zur Resorption von Giften aus dem Darm in das Blut führe.
– Als verboten gelten auch alle gehärteten Fette und Speiseöle.

Gesättigte Fettsäuren braucht der der Mensch überhaupt nicht, meint Schnitzer, er könne sie spielend aus den Kohlenhydraten herstellen. Die Fettzufuhr solle sich lediglich auf den täglichen Bedarf an ungesättigten Fettsäuren beschränken. Dafür kämen kaltgepreßte Pflanzenöle, wie Distel-, Leinsamen- und Sonnenblumenöl in Frage. Aber auch auf diese könne man verzichten, zumal in Nüssen und anderen Produkten, wenn sie nach Schnitzers Anleitung genossen werden, ausreichend mehrfach ungesättigte Fettsäuren enthalten seien.
An sich lehnt Schnitzer Butter als Teilwertprodukt ab, erlaubt sie aber in kleinen Mengen, vorausgesetzt, daß keine Milchüberempfindlichkeit besteht.
Was Milch und Milchprodukte anlangt, gestattet er lediglich Vollmilch in nicht-pasteurisiertem und nichthomogenisiertem Zustand; und die daraus gewonnene Sauermilch. Yoghurt und Käse sind untersagt bzw. nicht gern gesehen.
Viele Menschen – so Schnitzer – vertragen Milch nicht; ja, sie werden sogar krank davon. Krankheiten, wie Infektionsanfälligkeit und Herabsetzung der Widerstandskraft, seien häufig die Folgen von Milchgenuß ... Dennoch verwendet er in seinem Ernährungsprogramm hin und wieder Milch, empfiehlt aber sonst, davon Abstand zu nehmen und an ihrer Statt bei der Zubereitung von Müslis Wasser zu verwenden. Das verlorengegangene Milcheiweiß möge man durch Nüsse, Soja und Körner ersetzen.

Alkoholika und Kaffee sind streng verboten, Tee und Heiltees hingegen erlaubt, obwohl sie Auszugsprodukte im wahrsten Sinn des Wortes darstellen ...

Vorsorglich rät Schnitzer, wenn Fleisch schon nicht zu umgehen sei, etwa bei Einladungen oder festlichen Anlässen, es nur roh oder luftgetrocknet zu essen. Bei festlichen Angelegenheiten möge Alkohol in Form von hochwertigem Wein genossen werden, denn der nach den Schnitzerschen Vorstellungen lebende Mensch dürfe gelegentlich Ausnahmen machen.

In seinem 14-Tage-Fahrplan stellt er seine Kostvorstellungen detailliert vor. Dabei unterscheidet er eine Intensiv- und eine Normalkost.

Die Intensivkost erlaubt 1500, die Normalkost 2200 Kalorien. Als ideale Kost für das ganze Leben empfiehlt Schnitzer die Intensivkost. Dem Einwand, daß 1500 Kalorien etwas wenig seien, begegnet er, auch nur 1200 wären für einen Erwachsenen ausreichend ...

Er meint (wenn es erlaubt ist, zwischen den Zeilen zu lesen), daß bei der Intensivkost die notwendigen Nahrungsmittel überreichlich zugeführt werden. Daher empfiehlt er auch, man möge – fühlt man sich durch die Intensivkost überessen – etwa 300 Kalorien weglassen. Selbst der Eiweißbedarf sei bei der Intensivkost gedeckt ...

Nach einer Empfehlung der Weltgesundheitsorganisation sei der tägliche Eiweißbedarf mit 35 g festgelegt. Das ist das Eiweiß*minimum*. Schnitzer definiert diese Menge aber als Eiweiß*optimum*: »Jedes Mehr belastet den Stoffwechsel und schadet der Gesundheit.«[*]

Dabei geht er – wie auch Bruker – von der Voraussetzung aus, ausgewogene pflanzliche Kombinationen seien in ihrem Aminosäuregemisch dem tierischen Eiweiß durchaus gleichwertig, wenn nicht sogar überlegen. Die Gefahr eines Eiweißmangels gäbe es durch die Errechnung der wirksamen Kombinationen von pflanzlichen Nahrungsmitteln nicht. Die Gefahr einer Eiweißüberversorgung sei bei der Verwendung pflanzlicher Eiweißträger gar nicht möglich, da schon vorher ein Sättigungsgefühl auftrete, was bei tierischen Produkten nicht der Fall sei ...

Hunger ist oft – nach Schnitzer – ein Vitalstoffhunger. Sind in der Ernährung genügend Vitalstoffe vorhanden, so lasse dieses »ungesunde« Hungergefühl nach, und man fühle sich schnell und leicht gesättigt. So mache die auf 1500 Kalorien täglich ausgelegte Schnitzersche Intensivkost »erfahrungsgemäß auch kräftige Männer satt«.

Die Normalkost nach Schnitzer stellt eine Erweiterung der Intensivkost dar. Sie enthält 2200 Kalorien. Dabei werden nicht nur die Mengen der in der Intensivkost enthaltenen Nahrungsmittel erweitert, sondern es werden auch Nahrungsmittel verwendet, die in der Intensivkost verboten sind. Etwa gekochte Eier, Käse und Butter, aber auch gekochte Kartoffeln und gebackenes Brot. Doch er steht auf dem Standpunkt, ein Mensch, der die Intensivkost als Basis benütze, sei durchaus imstande, die nachteiligen Folgen der Zusatzprodukte in der Normalkost durch seinen Stoffwechsel auszugleichen. In vielen Fällen aber werde die Normalkost mit ihren 2200 Kalorien zu üppig sein. Dann empfehle es sich, zur

---

[*] Als mittlerer täglicher Bedarf wird heute für *gemischte* Eiweißzufuhr in den »Recommanded Dietary Allowances« der WHO ein Wert von 0,8 g/kg Körpergewicht bei Erwachsenen empfohlen. Bei rein pflanzlicher Kost beträgt die Empfehlung 1–1,2 g/kg Körpergewicht. *Das* ist die Empfehlung der WHO, und nicht, wie Schnitzer meint, 35 g/Tag. Diese stellen nur das untere Gefahrenlimit dar.

Intensivkost zurückzukehren oder sich zwischen den beiden Kostformen einzupendeln.

Ein Tag nach Schnitzers Intensivkost sieht etwa so aus:
Frühstück: Schnitzers Natürmüsli.
Mittags: Endivien- und Gurkensalat, Tomaten in Meerettichsauce, Kresse-Roggenschrot.
Abends: Feldsalat mit Radieschen, Karottensalat und Knoblauch-Weizenschrot.
In seiner Normalkost kommt hinzu:
Morgens: Eine Scheibe Vollkornhefezopf.
Mittags: Kartoffelbrei mit Butterflocken und Banane mit Schlagsahne.
Abends: Zwei harte Eier mit Vollkornknäckebrot.

Kritik der Ernährungslehre nach Schnitzer
Die Feststellungen von Cleave und Campell, auf die sich Schnitzer stützt, daß Ernährungsfehler erst nach 20 Jahren als krankhafte Schädigung sichtbar werden, könnten für Schnitzer zum Bumerang werden: Dann nämlich, wenn sich herausstellt, daß die Eiweißversorgung bei seinen Diäten nicht voll gegeben ist. Sehr kritisch sind diese Werte sicherlich hinsichtlich der Intensivkost.

Auch die Vorstellung, daß bei ihm das Eiweißminimum nicht überschritten werden dürfe und gleichzeitig ein Optimum darstelle, wird von den meisten Ernährungsphysiologen nicht geteilt.

»Vertreter extremer Ernährungsvorstellungen halten Eiweißnahrung über das erforderliche Mindestmaß hinaus für überflüssig, ja schädlich. Es kann nicht genug betont werden, daß weder experimentelle Untersuchungen noch die Erfahrung des täglichen Lebens die geringsten Anhaltspunkte für die Richtigkeit dieser Vorstellung erbracht haben. Eher hat sich im Gegenteil gezeigt, daß bei manchen Menschen eiweißknappe Ernährung die Leistungsfähigkeit herabsetzt.« (Lehnartz)

Die Folgen von chronischem Eiweißmangel sind bereits bekannt.

Schnitzer ist von seiner Hypothese, 35 g Eiweiß stellten das Maximum und gleichzeitig das Optimum dar, so überzeugt, daß er zu einer merkwürdigen Vorstellung bezüglich seiner Vollwertkost kommt: Er hält sie in gewisser Hinsicht für zu üppig. Trotzdem könnte ihre Anwendung widersprüchliche Ergebnisse zeigen, denn auch »Untergewichtige, die mit Schnitzer-Intensivkost zugenommen haben, können paradoxerweise nach Übergang zur Schnitzer-Normalkost beobachten, daß das Gewicht allmählich wieder zurückgeht«. Das heißt also, daß man bei der 1500-Kalorien-Kost als Untergewichtiger zunehmen, bei der 2200 Kalorien-Kost aber abnehmen kann. Umgekehrt wieder würden Übergewichtige, die mit der Intensivkost abgenommen haben, bei Umsteigen auf die Normalkost wieder zunehmen und trotzdem hungrig bleiben, was sie bei der Intensivkost nicht gewesen sind. – So zumindest beschreibt das Schnitzer.

Es ist fraglich, ob ein erwachsener Mensch mit 1500 Kalorien pro Tag auf die Dauer auskommen kann. Hier ist noch erwähnenswert, daß bei Rohkost die völlige Kalorienausbeute meist nicht in dem Maß gegeben ist wie bei verkochter Kost, da manche Nährstoffe unaufgeschlossen bleiben. Erst bei längerem Gebrauch von Rohkost hat sich der Körper so umgestellt, daß er die Nährstoffe und die enthaltenen Kalorien voll ausnützen kann.

Schnitzer hat umfangreiche Befragungen bei den Anhängern seiner Kost durchgeführt und kann mit beachtlichen Erfolgen aufwarten. Die Schnitzerschen Diätformen haben sicherlich bei hoher Entgiftungsqualität auch hohe Aufbauqualität, können also als Heilkostformen vielen Menschen durchaus empfohlen werden. Für eine Daueranwendung empfiehlt es sich allerdings, das Eiweißangebot doch etwas zu erhöhen.

Weiters sollte man gelegentlich, im Sinne Schnitzers, rohes Fleisch, etwa in Form von geschabter Leber oder Beef tartare, zu sich nehmen. Denn wie bei allen fleischlosen Diäten besteht auch hier die Gefahr, daß dem Körper zu wenig Vitamin B_{12} und Vitamin D zugeführt wird. Zink und Kobalt werden von Schnitzer in Form eines Kunstprodukts empfohlen.[*] Eine zusätzliche Anreicherung der Schnitzer-Kost durch Meeresprodukte – wie Algen und Tang – ist empfehlenswert, da der Gehalt an Spurenelementen bei heimischen Produkten oft sehr bodenabhängig ist. Freilich wird Schnitzer auf solche Ergänzungen nicht gerne eingehen. Aber bei einer derart verantwortungsvollen Frage wie der Ernährung muß man überlegen, was wichtiger ist: Bei einer an sich guten Kost immer Gefahr zu laufen, Mangelerscheinungen zu erleiden, oder von vornherein durch kleine Aufwertungen diesen Mängeln auszuweichen. In Ernährungsfragen sollte man vor allen Dingen nicht zu dogmatisch denken.

Abgesehen von manchen Rezepten für festliche Anlässe, stellt die Schnitzer-Küche an die Fähigkeiten der Hausfrau keine großen Ansprüche. Eine passionierte Köchin wird von seinen Zubereitungsvorschlägen nicht begeistert sein. Sie sollte sich aber doch überlegen, daß man in der Küche durch zu fanatisches Kochen vieles verderben kann. Denn: Gesundheit ist eines, Kochkunst etwas anderes ... Bei der Schnitzer-Intensivkost kommt man ohne Herdstelle aus, bei der Normalkost genügt eine Flamme und ein Kochtopf, um die Kartoffeln und die Eier zuzubereiten.

Beurteilung nach Kriterien

Vollwertcharakter: Diesen hat die Schnitzer-Kost in der dargebotenen Form der Intensivkost nicht. Die Normalkost bewegt sich an der Grenze zur Vollwerternährung. Es wird empfohlen, die erwähnten Erweiterungen durchzuführen.

Schonkostcharakter: Die Schonung des oberen Verdauungskanals ist bei der Schnitzer-Kost – zumindest anfangs – nicht gegeben. Bei völliger Gewöhnung aber kann der Fall eintreten, daß man nur mehr Rohkost verträgt, alles andere nicht mehr. Außerdem ist zu beachten, daß reine Rohkosternährung eine angegriffene Leber zu sehr belastet.

Anfangsschwierigkeiten: Diese sind relativ häufig, da sich zellulosespaltende Bakterien in unserem Dickdarm nicht so schnell bilden können. Daher kann ein plötzliches, unerwartetes Angebot von Rohkost zu Blähungen führen.

Spätschäden: Sind bei konstantem Eiweißmangel zu erwarten.

Naturlogik: Kann angenommen werden. Wenn man Abbildungen der Schnitzer-Menüs betrachtet, läuft einem sicherlich »das Wasser im Mund zusammen«. Das mag ein Hinweis darauf sein, daß den menschlichen Organismus nach einer solchen Kostform natürliches Verlangen befällt.

---

[*] PULVIN, ein Mineraliengemisch.

Die ältesten gesicherten Funde, aus denen man ersehen kann, wie unsere Vorfahren gelebt haben, gehen zwei Millionen Jahre – auf den Homo habilis in Südafrika und Indien – zurück. 600.000 Jahre v. Chr. war das große Becken des Gelben Flusses in China vom Peking-Menschen (Sinanthropus pekinensis), 100.000 Jahre vorher vom Lan-tien-Menschen dicht besiedelt. Der Peking-Mensch und der Lan-tien-Mensch waren Jäger, was aus den gefundenen Waffen eindeutig hervorgeht. Aus Knochenfunden weiß man, daß sie hauptsächlich Bambusratten und Wasserrehe jagten. Sie lebten also auch von Fleisch. Anhand der Mengen der gefundenen abgenagten Knochen ist sogar anzunehmen, daß sie sich vorwiegend von Fleisch ernährten und nur zusätzlich Wildpflanzen aßen.

Aus den Jagdwaffenfunden kann man schließen, daß der Mensch seit einer Million Jahren der Jagd nachgeht, um sein Überleben zu sichern. Nun sind das Zeiträume – 30.000 bis 60.000 Generationen –, in denen sich Bauplanänderungen einer Art, die eventuell durch Änderung der Ernährungsgewohnheiten bedingt sind, bereits merkbar auswirken können. Und das ist tatsächlich der Fall. Der Peking-Mensch hatte noch ein ausgeprägteres Pflanzenessergebiß – seine Backenzähne waren etwa doppelt so breit wie die unseren. Mit der Weiterentwicklung seiner Jagdwaffen hat der Mensch wahrscheinlich immer mehr Fleisch gegessen, und so hat sich im Zeitraum vom Peking-Menschen bis heute das Pflanzenessergebiß bedeutend zurückgebildet, ohne daß wir deswegen ein Fleischessergebiß bekommen hätten.

Man kann annehmen, daß die Vorfahren des Peking-Menschen ein noch ausgeprägteres Pflanzenessergebiß gehabt haben. Tatsache ist, daß in der Entwicklungsgeschichte des Menschen innerhalb von großen Zeiträumen ein ursprünglich reines Pflanzenessergebiß allmählich degeneriert ist.

Ein anderer Hinweis, daß unsere Vorfahren einmal Pflanzenesser waren, ist, daß wir heute noch die Reste eines Blinddarms besitzen. Das ist am Übergang vom Dünndarm auf den Dickdarm, wobei der Wurmfortsatz den Rest darstellt.

Dieser Blinddarm hat bei den Pflanzenfressern beachtliche Bedeutung. Er ist die Heimstätte bestimmter Bakterien, die mithelfen, die sonst unverdauliche Zellulose aufzuschließen. Man kann nur grob schätzen, wie lange es her ist, daß unsere Vorfahren einen ausgeprägten Blinddarm hatten. Der Zoologe Karl v. Frisch schätzt, eine solche Rückbildung könne in einigen »nur« 100.000 Jahren vor sich gehen, so daß es durchaus möglich ist, daß der Peking-Mensch einen funktionsfähigen Appendix besessen hat. Wir haben also ein wichtiges Attribut des Pflanzenessers verloren, sind deshalb aber noch keine richtigen Fleischesser geworden. Dazu ist unser Darm zu lang. Zu viele Eiweißprodukte würden ein Zuviel an Bakterien bilden, die in unserem Darm Fäulnis und auch Gärungsprozesse hervorrufen, wodurch es zu einer gesteigerten Aufnahme von Giften käme, was bei dem kurzen Darm der Fleischfresser keine so große Gefahr darstellt. Außerdem besitzen unsere Entgiftungsorgane und auch der Zwischenstoffwechsel nicht ganz jene Einrichtungen, wie sie ein Fleischesser braucht. Man kann also auch hier sagen: Zwar gehören wir nicht mehr ausgesprochen zum Typus der Pflanzenesser, sind aber noch keine Fleischesser geworden. Der Mensch hat seine ursprüngliche Fähigkeit, reiner Pflanzenesser zu sein, verloren. Früher hätte es ihm keine Schwierigkeiten gemacht, z. B. eine rohe Kartoffel aufzuessen und im

Darm mit Hilfe des Blinddarms zu verwerten. Heute hingegen ist der Mensch ein »minderwertiger« Pflanzenesser. Freilich kann er noch viele Pflanzen roh verwerten, manche aber, etwa die Kartoffel, fallen aus, da gerade bei ihr die Zellulosewände zu hart sind, als daß wir sie verdauen könnten.

Der Mensch hat nur überlebt, weil er ein Alleskoster ist, d. h. weil er immer versucht hat, alle Nahrungsmittel, die seinem Überleben dienlich sein könnten, zu probieren. Dazu war er gezwungen, da auch nur *ein* strenger Winter seine gesamte pflanzliche Nahrung vernichten konnte.

Heute aber, wo die Wissenschaft großen Raum in unserem Leben einnimmt, im Sinne von reflektierendem und konsequentem Denken, haben wir auch das Recht, uns Gedanken darüber zu machen, welche Art von Nahrung uns vorgegeben ist und welche einen Notnagel darstellt. Und da stellt sich heraus, daß zweifellos die pflanzliche Nahrung in uns vorprogrammiert ist, wenn bereits auch vor der Erfindung der Jagdwaffen tierische Produkte, wie Schnecken, Würmer und Raupen, genutzt worden sind.

Irrige Meinungen herrschen meist über den Gesundheitszustand unserer Urahnen. Es wurde kaum ein Skelett aufgefunden, das nicht irgendein Krankheitszeichen aufweist. Insbesondere Zahnschäden gab es zu allen Zeiten, wenn auch, je weiter man zurückgeht, die Karies geringer wird. Brabant und Sahly, die sich mit dem Thema der Zahnbeschaffenheit unserer Vorfahren beschäftigten, haben eindeutig festgestellt, daß in urgeschichtlichen Zeiten die Zahnschäden noch nicht so ausgeprägt waren, wenn man sie auch da und dort gefunden hat, daß aber mehr oder weniger auf einen Schlag, im Neolithikum (das sind nur mehr einige 100 Generationen vor uns), Zahnschäden im heutigen Sinn eine sehr verbreitete Rolle spielten. Man kann nun mit Sicherheit annehmen, daß der zunehmende Fleischgenuß zumindest teilweise dafür verantwortlich ist. Vor allem, wenn Fleisch über Monate hindurch ausschließlich gegessen wird, muß es zu Zahnschäden kommen, denn darauf ist der Mensch sicherlich nicht eingerichtet. Während mäßige Mengen tierischer Produkte eine hervorragende Ergänzung bedeuten, ist das Übermaß unzuträglich.

Die bedeutendsten Einschnitte in die Entwicklung der menschlichen Ernährung sind darin zu sehen:

- Mit der Erfindung der Waffe schuf sich der Mensch die Möglichkeit, größere Mengen an tierischen Produkten zu sich zu nehmen, was seinem damaligen Organismus nicht entsprach. Infolgedessen wurden sein Pflanzengebiß und teilweise auch schon der Blinddarm rückgebildet.

- Mit der Erfindung des Feuers begann man, die Nahrungsmittel leichter verdaulich zu machen, da durch Kochen das Zelluloseangebot verringert wird. Der Blinddarm wurde zusehends überflüssig, die Darmflora veränderte sich, so daß heute reine Rohkosternährung vom Organismus nicht mehr verwertet werden kann.

- Durch das Seßhaftwerden und dem damit verbundenen sozialen Gefüge der Arbeitsteilung bildete sich ein »Vertrauensgrundsatz« aus. Das heißt, der einzelne war nicht mehr gezwungen, seine Nahrung selbst zu beschaffen und selbst vorzukosten. Die Nahrungsaufnahme entwickelte sich zu einer Art »höherer Kultur«, die unkritisch konsumiert wird. Zugleich setzte mit der Seßhaftwerdung des Menschen ein Bewegungsmangel ein, was dem ohnedies schon träger gewordenen Stoffwechsel weitere Schäden zufügte.

Was die Ernährung betrifft, kann man sich meist umstellen, und hier ist durchaus die Vorstellung von Bruker und Schnitzer zu akzeptieren – man muß ja nicht gleich so extrem sein.

Die makrobiotische Ernährungslehre

Der Begriff Makrobiotik geht auf den berühmten deutschen Arzt Christoph Wilhelm Hufeland (1762–1836) zurück. Dieser schrieb 1795 das Buch »Die Kunst, das menschliche Leben zu verlängern«. In seiner dritten Auflage, 1805, erhielt das Werk einen neuen Titel: »Makrobiotik«.

Hufeland praktizierte, bevor er Universitätsprofessor in Jena wurde, als freier Arzt in Weimar. Er verkehrte im Kreis Goethes, Schillers, Wielands, Herders und Schleichermachers. Es ist wahrscheinlich, daß er in seinen Gedankengängen, die er in der »Makrobiotik« äußerte, von dieser Runde beeinflußt worden ist. Obwohl selbst Schulmediziner, stellte er die Makrobiotik in Gegensatz zur Schulmedizin seiner Zeit. Einer seiner Kernsätze ist: »Die Medizin muß jede Krankheit als ein Übel ansehen, das nicht bald genug weggeschafft werden kann. Die Makrobiotik aber zeigt, daß manche Krankheiten Verlängerungen des Lebens werden können.«

Er führt weiters aus, daß es ein Fehler der Medizin sei, Krankheiten um jeden Preis durch Medikamente beseitigen zu wollen. Die Kunst, das Leben zu verlängern, bestünde darin, Krankheiten gewähren zu lassen, da sie – so würde man heute sagen – Abwehrkräfte im Körper stimulieren können, die sich letztlich positiv auswirken. Eine Vorstellung, die nichts an Aktualität verloren hat. »Die Krankheit ist ein wohltuendes Mittel, um eine Störung des Gleichgewichtes auszugleichen.« (Hufeland) »Ein Medikament trägt, selbst wenn es zur ›Heilung‹ führt, zuweilen sehr zur Verkürzung des Lebens bei.« Hufeland erklärt auch, wann ein Medikament als lebensrettend gegeben werden müsse und wann man besser darauf verzichtet, um einen heilsamen Krankheitsverlauf nicht zu stören. An dieser Forderung hat sich ebenfalls bis heute nichts geändert.

Die Medizin und die Makrobiotik könnten einander ausgezeichnet ergänzen, meint Hufeland, wenn man der Makrobiotik, der ja die Lebenskraft zugrunde liege, gebührenden Raum lasse und die Medizin erst dann anwende, wenn diese Lebenskraft unmittelbar bedroht wäre.

Die Lebenskraft selbst definiert er als etwas dem Menschen von vornherein Gegebenes. Es ist eine individuelle, persönliche Lebenskraft, die sich von einem Menschen zum anderen an Gehalt und Größe oft deutlich unterscheide. Wenn man sie nützen wolle, müsse man alles vermeiden, was sie störe, und alles tun, was sie fördere.

Fördernd sind in erster Linie die Reize des Lichtes, der Luft, der Wärme und des Wassers, in zweiter Linie erst die Vorstellungen einer gesunden Ernährung. Diese ließe sich mit »Mäßigkeit« umschreiben. Unmäßigkeit im Essen und Trinken bewirke, nach Hufeland, die größten Schäden. Auch der inneren, geistigen Einstellung schreibt Hufeland eine mögliche Verlängerung der Lebenskraft zu, wenn diese gemäßigt und offen sei.

Die Wissenschaft von der »Kunst, das Leben zu verlängern« ist aber viel älter. Schon die Taoisten zur Zeit der Tsin-Dynastie (ab 221 v. Chr.) machten sich

Gedanken darüber: Durch Atemtechnik, sorgfältige Schutzmaßnahmen für den Körper, durch Diät, Bewegungs-, Sonnentherapie, vor allem durch sexuelle Beherrschung könne man es beinahe zur Unsterblichkeit bringen. Gleichzeitig suchte man aber nach einem Wunderelixier... Allgemein war man der Meinung, daß man unter den Pilzen, Farnen und Moosen suchen müsse, und glaubte, dieses Wundermittel im Tsche-Pilz gefunden zu haben, der in China immer noch zur Behandlung von Magenverstimmungen verwendet wird.

Ein ähnliches Elixier gab es in Indien in einer Fliegenpilzart, und in Persien meinte man, mit einer bestimmten Meerigelart sein Leben verlängern zu können. Auch die Akupunktur war in ihrer ursprünglichen Bedeutung eine Wissenschaft, das Leben zu verlängern. Die Lebenskraft wurde hier durch den chinesischen Begriff des CHI ausgedrückt, welches im Körper kreist und sich allmählich abnützt. Wenn er gänzlich verschwunden ist, stirbt man. Aufgabe der Akupunktur sei es nun, dieses CHI möglichst lange zu erhalten.

Von den Drogen, die auch in Zusammenhang mit der Akupunktur verwendet wurden, ist das *Moxa* zu erwähnen. Es gibt einen Punkt unterhalb des Knies, von dem es heißt: wenn man ihn täglich mit Moxa beräuchere, bleibe man jung.*
Dieses Moxa entspricht unserem heimischen Beifuß, der in der heutigen makrobiotischen Ernährungslehre immer noch von Bedeutung ist. Beifuß wird – obwohl nicht ungefährlich – von den makrobiotischen Autoren als Dauertee verordnet. Es steht zwar nirgends, daß es sich um eine Wunderdroge handelt, aber der Zusammenhang scheint offensichtlich.

Ausgangspunkt der heutigen makrobiotischen Ernährungslehre ist die Beobachtung, daß Mönche in buddhistischen Klöstern eine besonders hohe Lebenserwartung haben. Nun versucht man ihre Ernährungsgewohnheiten auf den Westen zu übertragen. Das tat George Ohsawa – sein wirklicher Name war Sakurazawa Nyoiti –, der auch den Begriff Zen-Makrobiotik prägte.

Er unterscheidet Nahrungsmittel nach seinen Vorstellungen von YIN und YANG. Danach gibt es Nahrungsmittel, die unbedingt zu meiden sind, weil sie zuviel YIN enthalten; wobei in der makrobiotischen Lehre der Gehalt an YIN gleichbedeutend ist mit der Verkürzung der Lebenskraft. Dann gibt es solche, die bedingt zu meiden sind, ferner solche, die empfohlen werden. Diese enthalten nach Ansicht der Makrobioten sehr viel YANG, wobei YANG als lebensverlängernd erachtet wird.

Zu meiden sind nach Meinung der Makrobioten:
Kartoffeln, Tomaten, Gurken, Erbsen, Paprika, Pilze, die Eierfrucht, Spargel, Südfrüchte, Obst, Fruchtsäfte, Marmeladen, Kompotte. Ferner: Fleisch, besonders fettes Fleisch und Schweinefleisch, tierische Fette, Sauer- und Buttermilch, Schmalz.
An Gewürzen: Curry, Pfeffer, Essig, Paprika, Senf.
Alle Getränke mit chemischen Zusätzen, Alkohol, Kaffee, Kakao, kohlensäurehältige Getränke.
Jede Form von Zucker und zuckerhältigen Getränken und Speisen.

Bedingt zu meiden:
Alle tierischen Produkte, wobei einmal wöchentlich etwa 10% der Gesamtnahrung eines Tages als Fisch, Käse, Eier oder Milch gegessen werden dürfen.

* Siehe auch Abbildung Seite 34. Dort finden Sie diesen hier beschriebenen Punkt (M 36).

Die makrobiotische Ernährungslehre ist gegen diese Nahrungsmittel eingestellt, erlaubt sie aber als Konzession an den Gaumen des Menschen. Ebenso dürfen fallweise Erdbeeren und kleine rote Äpfel in begrenzter Menge gegessen werden.

Erlaubt sind:
Getreide zu etwa 80% der Tagesnahrung: Buchweizen, Roggen, Gerste, Weizen, Hafer, Mais, Reis, jeweils im Ganzen oder frisch geschrotet, aber stets gedämpft.
Die restlichen 20% der Tagesmenge werden in Form von ebenfalls gedämpften Gemüsen zugeführt: Möhren, Schwarzwurzeln, Rettich, Zwiebel, Lauch, Löwenzahn mit Wurzel, Kresse, Endivien, Kürbis, zarte Blattgemüse, Spinat, Blumenkohl, Rosenkohl und Welkgemüse, wie Huflattich, Brennessel, Spitzwegerich und Distel. Distel soll das Gemüse sein, das am meisten YANG enthält.
An Fetten werden alle kaltgepreßten pflanzlichen Öle, wie Sonnenblumenöl, Erdnußöl, Leinöl, Mohnöl, Olivenöl, Sesam- und Rapsöl empfohlen.
Zum Würzen werden in der makrobiotischen Küche Misoprodukte verwendet sowie Meersalz, Süßsalz und in unseren Breiten auch Nordsee-Streusalz. Als Getränk ist Wasser (und da nur Quellwasser oder zusatzfreies Mineralwasser) empfohlen. Es fällt auf, daß die makrobiotische Ernährungslehre bei der Flüssigkeitsaufnahme sehr zurückhaltend ist. Einer der Grundsätze ist: möglichst wenig trinken.
Eine »biologische Trinkontrolle« besagt: »Wer während 24 Stunden mehr als dreimal (Männer viermal) auf die Toilette geht, trinkt zuviel.«

George Ohsawas Übersicht für »gesunde Lebensführung«

Nr.	Getreide	Gemüse	Suppen	Fleisch	Salate Obst	Dessert	Trink- flüssigkeit	
10	100%						wenig	als gesund empfohlen
9	90%	10%					wenig	
8	80%	20%					wenig	
7	70%	20%	10%				wenig	
6	60%	30%	10%				wenig	
5	50%	30%	10%	10%			wenig	ungesund, gel. toleriert
4	40%	30%	10%	20%			wenig	
3	30%	30%	10%	20%	10%		wenig	sehr ungesund, nicht empfohlen
2	20%	30%	10%	20%	15%	5%	wenig	
1	10%	30%	10%	30%	15%	5%	wenig	

Diese Tabelle nach George Ohsawa zeigt, worauf es bei der makrobiotischen Ernährungslehre ankommt. Während Fleisch als gelegentliche Sünde toleriert wird, wird Rohkost (Salate, Obst . . .) als gefährlich abgelehnt. Es mag sein, daß es Mönche gibt, die so leben. Allgemein ist diese Diät nicht zu empfehlen.

Aus dem Quellwasser darf man auch Tees zubereiten, in erster Linie den erwähnten Beifußtee, ferner Löwenzahnwurzelkaffee und Malzkaffee, gelegentlich ungefärbten schwarzen und grünen Tee. Allgemein sollte man beachten: je kleiner die Blätter, aus denen man Tee bereitet, und je näher sie dem Boden zu wachsen, desto zuträglicher sind sie für die Lebenskraft, da sie nach Ansicht der Makrobioten mehr YANG enthalten.

Das Grundgebäude dieser Ernährungslehre ist also die Einteilung der Nahrungsmittel in ihren YANG- und ihren YIN-Gehalt. Wobei man allerdings bei den verschiedenen makrobiotischen Autoren verschiedene Bewertungen findet. Das ist in einer – von Autor zu Autor abweichenden – Tabelle festgehalten.

Die Tabellen sind für den Zweck bestimmt, daß man sich die YANG-hältigen Nahrungsmittel heraussuchen soll und besonders gebraucht, und die YIN-hältigen, wie sie in der Tabelle angegeben sind, möglichst meidet. Das führt auch weiter: »Wasser ist YIN. Wir sollten deshalb es eher sparsam trinken.« Salz ist YANG: »Wir können es reichlich verwenden.« Daß einige tierische Produkte YANG sind, aber trotzdem nicht gegessen werden sollten, wird folgendermaßen erklärt: »Fleisch, Milch und Eier sind zwar YANG, aber sie sind abzulehnen als widernatürlicher Mißbrauch unserer Mitgeschöpfe.«

Kartoffeln werden von den Makrobioten ebenfalls abgelehnt, weil sie als Nachtschattengewäche zuviel YIN enthielten und »zuviel Stärke« (20% Stärke, gegenüber Reis: 70%!), ferner weil sie für Europäer überhaupt ungeeignet seien, da sie auf diesem Kontinent »nicht bodenständig« wären. (Dr. Staubert)

Das ist Unsinn: Bodenständig ist alles, was auf einem Boden wächst oder wachsen könnte. Ebenso wie bei Mais ist lediglich der Samen der Kartoffel relativ spät nach Europa gekommen. Beide gedeihen bei uns prächtig. Reis dagegen ist in Zentraleuropa wirklich nicht bodenständig. Doch darüber sehen die Makrobioten großzügig hinweg. Denn für sie ist Reis das absolute Hauptnahrungsmittel für alle Menschen (»Der König aller Könige«).

Eine große Rolle in der makrobiotischen Ernährungslehre spielt das Kauen selbst. »Jeder Bissen ist 30 bis 60 bis 80 bis 100mal zu kauen, bevor er geschluckt wird, auch Flüssigkeiten; Kauen ist ein wichtiger Verdauungsvorgang.«

Bei der Bemessung der täglich zugeführten Nahrungsmenge soll man versuchen, das absolute Minimum herauszufinden. »Zwei mäßige Mahlzeiten am Tage genügen.«

Rohkost verwenden strenge Makrobiotiker praktisch nie. Alles wird gekocht, gedünstet, geröstet, gebraten, gebacken oder überbacken. Nur gelegentlich, bei der Zubereitung von Salatformen, ist etwas Rohkost erlaubt. Etwa beim Kressesalat, bei Rapunzel oder Lattichsalat. Aber selbst geriebene Karotten müssen fünf Minuten gekocht und dürfen erst anschließend zu einem Salat zubereitet werden.

Vom Begründer der Zen-Makrobiotik, George Ohsawa, stammt eine Einteilung in zehn mögliche Ernährungsgewohnheiten, von denen jedoch nur fünf wahren makrobiotischen Vorstellungen entsprechen. Zwei Gruppen können dieser Weltsicht nach gerade noch toleriert werden und sind für jene bestimmt, die nicht vollinhaltlich nach der makrobiotischen Vorstellung leben wollen. Weitere drei Gruppen sind an sich schädliche Ernährungsformen, aber der Toleranz Ohsawas entsprechend werden sie folgendermaßen definiert: »Sie sind bei gelegentlichen Festlichkeiten erlaubt, sollen aber dann durch einen zeitweisen Rückgang auf die Gruppe 10 (= strengste Gruppe) ausgeglichen werden.«

Kritik der makrobiotischen Ernährungslehre

Wer jemals ein makrobiotisches Gericht gegessen hat, vor allem ein Gericht, das sich in den bedingt erlaubten Gruppen bewegt, wird festgestellt haben, daß es ganz ausgezeichnet schmeckt und hervorragend zubereitet ist.

Vollwertcharakter hat die makrobiotische Ernährungsform allerdings nicht, wenn man darunter versteht, daß sämtliche essentiellen Nährstoffe in ausreichender Form zugeführt werden. Dazu fehlt für's erste ein genügender Rohkostanteil und damit alle Produkte, die durch Verkochen vernichtet oder unwirksam gemacht werden, besonders das Vitamin C.

Die Makrobiotiker sind der Ansicht, daß das Vitamin C unnotwendig, wenn nicht sogar schädlich sei. So schreibt Dr. Staubert: »Tomaten z. B. sind hohe Vitamin-C-Träger und außerdem Nachtschattengewächse. Vor zu hohem Genuß von Vitamin C muß gewarnt werden, weil Vitamin C mit Abstand die schärfste Vitaminsäure ist. Sie tötet andere Vitamine ab bzw. vernichtet sie.« Das ist blanker Unsinn. Tomaten sind erstens nicht so hohe Vitamin-C-Träger, und Vitamin C, eine der wenigen Vitaminsäuren, tötet mit Sicherheit keine anderen Vitamine ab. Auch Südfrüchte werden von den Makrobioten aus den gleichen Gründen abgelehnt. Auf den Vorwurf, in ihrer Ernährungslehre sei zu wenig Rohmaterial vorhanden, antworten die Makrobioten: »Eßt mehr Früchte und bleibt gesund ist ein Slogan, der sich leider allgemein tief eingegraben hat. Der Genuß von Früchten und Gemüsen kann verhängnisvolle Folgen haben.«

Das sind Vorstellungen, die man nicht teilen kann.

Auch der Gehalt an unaufgeschlossenen Ballaststoffen ist eben durch das Verkochen bei der makrobiotischen Ernährung weitaus zu gering. Heute steht man auf dem Standpunkt, daß die Zunahme des Dickdarmkrebses mit der mangelnden Verdauung von echten Ballaststoffen in Zusammenhang steht. Auch der Bedarf an essentiellen Aminosäuren ist bei der makrobiotischen Ernährungsform nicht mit Sicherheit gedeckt. Zwar sind in Körnern, wenn man sie in großen Mengen und täglich ißt, ausreichend essentielle Aminosäuren enthalten, aber es zählt anderseits zu den Grundsätzen der Makrobiotik, daß man nur ein Minimum an täglicher Nahrung zu sich nehmen soll. Man müßte täglich z. B. 450 g Reis essen, um den Bedarf an essentiellen Aminosäuren zu decken. Der Bedarf der Aminosäuren könnte nur dann gedeckt werden, wenn man sich richtig satt essen dürfte.

Schonkostcharakter hat die makrobiotische Ernährungsform ebenfalls nicht. Dafür wird zuviel Salz empfohlen und zuwenig Flüssigkeit erlaubt. Durch die geringe Wasserzufuhr ist es dem Körper nicht möglich, Toxine, die ja während jeder Schonkost auftreten und ausgeschieden werden sollen, auch wirklich auszuschwemmen. Die hohe Zufuhr von Salz verhindert die Ausscheidung ebenfalls.

Auch zeigt das Verhältnis von Wasser zu Salz, wie praxisfremd und übertheoretisch diese Lehre ist: »Wasser ist YIN«: Wir sollten es deshalb sparsam trinken. Und zugleich sollte man Salz, weil es angeblich YANG ist (»Es zieht die Zunge zusammen«), reichlich verwenden. Beides zugleich ist nicht möglich. In diesem Zusammenhang ein Hinweis: Japan hat die meisten Hochdruckkranken der Welt. Man nimmt allgemein an, daß das auf den unverhältnismäßig hohen Salzverbrauch der japanischen Küche zurückzuführen ist.

Anfangsprobleme sind eher nicht zu erwarten.

Spätschäden können durch den Mangel an essentiellen Aminosäuren auftreten.

Ebenso Dickdarmerkrankungen – durch den Mangel an Ballaststoffen; ferner Mangelschäden durch Fehlen von Frischobst und -gemüse.

Naturlogik: Die Logik der makrobiotischen Ernährungslehre beruht ihrer Ansicht nach darin, daß die Mönche der zen-buddhistischen Klöster ein besonders hohes Alter erreichen. Nun ernähren sich die Mönche in den Klöstern nicht so, wie es die makrobiotische Küche heute vorschlägt. Außerdem ist eher ihre sonst gesunde Lebensweise ein Hauptgrund für ihre überlange Lebenserwartung. Allein aus der Ernährung kann man ohnedies nicht mit Sicherheit Gesundheit ziehen. Wenn auch Ohsawa sagt: »Gesundheit ist eine Eigenschaft des normalen Menschen, sie kann nur mit Diät erzeugt werden.«

Keine Diät ist der alleinige Pfeiler der Gesundheit, und die makrobiotische Lehre schon gar nicht; dazu verkocht sie zuviel und schließt natürliche Nahrungsmittel aus.

Gegen das Prinzip, keine raffinierten Kohlenhydrate zu verwenden, verstoßen die Makrobiotiker nach eigenen Aussagen nicht. Doch ist man sich nicht ganz sicher, liest man ihre Rezepte, bei denen lediglich »Mehl« angegeben ist, obwohl auch eindringlich darauf hingewiesen wird, daß es sich um Vollkornmehl handeln muß.

Zusammenfassend: Die makrobiotische Ernährungslehre besitzt keinen Vollwertcharakter, keinen Schonkostcharakter, Anfangsprobleme sind zwar nicht zu erwarten, Spätschäden aber möglich.

Dennoch gibt es eine Reihe von Gründen, gewisse Produkte und Rezepte aus der makrobiotischen Ernährungslehre oder Küche zu empfehlen. Viele eignen sich hervorragend für Festtagsgerichte oder für Einladungen. Sie schmecken sehr gut und haben durch ihren leicht exotischen Charakter etwas Besonderes.

Sehr zu empfehlen ist ein spezielles makrobiotisches Produkt: Miso. Dafür werden Sojabohnen mit Vollweizen und Seesalz drei Jahre lang fermentiert. Miso ist sehr eiweißreich und enthält alle Mineralien und Spurenelemente, die eventuell unserem heimischen Boden abgehen. Es empfiehlt sich für jede Küche, und, insbesondere wegen des hohen Eiweißgehaltes, für jede vegetarische Ernährung. Weiters: Tamari, ein Abfallprodukt bei der Misoherstellung. Die Makrobiotiker sagen, daß Miso, Tamari und Tahini (das ist eine Paste aus geschälten Sesamkörnern) das tierische Eiweiß völlig ersetzen können. Das stimmt sicherlich für Tahini und Miso, nicht aber für Tamari. Da letzteres aber eine besondere Geschmacksrichtung hat und vor allem Mineralien und Spurenelemente enthält, sei es auch hier empfohlen.

YIN UND YANG – EIN NACHTRAG ZUR MAKROBIOTIK

YIN und YANG sind zwei Prinzipien, die den ganzen Kosmos durchziehen. Sie sind von T'ai-ki geschaffene Einheiten. T'ai-ki ist die allergrößte Einheit, Gott.

YIN und YANG sind vorkosmische Prinzipien. Ihre Auseinandersetzung schafft den Kosmos. Alles, was ist oder sein kann, ist ein Verhältnis von YIN und YANG. Oder: Nichts kann sein, das nicht ein Mischungsverhältnis von YIN und YANG ist. YIN und YANG zieht sich also durch die gesamte Natur.

Was bedeutet das für die Nahrungsmittel?

Hier gibt es einen Grundsatz: »Das YANG *belebt* das YIN, das YIN *erhält* das YANG.« Dieser Satz gilt seit mehr als 2000 Jahren als Axiom.

Das YANG ist die Kraft, die aus der unbelebten Materie Leben erzeugt; die unbelebte Materie ist das YIN. Dadurch, daß sie sich beleben läßt, *erhält* sie das YANG, indem sie der Kraft YANG Wirklichkeit verleiht. Ohne YIN kann kein YANG sein.

YIN und YANG entsprechen allen möglichen Polaritäten. So ist YANG rot, YIN blau, YANG hell, YIN dunkel, YANG ist Tag, YIN ist Nacht, YANG ist männlich, das Befruchtende; YIN ist weiblich, ist die Erde, die sich befruchten läßt.

Da alle Polaritäten neutral sind, muß man die Auslegung, YIN ist schlecht und YANG ist gut, wie es auch von den Makrobiotikern behauptet wird, als Fehlinterpretation bezeichnen. Rot ist nicht besser als blau, Tag ist nicht besser als Nacht. YIN und YANG umfassen die wertungsfreie (reale) Welt: und nicht die Welt von gut und böse.

YANG ist also die Keimkraft, YIN das Material. Je stärker die Keimkraft, desto größer ist die YANG-Potenz, die Güte, die Umsetzbarkeit des YANG. Je besser der Boden, das Material, desto besser ist die YIN-Potenz, desto besser das Ergebnis, wenn YANG das YIN belebt.

Wir müssen also für unsere Nahrungsmittel die beiden Begriffe YIN und YANG als gleichwertig erachten.

YANG ist die Keimkraft. Folglich kann ein Nahrungsmittel YANG nur in dem Ausmaß besitzen, als es keimfähig ist. Darunter fallen alle Körner, Samen, Kerne und Hülsenfrüchte. Sie stellen den Prototyp des YANG-hältigen Nahrungsmittels dar. Allerdings nur so lange, als ihre Keimkraft auch erhalten geblieben ist. Wird diese aus irgendeinem Grund vernichtet, ist kein YANG mehr enthalten. Wenn zum Beispiel ein Samen- oder Reiskorn geschält wird, wenn der Keimling entfernt wird, wenn man die Körner kocht, dann geht die Keimkraft, also das YANG, verloren.

In diesem Sinne arbeitet die Ernährungslehre der Makrobioten falsch. Sie vernichten in ihrem YANG-hältigen Material durch ihre Zubereitungsarten das YANG. Genau jenes YANG, von dem sie so viel halten.

Nun gibt es wirklich die Vorstellung, daß diese YANG-Potenz aus einem Korn im Körper wirksam wird, wenn das Korn gegessen wird. Dazu muß es aber frisch sein und seine Keimkraft noch besitzen. Daher darf es auch nicht zu sehr zerkleinert werden. Etwa nur so weit, wie unsere Backenzähne durch ihr Muster ein Korn beim Beißen zerkleinern können.

Das YANG allein ist aber nicht – so wie die Makrobiotiker glauben – die Lebenskraft. Die Lebenskraft, »Chi«, entsteht erst durch das gleichmäßige, ausgewogene Verhältnis von YIN und YANG. Dieses »Chi« ist dann abhängig von einem idealen gegensätzlichen Verhältnis von YIN und YANG. Ist dieses Verhältnis in einer Richtung gestört, dann ist die Lebenskraft geschwächt und muß durch die eine oder andere Maßnahme wieder gestärkt werden. Diese Stärkung kann durch Akupunktur erfolgen oder durch die chinesische Kräuterlehre oder durch geeignete Ernährung.

Es gibt Überlegungen, wie eine Information, die als Keimkraft im Korn enthalten ist, auch im menschlichen Organismus wirken kann. Drei Begriffe der Physik, genaugenommen der Informationstheorie, sind hiezu notwendig: Information, Material und Redundanz. Redundanz ist der Verlust, der dann auftritt, wenn eine Information auf »artfremdes« Material trifft.

Der Mensch mit seinem Stoffwechsel ist für ein Getreidekorn ein artfremdes

Material. Im Boden, der ein arteigenes Material darstellt, wächst das Korn ohne Redundanz, ohne Verlust der Information, zur Pflanze heran. Die Information, die Keimkraft, ist hier optimal ausgenützt. Anders, wenn man das Korn ißt. Hier kann die Information nicht vollständig ausgenützt werden, sie erleidet einen gewissen Verlust. Wie groß dieser ist, kann man nur schätzen; man weiß aber, was diese übrigbleibende Information in unserem Organismus bewirken kann. Sie kann unsere eigene Regulationskraft verstärken: zum Beispiel Stärkung bei der Ausheilung von Leiden, Stärkung in Hinsicht auf Wachstum, in Hinsicht auf Weiterleben, auf längeres Leben usw. So lange die Regulationsfähigkeiten gestärkt werden, so lange besteht auch die Möglichkeit, länger zu leben. »Die Kunst, das Leben zu verlängern«, ist also tatsächlich eine optimale Ausnützung des YANG aus der Nahrung.

Das allein genügt aber nicht. Denn ebenso notwendig ist das YIN. Dieses bereitet den »Boden« des Körpers auf, damit das YANG besser wirken kann.

YIN in unserer Nahrung ist alles, das selbst nicht mehr wachsen kann, das gewissermaßen ausgereift ist und hochwertiges »Material« im Sinne der Nahrung darstellt.

Ein typisches Beispiel ist Yoghurt. Es wird aus dem hochwertigen Nahrungsmittel Milch gewonnen, indem man sie durch Zugabe von Hefe reifen läßt; man hat, nachdem es ausgereift ist, keine Veränderung mehr zu erwarten. In diesem Augenblick stellt es für mein YIN, für mein Material, eine hervorragende Ergänzungsquelle dar. Die Kombination nun von Yoghurt und Körnern, wie sie in Müslis sehr häufig empfohlen wird (aber ausgerechnet nicht von den Makrobioten!), wäre eine ideale Kombination von YIN und YANG in der Ernährung!

Es ist nun aber nicht so, daß die Nahrungsmittel in ausschließlich YIN-hältige und ausschließlich YANG-hältige eingeteilt werden können.

Alle YIN-hältigen Materialien enthalten auch eine gewisse Menge YANG. An einem Salatblatt, das an sich YIN ist, da es sich beim Salatblatt nicht um einen keimfähigen Teil handelt, kann man das deutlich sehen: Erntet man es zu einem Zeitpunkt, zu dem es noch nicht ausgewachsen ist, ist zumindest noch die YANG-Potenz in ihm enthalten, die es benötigt hätte, um völlig zu reifen. In diesem Zusammenhang ist die Kirlian-Photographie erwähnenswert: Photographiert man ein eben gepflücktes Blatt in einem Hochfrequenzfeld, so zeigt es in seiner Umgebung ein lebendiges Farbenspiel. Allmählich verringert sich dieses Phänomen, bis es nach Stunden oder Tagen endgültig »verlischt«. Man kann das als Abbild der langsam absterbenden Lebenskraft interpretieren.

Unabhängig von der 1936 entdeckten Kirlian-Methode kann man festhalten: alle YIN-hältigen Nahrungsmittel sind jene, die frisch gegessen werden müssen, sind jene, die leicht verderben.

YANG-hältiges Material, also keimfähige Nahrungsmittel, können nicht so leicht vernichtet werden. YANG ist innerhalb des Kosmos zu wertvoll, als daß es schnell absterben könnte. Die Natur sorgt dafür, daß alles, was YANG enthält, ohne weiteres gespeichert werden kann; Körner, Kerne, Nüsse und Hülsenfrüchte. Alles, was die Natur von sich aus sehr schnell faulen und verrotten läßt, ist demnach YIN. Man erkennt YIN-hältige Nahrungsmittel daran, daß sie ohne Vorsichtsmaßnahmen sehr schnell verderben; sie werden schnell wieder zu Erde.

Diese »Empfehlung« entspricht einer Naturlogik und zeigt, wie wir unsere Nahrung wirklich genießen sollen: alles, was YIN-hältig ist (Obst, Blatt- und Sprossengemüse, tierische Produkte), soll frisch gegessen werden, solange die

Lebenskraft noch in ihnen enthalten ist, solange sie noch imstande sind, das Material unseres Körpers zu verbessern.*

In allen YANG-hältigen Produkten bleibt die Lebenskraft über Jahre hindurch erhalten, sie sind für unsere Regulationen wichtig und enthalten die essentiellen Eiweißkörper und Fette unter allen pflanzlichen Produkten am dichtesten.

Da wir annehmen dürfen, daß sich YANG aus der Nahrung in unserem Organismus vorteilhaft durch Steigerung der Regulationskraft auswirkt, ist zu empfehlen:

Eine Handvoll YANG am Tag in Form von Körnern, als Frischkornbrei im ganzen Korn oder geschrotet, wie Bruker es empfiehlt. Oder in Form von Kernen oder Nüssen. Selbst wenn der größte Teil des YANG in unserem Körper durch Redundanz verloren geht. Es sind ja gerade die kleinen Energien, die – wenn es sich um einen Feinmechanismus, wie bei den Regulationen handelt – am besten wirken.

Die YIN-YANG-Vorstellung der Makrobioten ist offenbar aus einer falschen Auslegung der Polaritäten, die sich als Paradedefinition für YIN und YANG anbieten, gewonnen. Es ist eine alte, daher verzeihliche Schwäche der Asiaten, daß sie ihre großen, grundsätzlichen Erkenntnisse nie in brauchbare analytische Formen bringen konnten.

Satvik

Der Begriff Satvik stammt aus dem buddhistischen Lebensraum. Nach Vorstellung dieser Weltreligion muß ein Mensch so lange irdisch existieren – sei es in einem, sei es in mehreren Leben –, bis sein Karma abgetragen ist. Karma ist in diesem Sinne eine Art Überlieferung, eine Art persönliches Erbe. Jenes Erbe, das ein Mensch aus seinem früheren in sein neues Leben mitbekommen hat. Da es negativ ist, gibt man ihm im derzeitigen Leben die Chance, seine »Schuld« abzudienen. Erst dann ist es nicht mehr notwendig, wiedergeboren zu werden.

Nach buddhistischen Vorstellungen gibt es mehrere Möglichkeiten, sein persönliches Karma zu verbessern:

– ethische Verhaltensweise: Vihar;
– persönliche Hingabe an Gott: Ahar;
– richtiges Verhalten im Leben: Satva Guna.

Drei Grundprinzipien entsprechen dem jeweiligen Verhalten: die drei Gunas.

Das erste, *Satva-Guna,* ist die edelste Handlungsweise, ein reines Leben in geistiger Ausgeglichenheit. Die entsprechende richtige Ernährung ist Satvik.

Die zweite Möglichkeit einer Verhaltensweise ist das *Raja-Guna:* Sie bringt für das Karma keine Vorteile, aber ist auch nicht nachteilig zu sehen. Die diesbezügliche Ernährungsweise ist Rajsik.

Tama-Guna hingegen ist die Verhaltensweise, die durch Trägheit, Stumpfheit, Ungläubigkeit und Verletzen der ethischen Prinzipien geprägt ist. Die diesem Verhalten entsprechende Ernährung heißt Tamsik.

---

* Von allen Konservierungsmethoden würde theoretisch die Tiefkühlung das YIN (gegebenenfalls auch das YANG) weitaus am besten erhalten.

Satva heißt: harmonisch, ausgeglichen, genügend.

Raja ist energieliefernd, kraftfördernd, und Tama heißt verdummend.

Auf die Ernährung übertragen, ist Satvik das Ideal.

Für unsere philosophische Weltsicht überraschend ist, daß man, wenn man nur Satvik zu sich nimmt, mit jeder Mahlzeit sein Karma verbessern kann, ohne sonst etwas dazu zu tun.

Satvik sind alle pflanzlichen Nahrungsmittel, mit Ausnahme von extremen Gewürzen. Nahrungsmittel, die unter der Erde wachsen, *Mool*, und jene, die über der Erde wachsen, *Phal*, sind völlig ausreichend, um einen Menschen zu sättigen; zur Kräftigung ist innerhalb von Satvik auch Kuhmilch erlaubt.

Nach buddhistischen Vorstellungen ist man verpflichtet zu essen. Man darf nicht etwa sein Leben dadurch verkürzen, indem man die Nahrungsaufnahme verweigert. Aber was man essen soll, ist von der Natur gewollt: eben alle jene pflanzlichen Nahrungsmittel, die bei *Satvik* angegeben sind.

Die zweite Form, *Rajsik*, ist die krafterzeugende Art der Ernährung. Offensichtlich weiß man ganz genau, daß bei reiner Satvik-Ernährung ein gewisser Kräfteverfall eintreten kann. Deshalb ist Rajsik erlaubt, wenn auch nicht unbedingt empfohlen. In diesem Fall dürfen tierische Milchprodukte (zusätzlich zur Kuhmilch, also auch Milch von anderen Tieren) maßvoll genossen werden.

Die Ernährungsart nach *Tamsik* inkludiert den Genuß von tierischen Produkten, also auch von Fleisch, und stellt einen Verstoß gegen das Grundgesetz des Ahimsa dar, in dem festgelegt ist, daß man kein anderes Lebewesen verletzen oder gar töten darf. Dabei spielt es keine Rolle, ob man das Tier selbst tötet oder es töten läßt.

Satvik also ist eine reine Pflanzenkost plus Kuhmilch.

Rajsik würde einer lakto-vegetabilen Kost unter Einschluß sämtlicher Milchsorten entsprechen, *Tamsik* der gemischten Fleischkost.

Alle Buddhisten unterstehen diesen drei Grundregeln der Gunas mit den entsprechenden Ernährungsweisen. Diese schreiben vor, daß man von jeder Frucht schon deshalb essen soll, »weil sie wächst und sich anbietet«.

Zur groben Einteilung der drei Gunas gibt es noch eine Feineinteilung in Hinblick auf den Genuß von tierischen Produkten. Sie geht davon aus, wieviel *Tattwas* in einem Lebewesen vorhanden sind. Der Mensch ist das einzige Lebewesen, in dem alle fünf Tattwas tätig sind: Erde, Wasser, Luft, Feuer und Äther. Einen Menschen zu essen, wäre das allergrößte Verbrechen. An nächster Stelle stehen die Vierbeiner mit vier Tattwas, deren Genuß auch streng verboten ist. In Vögeln und Fischen sind nur drei Tattwas aktiv, Wasser, Feuer und Luft bei Vögeln, bei Fischen Erde, Wasser und Feuer. Ihr Genuß ist zwar verboten, aber nicht ganz so verwerflich. Dann gibt es Tiere, die nur zwei Tattwas besitzen, Würmer, Schnecken, Krabben. Ihr Genuß wäre erlaubt, es käme zu keiner Vermehrung des Karma.*

Die Pflanzen haben nur ein Tattwa, das Wasser: Deshalb verbessert ausschließlich ihr Genuß das Karma. Wasser ist ja auch das einzige Getränk, das zum Löschen des Durstes erlaubt ist.

Eine weitere Feineinteilung ist der Genuß von unter der Erde wachsenden Produkten.

---

* Nach Thakar Singh, Nachfolger von Kirpal Singh, sei es besser, auch vom Genuß von Tieren mit zwei Tattwas Abstand zu nehmen (persönliche Auskunft).

Kritik der Ernährungslehre nach Satvik

Die Satviksche Ernährungslehre dient der ethischen und spirituellen Weiterentwicklung des Menschen – so ist sie ursprünglich gedacht. Ihre Verfasser jedoch betonen, daß sie auch gesund ist und vollwertig ernährt. »Satvik oder die reine Nahrung von Mool, Kand, Phal und Milch verlängert das Leben und heilt eine Reihe von Krankheiten und Leiden.« (Sant Kirpal Singh Ji Maharaj)

Es wird also von einem der profundesten Kenner der buddhistischen Grundsätze in Hinsicht auf die diesbezügliche Ernährung betont, daß die gesunderhaltende und lebensverlängernde Wirkung von Satvik unter Einschluß von Milchprodukten erfolgt.

Die Basis für die Entstehung der Ernährungslehre von Satvik aber sind sicherlich ethische Grundsätze. »Entsprechend der moralischen, sozialen und spirituellen Gesetze darf man nicht in das Leben irgendeines Tieres, in Gottes Schöpfung eingreifen ... dies führt zur vegetarischen Ernährung.«

Daß nun Tiere mit nur zwei Tattwas davon ausgeschlossen sein sollen, mutet zunächst eigentümlich an. Es ist jedoch auffallend, daß es sich gerade um jene tierischen Lebewesen handelt, die wahrscheinlich schon zur Nahrung des Urmenschen gezählt haben. Also scheint doch diese Bestimmung, im Verhältnis zu allen anderen Ernährungslehren betrachtet, die tiefsten Wurzeln zu haben.

Bei der Ernährungslehre nach Satvik handelt es sich um lakto-vegetabile Kost mit Einschluß ganz bestimmter niederer Tiere, wobei die Buddhisten Lebewesen unter drei Tattwas eher unter den Pflanzen einreihen. Das eigentliche »spirituelle« Tier beginnt erst mit drei Tattwas.

Eine Ernährung, wie sie durch Satvik vorgezeichnet wird, ist jedenfalls umfassend. Ob sie auch gesundheitliche Vorteile bringt, hängt mehr oder weniger von den Regeln der Zubereitung ab. Hier gibt es eine der einfachsten Regeln aller Ernährungslehren: was man roh essen kann, soll man roh essen; und alles übrige muß man sowieso kochen.

Alle Gewürze, die lediglich als Gaumenlocker dienen und zu übermäßigem Essen verleiten können, sind verboten. Genauere Vorschreibungen findet man diesbezüglich nicht, es ist jedem einzelnen überlassen, zu entscheiden, ob ihn ein Gewürz eventuell zur Völlerei verleiten könnte oder nicht.

Eines der wichtigsten Gebote ist das Maßhalten. Wobei allerdings vor einer zu kargen Ernährung gewarnt wird.

Die buddhistische Lehre kennt auch Fastenzeiten, die aber von jedem einzelnen und dem Grad seiner spirituellen Entwicklung abhängen. Ein Mahavatar (ein Mensch auf der vollendetsten Stufe seiner spirituellen Entwicklung, eine Inkarnation Gottes) darf lange Fastenperioden einlegen. Jeder Mahavater aber wird seinem Schüler sagen, daß er am Beginn seiner geistigen Entwicklung höchstens ein bis drei Tage hintereinander fasten soll. Wenn er auf dem spirituellen Pfad fortgeschritten sein wird, kann er die einzelnen Fastenzeiten erhöhen.

Yogananda berichtet von einer Frau, die seit Jahren überhaupt keine Nahrung zu sich nimmt – ohne Anzeichen eines körperlichen Verfalls. Als er sie fragte, ob sie die Technik des Fastens erklären könne, antwortete sie, daß sie von einer für uns unsichtbaren Substanz lebe, es aber nicht Gottes Wille sei, die Technik zu verraten, denn Gottes Wille sei es, daß die Menschen essen sollen.

Nach der Ernährungslehre von Satvik wird auch jede sinnlose Askese abgelehnt. Man soll sich auf dem Mittelweg des Notwendigen bewegen.

Die Nahrungsmittel selbst werden in drei Gruppen eingeteilt:

Milch verhindert den Kräfteverfall und dient dem Körperaufbau.

Alle Nahrungsmittel, die über der Erde wachsen *(Phal)*, erhalten den Körper (Körner, Hülsenfrüchte, Gemüsesorten und Obst). Von diesen soll möglichst viel in Rohkostform genossen werden.

Alle Produkte, die unter der Erde wachsen *(Mool* und *Kand)*, dienen insbesondere dem Aufbau und der Reinigung der Psyche.

Was man im Augenblick benötigt, davon kann man auch mehr essen!

Das Weglassen von einer oder mehrerer dieser Gruppen soll eine Ausnahme bleiben.

Die Ernährungslehre nach Satvik ist sicherlich die älteste. Sie geht auf die Veden und Buddha selbst zurück. Dennoch hat man das Gefühl, daß sie durch keine neuere medizinische Erkenntnis überholt worden ist, sondern lediglich bestätigt werden kann. Die innige Verflechtung von körperlichen, psychischen und spirituellen Elementen betont ihre umfassende Wirkung. Es gibt in dieser Ernährungslehre keine extremen Hypothesen, keine Einseitigkeiten: jedem einzelnen ist ein breiter Spielraum gegeben.

Beurteilung nach Kriterien

Satvik hat Vollwertcharakter, denn gerade weil es keine Mengenbeschränkung einzelner Nahrungsmittel gibt, kann man sich mit sämtlichen Nährstoffen versorgen.

Schonkostcharakter: Ja, die Mäßigung auch in übertriebenen Zubereitungstechniken schafft leicht verdauliche Speisen.

Anfangsschwierigkeiten: nein

Zubereitung ist jedem selbst überlassen.

Spätschäden: nein

Naturlogik: ja.

Die Atkins-Diät (Energiediät)

Der amerikanische Herzspezialist Dr. Robert Atkins vertritt den Standpunkt, daß *erniedrigter Blutzucker* die am meisten verbreitete Krankheit unserer Zeit ist. Eine ganze Reihe von Beschwerden seien darauf zurückzuführen, in erster Linie Müdigkeit, Depressionen, Ängste und gereizte Spannungszustände. Erniedrigter Blutzucker soll auch für Migräne, Magengeschwüre, Herz- und manisch-depressive Erkrankungen verantwortlich sein.

Im Gegensatz zu seinen Fachkollegen – sie halten erniedrigten Blutzucker (Hyperinsulinismus) für eine nur selten auftretende Erkrankung – hält Atkins dieses Phänomen für ein Grundübel unserer Zeit. Mindestens 50% aller Menschen leiden daran, sagt er.

Die von ihm vorgeschlagene Ernährungsweise richtet sich also gegen diesen Hyperinsulinismus. Genaugenommen ist sie nichts anderes als eine in der Schulmedizin seit Jahrzehnten zur Behandlung dieser Erkrankung gängige Diät. Atkins hat sie nun, im Glauben daran, daß viele Menschen an dieser Erkrankung leiden, popularisiert. Das Prinzip beruht darauf, daß Kohlenhydrate möglichst vermieden und der Energiebedarf aus Eiweißkörpern und Fetten gedeckt wird.

Er bietet drei Grundtypen an:

- Bei der Diätform für *Übergewichtige* sind Kohlenhydrate grundsätzlich verboten: höchstens 10 g pro Tag dürfen gegessen werden.
- Für *Untergewichtige* wird eine Ausgangsposition von etwa 100 g Kohlenhydrate pro Tag empohlen, die allmählich – bei Erreichung des Normalgewichtes – auf 50 g gesenkt wird.
- *Normalgewichtigen* sind pro Tag 50 g Kohlenhydrate erlaubt. Je nachdem, ob der Normalgewichtige zunimmt oder abnimmt, wird die Kohlenhydratmenge entsprechend angepaßt.

Eine vierte Diätform wird bei verschiedenen spezifischen Erkrankungen angewendet. Das Prinzip ist bei allen Typen gleich: Hauptnahrungsmittel sind Eiweißkörper und Fette, während Kohlenhydrate nach Ansicht von Atkins nicht nur unnotwendig, sondern sogar schädlich seien.

Die zur Zeit gültige Ernährungsphysiologie bestätigt, daß Kohlenhydrate zum Leben nicht unbedingt notwendig sind. Ein Mensch stirbt nicht, wenn er keine Kohlenhydrate zu sich nimmt. Denn im Gegensatz zu den Eiweißkörpern und den Fetten gibt es unter den Kohlenhydraten keine lebensnotwendigen Moleküle.

Wohl aber gibt es lebensnotwendige Eiweißkörper, nämlich die essentiellen Aminosäuren, und die wesentlichen Fette, die sogenannten »ungesättigten Fettsäuren«. Es gibt jedoch keine essentiellen Kohlenhydrate, denn Kohlenhydrate werden auch aus Eiweißkörpern gebildet. Da also bisher essentielle Kohlenhydrate nicht mit Sicherheit nachgewiesen werden konnten, baute Atkins auf diesem wissenschaftlich nicht sehr festen Fundament seine Diät auf: »Die Unwichtigkeit der Kohlenhydrate gehört zu den biologischen Grundsätzen, die eine Diät, bei der eine Zufuhr beschränkt ist, so leicht durchführbar, sicher und wirksam machen.«

Gewichtsregulation und die Feststellung, daß breite Teile der Bevölkerung in den zivilisierten Ländern an Hyperinsulinismus (eben an erniedrigten Blutzuckerwerten) leiden und daher einer Spezialdiät bedürfen, sind Atkins Hauptargumente.

Die Tatsache, daß die überwiegende Mehrheit der Ernährungsfachleute nicht seiner Meinung ist, kommentiert er folgendermaßen: »Trotz dieses eindeutigen Beweismaterials scheint eine mächtige und stimmgewaltige Gruppe von Wissenschaftern die Menschheit überzeugen zu wollen, daß Hypoglykämie (zuwenig Blutzucker) kaum vorkommt. Sie versteigen sich sogar zu der Behauptung, Hypoglykämie sei eine Ausgeburt der Phantasie.«

Wenn viele Leute meinen, daß Atkins seine Diät nur gegen Übergewichtigkeit entwickelt habe, ist das falsch. Der Feind, den er damit bekämpfen wollte, ist der besagte Hyperinsulinismus (das fallweise Absinken des Blutzuckers), von dem er allerdings meint, daß er die generelle Ursache für Über- und Untergewichtigkeit ist.

Bevor wir uns weiterhin damit auseinandersetzen, versuchen wir festzustellen, was Hyperinsulinismus eigentlich ist: Bei dieser Erkrankung tritt eine Unverträglichkeit gegenüber Kohlenhydraten auf. Ein bestimmtes Hormon wird nämlich in dem Augenblick überaktiv, in dem Kohlenhydrate im Blut als Zucker auftreten, und »frißt« den Zucker sozusagen sofort auf. Es kommt zu einem extremen Abfall des Blutzuckers (Hypoglykämie) und in der Folge zu großen Beschwerden. Genaugenommen handelt es sich bei Hypoglykämie um eine Regulationsstörung. Insulin – jenes Hormon, das die Verwertung der Zuckermoleküle beeinflußt – sollte normalerweise in entsprechender Menge vorhanden sein, um das jeweilige Zuckerangebot zu verwerten. Beim Hyperinsulinismus geschieht das nicht. Die Insulinausschüttung aus der Bauchspeicheldrüse erfolgt derart übertrieben, daß der vorhandene Zucker sofort beseitigt ist. Dadurch kommt es zu Schwächezuständen, ähnlich jenen, die wir bei Zuckerkranken beobachten, die zu viel Insulin gespritzt haben.

Atkins nun behauptet, daß die meisten Menschen an dieser übersteigerten Insulinausschüttung leiden. Und empfiehlt als einzige Therapie, die Kohlenhydrate aus der täglichen Ernährung auszuschalten bzw. sie auf ein Minimum zu reduzieren.

Man muß sich nun vorstellen, was das bedeutet: Wir haben drei Energielieferanten: die Kohlenhydrate, die Eiweißkörper und die Fette. Etwa 2400 Kalorien sollen wir täglich – im Normalfall – dem Körper zuführen. Eine Zufuhr von täglich 50 g Kohlenhydraten bringt etwa 200 Kalorien. Der Rest muß also ausschließlich aus Eiweißkörpern und Fetten gedeckt werden. Da die Eiweißzufuhr aus pflanzlichen Produkten – laut Atkins – abgelehnt wird, zumal diese gleichzeitig zu viele Kohlenhydrate mit sich führen, reduziert sich das Nahrungsangebot ausschließlich auf Fleisch und eventuell auf fette Käsesorten.

Atkins empfiehlt Käse lediglich in seinen Anfangsdiäten als Ergänzungsnahrungsmittel zu verwenden. Zur Ernährung bleiben also lediglich die drei tierischen Hauptprodukte: Fisch, Fleisch und Eier. Das bedeutet, täglich mindestens 1000 g Fleisch oder Fisch, ferner 5–7 Eier zu essen, und das ein Leben lang.

Zur Normaldiät – das ist jene, bei der man sein Gewicht erhalten und trotzdem (nach Atkins) gesund leben kann – sagt er: »Es ist nicht einfach, eine Ernährungsweise zu finden, die Müdigkeit bekämpft, ohne daß sie das Körpergewicht verändert*.« Er glaubt nun, diese Forderung mit seiner »Energiediät« – wie er die Normaldiät bezeichnet – zu erfüllen.

Atkins schätzt den Normalbedarf an Kohlenhydraten bei einem Menschen, der nicht mit Gewichtsproblemen zu kämpfen hat, auf 60 g: »Wenn bei dieser Menge Neigung zum Zunehmen besteht, verringert man sie auf 50 g, und wenn auch das nicht hilft, auf 40 g . . .«

Der erlaubte Spielraum bezüglich der Kohlenhydrate ist bei Atkins sehr eng gesteckt. 10 g mehr** oder weniger können nach Atkins zu gesundheitlichen Schäden führen, zu unerwünschten Veränderungen des Gewichtes, zu Müdigkeit und Depressionen. Verspürt man während der Atkins-Diät dennoch Müdigkeit oder Depressionen, so hat man – laut Atkins – sicherlich einen Diätfehler begangen. Sein Rezept: Man ißt einfach täglich ein Knäckebrot mehr (oder eines weniger), und die Müdigkeit und die Depressionen verschwinden.

So einfach sieht Atkins die Ursachen für unerwünschte Leiden und deren Bekämpfung. »Es ist nicht das richtige Maß, das ideale Maß an Kohlenhydraten erreicht. Entweder man macht einen Fehler nach oben oder nach unten. Wenn man das bereinigt, verschwinden die lästigen Symptome von selbst.«

Die Fett- und Eiweißzufuhr ist dazu da, sich ordentlich satt zu essen. Wie man diese zu sich nimmt, aus welchen Nahrungsmitteln man diese Zufuhr zusammenstellt, ist unwichtig, sagt er, sofern sie nur keine Kohlenhydrate enthalten.

---

* Müdigkeit wird lt. Atkins in erster Linie durch Hyperinsulinismus verursacht.
** 10 g Kohlenhydrate = 1/3 Semmel oder 1 sehr kleine Kartoffel oder 1 dünne Scheibe Knäckebrot.

Überessen könne man sich nicht, da gerade bei dieser Diät immer das natürliche Sättigungsgefühl auftritt. Zu wenig essen könne man auch nicht, da das natürliche Hungergefühl erhalten bleibt. Fast den gleichen Satz findet man bei Bruker – allerdings bezogen auf seine – zu Atkins konträre – Diät.

Lediglich die Kohlenhydrate müßten sehr exakt berechnet werden. Dazu braucht man Tabellen, die den jeweiligen Gehalt in den Nahrungsmitteln angeben. Bei allem anderen solle man sich vor Tabellen – »vor allem vor Kalorientabellen« – hüten.

Atkins hat noch mit einer zweiten Hypothese aufzuwarten: Die Mengen an Vitaminen, die von der Wissenschaft für den Menschen als ausreichend angegeben werden, seien bei weitem zu gering. Oft um das Zehnfache, oft um das Hundertfache. So hat er eine Kombination aus Vitaminen, Mineralien und Spurenelementen in Tablettenform entwickelt, die man täglich zu sich nehmen soll. Die Wissenschaft schätzt, daß der tägliche Bedarf an Vitamin C zwischen 30 und 60 mg liegt. Atkins hingegen meint, daß 3500 mg* notwendig seien. Nun ist diese Menge aus der natürlichen Nahrung nicht zu decken. Daher sei es angebracht, Vitamintabletten herzustellen. Zu ähnlichen Werten kommt er auch bei den anderen Vitaminen.

Seine Anhänger ermuntert er sogar zu Experimenten an sich selbst: Man nehme die zwölf von ihm registrierten Vitamine (interessanterweise sind nicht alle bei ihm registriert) in der von ihm angegebenen Dosis. Fühlt man sich immer noch nicht wohl, dann erhöht man je nach Symptomatik das eine oder andere Vitamin um das Zehnfache. Nun beobachtet man sich zwei Wochen lang, um festzustellen, ob die Erhöhung z. B. von Vitamin B_1 den gewünschten Erfolg bringt. Sagt man sich dann: »Ich fühle mich besser denn je«, bleibt man bei dieser Dosis. Ist das nicht der Fall, probiert man weiter.**

In seinem »Vitaminrezept«, das als »Allzweckformel« dienen soll, sind außer Vitaminen auch einige Mineralien und Spurenelemente enthalten. Bei diesen sind die Dosen gleich den allgemein anerkannten. Lediglich bei den Vitaminen A und D warnt auch Atkins vor der Möglichkeit einer Überdosierung. Seine sonstige Bedenkenlosigkeit (die von kaum einem anderen Arzt geteilt wird) ermöglicht, auch mit hohen bis höchsten Dosen zu manipulieren. Damit der »Patient« an sich selbst diagnostizieren könne, welches Vitamin ihm fehle, gibt er Hinweise, wie man sich beobachten möge: kann man sich beispielsweise an seine Träume nicht erinnern, so fehle Vitamin B_6. Also hat man dieses Vitamin so lange zu nehmen, bis man sich an seine Träume erinnert.

Dem Einwand, sämtliche Vitamine seien in ausreichender Form in der natürlichen Nahrung enthalten, begegnet Atkins: »Entscheidend ist jedoch, daß die großen Mengen, die sich . . . als wirksam erwiesen haben, in unserer natürlichen Nahrung einfach nicht vorkommen. Folglich ist eine Therapie mit den Nahrungsmitteln allein nicht möglich.« Ja, er sagt es noch vehementer: »Selbst wenn man nicht die geringste Fehlernährung zuläßt, sondern nur naturbelassene Nahrungsmittel kauft und die so zubereitet, daß die Nährstoffe möglichst erhalten bleiben, erhält der Körper nicht alles, was er braucht . . .«

Selbstverständlich versteht Atkins unter dem Begriff »nicht die geringste Fehler-

---

* 3500 mg Vitamin C sind in 70 Zitronen enthalten.
** Atkins stellt hier sehr hohe Ansprüche an die medizinische Vorbildung seiner Anhänger. Die Vitaminmangelzustände ähneln einander oft verblüffend, einem Experimentieren an sich selbst ist dringend abzuraten.

nährung« die Verwirklichung seiner eigenen Ernährungsvorstellungen. Ohne Pharmaindustrie also kann auch der Gesunde nicht leben; nur sie liefert ihm die notwendigen Vitamine, Spurenelemente und Mineralien.

Umgekehrt erklärt er aber, selbst die beste Vitaminzugabe nütze nichts, wenn man sich nicht auch nach seinen, Atkins, Vorstellungen ernähre: »Sogar dringend benötigte Vitamine tragen selten zur Verbesserung bei, wenn sie dem Körper zugeführt werden, während die Fehlernährung fortdauert.« Beides zusammen aber, seine Diät *und* die Zufuhr der erhöhten Vitamindosen, müßten zu einer allgemeinen Besserung des Wohlbefindens und der Gesundheit führen.

Die nicht gerade billigen Produkte für die Atkins-Diät kann man allerorten ohne Schwierigkeiten kaufen. Vitaminpräparate hingegen sind zum Teil rezeptpflichtig, etwa die Folsäure. Und gerade auf diese legt Atkins großen Wert.

Die Tatsache also, daß nur ein Arzt die empfohlenen Vitamindosen verschreiben kann, setzt der bedenken- und gedankenlosen Anwendung dieser Diät Grenzen. Denn welcher Arzt ist schon bereit, Folsäure in hohen Dosen zu verschreiben!*

Aber: »Folsäure nimmt in der Vitamintherapie eine Schlüsselstellung ein«, sagt Atkins. Und: »Immer, wenn ich die Klage höre: ›ich habe meine Vitamine eingenommen, aber mein Zustand hat sich nicht gebessert‹, stelle ich fest, daß die Patienten entweder die Gesamtdiät nicht strikt befolgt haben, oder daß ihr Vitaminprogramm nicht genügend Folsäure enthält.«

Er fordert nun, daß Folsäure, die auch in Amerika rezeptpflichtig ist, frei verkauft werden solle. Überhaupt stempelt er die Rezeptpflicht für Vitaminpräparate zum Unding. »Derartige Entscheidungen begünstigen die chemische Industrie in ihrem Konkurrenzkampf mit der Naturheilkunde, abgesehen davon, daß auf diese Weise die Preise in die Höhe getrieben werden.« Das ist ein Trugschluß, denn die Naturheilkunde – was immer Atkins darunter versteht – stellt keine Vitaminpräparate her.

Die Atkinssche Ernährungslehre läßt sich in zwei Hauptpunkten zusammenfassen:

– Die tägliche Kohlenhydratmenge müsse stark reduziert werden. Der Mensch nehme zu viele Kohlenhydrate zu sich. Die durchschnittliche, ausreichende Menge läge bei 50 g (2 Brötchen). Auch ein geringes Mehr oder Weniger könne Schäden verursachen.

– Die aufgenommenen Vitaminmengen seien selbst in einer noch so gut kalkulierten Ernährung zu gering. Der Mensch müsse sich also zusätzlich mit Vitaminen in Form von Industrieprodukten versorgen.

Wenn man diese beiden Punkte konsequent verfolge, verspricht Atkins, erreiche man ein Höchstmaß an Gesundheit.

Für die Zukunft fordert er unter anderem »eine vermehrte Aufklärung über die Verbreitung der Hypoglykämie und ihrer verheerenden Folgen«, weiters einen »vermehrten Gebrauch von Vitaminen und Mineralstoffen in Übereinstimmung mit der Ernährung« und schließlich »Einspannung der Massenmedien in den Dienst der allgemeinen Gesundheit.« Gegen den letzten Punkt hat wohl niemand etwas einzuwenden.

Kritik der Atkinsschen Ernährungslehre

Die »Ernährung nach Atkins« ist das, was man in der Medizin einen »Risikofaktor« nennt: Sie kann dazu beitragen, daß es zu dramatischen Schäden – wie

---

* Das weiß und sagt interessanterweise auch Atkins.

Hirnschlag oder Herzinfarkt – kommen kann. Atkins hat in der Ärzteschaft nur vereinzelt Nachahmer gefunden, und diese beschäftigen sich hauptsächlich mit seiner Abmagerungsdiät. Durch die Massenmedien aber, und durch seine eigenen Schriften, ist diese Diät breiten Kreisen bekannt geworden. Deshalb mußte sie auch von uns hier besprochen werden.

Nach Atkins müßte der Mensch ein »Stoffwechselkrüppel« sein, was die Toleranz der Kohlenhydrate anlangt. Seine Auslegung, fünf Knäckebrote täglich seien genau richtig, eine Scheibe mehr oder weniger mache krank, läßt vermuten, daß er unseren Organismus für ein völlig starres System hält.

Auf der anderen Seite mutet er dem Organismus viel zu, wenn er annimmt, daß dieser die Endprodukte einer übermäßigen Eiweißzufuhr verarbeiten könne. Bei der Verwertung von Eiweiß entstehen im Körper größere Moleküle*, wie Harnsäure, Harnstoff und Kreatin. Bei einer dauernden Zufuhr eines Vielfachen des als normal anzusehenden Eiweißbedarfes kommt es mit Sicherheit zu einem Ansteigen u. a. des Harnsäurespiegels im Blut, was schließlich zu Gicht führt. Es ist wissenschaftlich kaum bestritten, daß die Gicht eine weitaus häufigere Erkrankung ist als der Hyperinsulinismus. Wir haben das Beispiel der Nachkriegszeit: 1950 gab es so gut wie keine Gichtkranken, weil einfach niemand ausreichend oder übermäßig Fleisch essen konnte. Ab etwa 1955 häuften sich die Fälle.

Auf Atkins übertragen, könnte das heißen: Fünf Jahre Atkins, und man kann sich mit großer Sicherheit in das Heer der Gichtkranken reihen.

Aber nicht nur der Gicht öffnet die Atkins-Diät Tür und Tor, sie fördert auch sämtliche Herz-Kreislauf-Erkrankungen von Überdruck bis zum Hirnschlag. Durch das Zuviel an Eiweiß und die überschüssigen Stoffwechselprodukte wird die Disposition zur Arterienverkalkung erhöht, was auch zu Hochdruck führt. Dazu kommt die sicherlich erhöhte Salzzufuhr, da man die vorgeschriebenen Mengen an Fleisch wohl kaum ohne Salz zu sich nehmen wird. Der Zusammenhang zwischen Natriumüberschuß und Bluthochdruck wird allgemein angenommen.

Zumindest eigenartig mutet in diesem Zusammenhang an, wenn Atkins meint, als Ursache für ein Versagen seiner Diät käme eine zu geringe Salzaufnahme in Frage. »Das läßt sich ausgleichen, indem man das Essen tüchtig salzt.«

Ihm sind also die Salzmengen, die durch seine Diät ohnedies schon gezwungenermaßen zugeführt werden, offenbar noch zu gering.

Beide auftretenden Umstände, die Schädigung der Gefäßinnenwände, die damit verbundene Verkalkung durch übertriebene Eiweiß-Stoffwechselprodukte und die erhöhte Natriumzufuhr stempeln also – wie gesagt – die Atkins-Diät zu einem Risikofaktor für Hochdruck, Herzinfarkt und Hirnschlag. Doch damit ist die Reihe der nach länger durchgeführter Atkins-Diät möglicherweise auftretenden Krankheiten noch lange nicht zu Ende. Im Kapitel über das Eiweiß finden Sie weitere Hinweise, etwa auf die kritische Aminosäure Methionin, die, dem Körper im Übermaß zugeführt, Leberschäden verursacht. Unabhängig davon ist nachgewiesenermaßen die Lebenserwartung von Völkern, die sich ausschließlich von tierischen Produkten ernähren müssen, geringer (Eskimos).

Obskur ist die Atkinssche Vitamintheorie. Es gibt wohl kaum eine Vorstellung,

---

* Kohlenhydrate und Fette werden zu kleineren, leicht ausscheidbaren Molekülen abgebaut: Kohlendioxyd und Wasser.

die widernatürlicher anmutet, als die, daß selbst die gesündeste Ernährung lediglich imstande sei, 1–10% des täglichen Vitaminbedarfes zu decken. Freilich ist die Atkins-Diät an sich vitaminarm, so daß man sie eigentlich mit Vitaminen auffüllen müßte. Das aber meint Atkins nicht, sondern er ist der Ansicht, daß *jede* Ernährungsform vitaminarm ist.

Wissenschaftliche Arbeiten lassen vermuten, daß Vitamin-C-Dosen, wie sie Atkins empfiehlt, unter Umständen Gen-Störungen verursachen können. Bei Vitamin-B$_3$-(Niacin-)Überdosierungen sind Störungen des Herzmuskels bekannt geworden. Das müßte bedenklich stimmen. Denn die Vorstellung, daß eine Überdosierung von wasserlöslichen Vitaminen keine Schäden hervorrufen könne, beginnt zu wanken.

Atkins widmet vorsichtshalber der Möglichkeit, daß trotz Einhaltens seiner Diät und trotz zusätzlicher Vitaminzufuhr der Erfolg ausbleiben könnte, breiten Raum. Sein wichtigster Slogan: »Nicht aufgeben!«

Auf der weiteren Suche nach Fehlerquellen gibt es dann einige eigenartige »Blüten«. So könnte es sein, sagt er, daß man zwar völlig »richtig« ißt und auch genügend Vitamine zu sich nimmt, daß aber die Vitamintablette vielleicht einen Zuckerüberguß habe, was die Diät durcheinanderbringe: »Die Liste ist endlos, und scheinbar harmlose Dinge werfen Ihre ganze Diät über den Haufen.«

Weitere Gründe für den Mißerfolg wären Tee, Kaffee, Nikotin, Medikamente, zu wenig Hormone, oder: man ißt nicht sechsmal am Tag usw.

Es sieht fast so aus, als ginge es darum, eine Theorie zu retten. Es müßte ja schon dem gesunden Menschenverstand widersprechen, daß der menschliche Organismus, der seit seinem Bestehen so vielen Belastungen ausgesetzt war und sie überstanden hat, durch den Zuckergehalt eines einzigen Dragées aus dem Gleichgewicht gerissen werden kann. Aussagen wie diese können bei jemandem, der sie ernst nimmt, beachtliche Neurosen züchten, was auch schon geschehen ist. Atkins ist ja der Meinung, daß ein einziger Diätfehler in der oben erwähnten Größenordnung den Erfolg einer ganzen Woche in Frage stelle.

Wenn alle Stricke reißen, läßt sich Atkins immer noch eine Hintertür offen: Tritt kein Erfolg ein, dann reagiert der Körper einfach zu schlecht! Für diesen Fall empfiehlt er die sogenannte Umkehrdiät, die Anti-Atkins-Diät. »Ich habe von der umgekehrten Diät bei vielen Patienten Gebrauch gemacht und oft damit Erfolge erzielt.« Und die geht, simplifiziert beschrieben, so: »Nach Herzenslust darf man essen: Gemüse (Linsen und auch stärkehältige Gemüse), Früchte (außer Datteln, Feigen, Rosinen, Obstsaft), Vollkornbrot und andere Vollkornprodukte (aber nichts, was Weißmehl enthält). An Getränken sind nur Wasser, Mineralwasser, Tee und künstlich gesüßte Erfrischungsgetränke erlaubt. Außerdem darf man einen Liter Vollmilch zu sich nehmen. Diese Nahrungsmittel enthalten so gut wie keine Proteine und Fette. Fleisch und Butter sind nicht darunter.« (Proteine = Eiweißkörper.)

Atkins irrt auch hier: Ein Liter Vollmilch enthält 35 g Proteine, ebensoviel das Vollkornbrot und diverse Gemüse (zusammen also gut 70 g).

Er schlägt diese Anti-Diät, weil er sie für gefährlich hält, nur kurzfristig für eine, allerhöchstens für zwei Wochen vor, denn »eine solche Ernährungsweise wäre auf die Dauer ungesund«.

Seit Jahrtausenden lebt die Menschheit hauptsächlich davon sehr gesund, was Atkins als »umgekehrte Diät« betrachtet. Für Schnitzer oder Bruker, denen wir in diesem Buch eigene Abschnitte gewidmet haben, wäre diese Umkehrdiät sogar noch zu eiweißreich. Für Atkins stellt sie dagegen eine nicht ungefährliche Zwischenform dar, die man nur dann einschalten sollte, wenn man mit seiner Originaldiät trotz aller Vorsichtsmaßregeln erfolglos geblieben ist.

Bewertung nach Kriterien
Vollwertcharakter: Einerseits bei weitem überzogen, anderseits relative Mängel (bes. Kalium), daher: Nein!
Schonkostcharakter: Nein, da der Organismus zu sehr mit Entgiftungsproblemen belastet wird.
Anfangsschwierigkeiten: Am häufigsten tritt ein ausgeprägter Widerwille vor allem gegen das Übermaß an Eiern auf. Man sollte das als instinktive Abwehr betrachten.
Spätschäden sind aus erwähnten Gründen mit an Sicherheit grenzender Wahrscheinlichkeit zu erwarten.
Naturlogik: Die von der Natur für den Menschen vorgesehene Nahrungsauswahl ist bei Atkins am meisten von allen Ernährungslehren vergewaltigt worden.

Die Hay-Diät (nach Hay und Walb)

Bevor wir uns mit der »Hayschen Trennkost« kritisch auseinandersetzen, eine dem besseren Verständnis dienende knappe, informative Darstellung dieser Diätform:
Sowohl Atkins als auch Hay, beide bekannte Diät-Forscher aus den USA, haben festgestellt, die in den zivilisierten Ländern weitaus am häufigsten auftretenden Leiden wären
– Müdigkeit
– Depressionen und
– Leistungsschwäche.
Die Ursache dieser Leiden sehen beide Wissenschafter in der gleichen Wurzel: in falschen Ernährungsgewohnheiten. Was aber die entsprechende Diät betrifft, sind sie in ihren Ansichten in wesentlichen Punkten konträr. Während nach Atkins eine hauptsächlich aus Eiweißkörpern bestehende Diät zum Ziel – nämlich zur Gesundung – führen soll, warnt Hay vor übermäßigem Eiweißgenuß: »Der Durchschnittsamerikaner verbraucht täglich zehnmal soviel Eiweiß, als er zum Wiederaufbau benötigt«, meint er. »Das Eiweiß ist ein zu schlechter Brennstoff, um Kraft daraus zu ziehen, und es ist in jeder Hinsicht kostspielig.« Er warnt vor Stoffwechselprodukten, die aus einem Zuviel an Eiweiß resultieren, und sieht im Auftreten der Stoffwechselschlacken eine erste Ursache für alle ernährungsbedingten Erkrankungen. Dennoch will er aber die Eiweißkörper aus seiner Diät nicht völlig streichen, er legt sogar Wert darauf, daß man davon ein gewisses Minimum zu sich nimmt. Seiner Meinung nach sollten allerdings 100 g Fleisch pro Tag nicht überschritten werden, zumal man ja auch mit anderen Nahrungsmitteln Eiweiß aufnimmt.
Der Genuß raffinierter und denaturierter Kohlenhydrate als Verursacher von Erkrankungen steht bei ihm erst an zweiter Stelle. Sie seien zwar – zuviel

genossen – auch schädlich, »doch haben ihre Rückstände keinen so schädigenden oder vergiftenden Charakter wie die der Eiweißgruppe«.

Was die Kohlenhydrate in der Ernährung betrifft, stellte Hay folgendes Grundprinzip auf: Körner dürfen nicht mehr als 20% der Gesamtnahrungsmittel überschreiten. Die restlichen 80% soll man in Form von Gemüse und Obst genießen. Ein Prozentsatz, der dem Säure-Basen-Verhältnis unseres Organismus entspräche.

Denn, so Hay, unser Organismus bestehe zu 80% aus basenbildenden, zu 20% aus säurebildenden Substanzen. Nun bewirken Körner einen Säureüberschuß, während Gemüse und Obst basenbildenden Charakter haben. Hay warnt also vor einem Säureüberschuß, der durch ein Zuviel an Körnern verursacht werden könnte.

Damit stellt er sich in Gegensatz zur makrobiotischen Ernährungslehre, bei der die dem Körper zugeführte Körnermenge mindestens bei 50% liegt. Dieser ausgesprochene Gegensatz zur Makrobiotik, aber auch zu Atkins, muß deswegen besonders hervorgehoben werden, da vielfach angenommen wird, man könne *jede* Ernährungslehre nach Hay modifizieren. Das stimmt insofern nicht, als die beiden Grundsätze:
– wenig Eiweiß, und
– nicht zu viel Säurebildner unter den Kohlenhydratträgern (Körner)
vor der eigentlichen Diät nach Hay stehen. Seine »Trennkost« wird nämlich erst dann wirksam, wenn diese beiden Grundprinzipien erfüllt sind.

Abgesehen von den beiden Grundprinzipien hat Hay ein Schema entworfen, das sich stets auf die Einzelmahlzeit bezieht. Dieses Schema soll die Stoffwechselarbeit erleichtern, die Anhäufung von Giftstoffen durch unzulängliche Verdauungsarbeit verhindern und auf diese Weise allgemein heilend wirken.

Er vertritt nämlich die Ansicht, der Körper habe Schwierigkeiten, Eiweißkörper und Kohlenhydrate gleichzeitig zu verdauen. Ein Vermischen beider in ein und derselben Mahlzeit würde also der »Chemie des Körpers« widersprechen und den Verdauungsapparat verwirren. Dabei geht er davon aus, daß die Verdauung der Kohlenhydrate bereits in der Mundhöhle einsetzt, während die Verdauung der Eiweißkörper erst im Magen beginnt. Treffen beide im Magen zusammen, so können – nach Hay – die Kohlenhydrate nicht ordentlich verdaut werden und schädliche Gärungsprozesse verursachen, die wiederum die Darmflora stören und zu giftigen Stoffwechselendprodukten führen. Hay trennt nun die Nahrungsmittel in solche, die einen sauren, und solche, die einen basischen Verdauungsvorgang erfordern. Vorgänge, die mit dem Eiweiß- bzw. dem Kohlenhydratgehalt nicht immer parallel laufen. Milch z. B. enthält mehr Kohlenhydrate als Eiweißkörper, zählt aber für ihn zu jenen Nahrungsmitteln, die einen sauren Verdauungsvorgang erfordern. Auch sind die Kohlenhydrate der Milch niedermolekular und kommen daher mit den kohlenhydratabbauenden Fermenten der Mundhöhle gar nicht in Berührung. Auch zählt unser heimisches Obst, obwohl es viel mehr Kohlenhydrate enthält als Eiweißkörper, nach Hay zu den Produkten, die durch ihren Gehalt an Obstsäuren einen sauren Verdauungsvorgang erfordern.

Einfacher zu beschreiben ist die Gruppe der Nahrungsmittel, die vorwiegend einen basischen Verdauungsvorgang erfordert. Es sind dies alle Produkte, die überwiegend Stärke enthalten, also sämtliche Getreidearten, Kartoffeln, Kohl (Wirsing) und gewisse Wurzelsorten.

Diese beiden Hauptgruppen sind meist die Kalorienträger einer Mahlzeit, dürfen aber lt. Hay untereinander nicht vermischt werden.

Eine dritte Gruppe, die sich neutral verhält, erfordert weder einen basischen noch einen sauren Verdauungsvorgang. Dazu gehören die meisten Fette, Öle und sehr fette Käsesorten; weiters ein Großteil der Gemüsesorten, insbesondere jene, die wenig Kohlenhydrate und Eiweißkörper enthalten. Ferner gehören folgende speziell angeführte Nahrungsmittel zur neutralen Gruppe: Heidelbeeren, Rosinen, etliche Algenprodukte, die meisten Nüsse und ein Großteil der Gewürze.

Bei der Hayschen Ernährungslehre stellt diese dritte Gruppe rein gewichtsmäßig unabhängig von der Trennkost das Hauptnahrungsmittel dar, denn neben der »Trennkost«, fordert Hay, soll die Ernährung insgesamt einen Basenüberschuß haben; die Gemüsesorten stellen ja die besten Basenlieferanten dar.

Verboten sind (auch nach Hay) denaturierte und raffinierte Kohlenhydrate, da sie sich auf das Basengleichgewicht des Körpers negativ auswirken. Negativ beurteilt werden auch natürlich gewachsene Nahrungsmittel, in denen sich gleichzeitig Eiweißkörper und Kohlenhydrate befinden. Diese belasten, sagt er, den Verdauungsvorgang, da sie sowohl den sauren als auch den basischen Vorgang beanspruchen. Dazu gehören die Hülsenfrüchte (ausgenommen frische Bohnen und frische Erbsen). Verboten sind ferner schwarzer (»russischer«) Tee, Kaffee und Kakao, weil ihre Stoffwechselendprodukte ebenso schädlich seien wie jene bei Eiweißüberschuß.

Will man also nach der Hayschen Trennkost leben, ist es unbedingt erforderlich, genau zu wissen, welche Nahrungsmittel in welche Gruppe gehören.

Tabelle zur Trennkost nach Hay

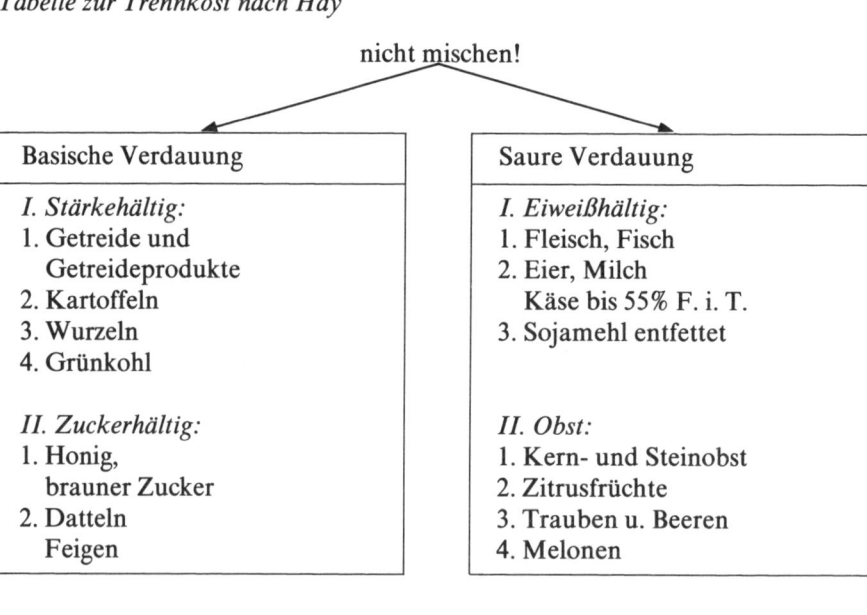

nicht mischen!

Basische Verdauung	Saure Verdauung

I. Stärkehältig:
1. Getreide und
   Getreideprodukte
2. Kartoffeln
3. Wurzeln
4. Grünkohl
	I. Eiweißhältig:
	1. Fleisch, Fisch
	2. Eier, Milch
	   Käse bis 55% F. i. T.
	3. Sojamehl entfettet

II. Zuckerhältig:
1. Honig,
   brauner Zucker
2. Datteln
   Feigen
	II. Obst:
	1. Kern- und Steinobst
	2. Zitrusfrüchte
	3. Trauben u. Beeren
	4. Melonen

Neutrale Verdauung
1. Fette und Öle, Käse über 60% F. i. T.
Butter, Quark

2. Blattgemüse und Salate
2. Sprossengemüse
3. Kraut und Kohlsorten (Ausnahme Grünkohl)
4. Rüben und Rettiche
5. Wasserfrüchte (außer Melonen)
6. Algen
7. Nüsse (außer Erdnüssen und Kastanien)

Man erkennt anhand der Tabelle leicht, nach welchen Einteilungsprinzipien Hay vorgegangen ist: Alle Gemüsesorten beispielsweise mit einem Kohlenhydratgehalt von über 10% finden sich in der Basengruppe (Grünkohl). Eine Einteilung also, die etwas willkürlich erscheint, denn Sellerie hat einen fast ebenso hohen Kohlenhydratgehalt (9,5%), ist aber der neutralen Gruppe zugeordnet. Umgekehrt ist etwa die Melone aufgrund ihres höheren Gehaltes an Obstsäure nicht in der neutralen Gruppe, sondern in die der Obstsorten übersiedelt. Bei zwei Nahrungsmitteln scheint das Prinzip durchbrochen: beim Sojabohnenmehl, wobei hier sicherlich das entfettete Sojamehl mit 50% Eiweißgehalt gemeint ist (normales enthält 25% Eiweiß). Es stimmt, daß von sämtlichen Mehlen das Sojabohnenmehl als einziges mehr Eiweiß als Kohlenhydrate enthält.
Topfen (Quark) hingegen müßte zur Eiweißgruppe zählen, wird jedoch in der neutralen Gruppe geführt, weil er besonders leicht verdaulich sei und deshalb keinen Schaden anrichten könne. Man darf aber nicht übersehen, daß gerade diese beiden Ausnahmen die Durchführung der Trennkost nach Hay, die an sich sehr schwierig ist, bedeutend erleichtert.
Was die Trennkost selbst anbelangt, gibt es zwei weitere Stufen, die sozusagen eine Infrastruktur der Gruppen darstellt. So soll man weder verschiedene Eiweißträger (etwa Fisch und Fleisch) noch verschiedene Stärketräger (etwa Körner und Kartoffeln) bei einer Mahlzeit gleichzeitig zu sich nehmen. In weiterer Konsequenz soll man auch ein Vermischen der verschiedenen Körner vermeiden, sondern immer nur eine Sorte pro Mahlzeit zu sich nehmen. Wohl aber ist empfohlen, Milch insbesondere mit saurem Obst zu mischen. Das soll den Verdauungsvorgang erleichtern und – in dieser Kombination – ausgesprochen basenbildend wirken. Überhaupt soll man, bevor man mit der Trennkost beginnt, durch einige Tage hindurch reine Basenkost zu sich nehmen. Dabei sind auch Leinsamen, Milch und Butter erlaubt. Dadurch komme es zu einer relativ schnellen Entsäuerung des Organismus, und die Schlacken der bisherigen Fehlernährung würden leichter beseitigt. Auf dem entschlackten Körper baut nun die Trennkost, die sich als Vollwertkost versteht, auf.
Neben der Wirksamkeit der Trennkost auf zahlreiche Leiden betont Hay auch die Wirkung auf den Geist. »Wenn sich der Körper von den Schlacken gereinigt hat, mit denen er früher belastet war, so steigt der Geist zu einer Höhe und Reinheit, die vordem nie erreicht wurden, und neue Welten scheinen sich dem Glücklichen zu öffnen.«

Kritik der Hayschen Ernährungslehre
Die Ernährungslehre nach Hay propagiert eine Schonkostform, die sich auch als Vollwertkost eignet. Seine Forderung nach einer Beschränkung der Eiweißzufuhr bedeutet nicht, die Eiweißkörper extrem zu reduzieren. Er strebt eine Beschrän-

kung auf ein vernünftiges Maß an. Das geht vor allem aus seinen Vorschlägen für eine vegetarische Küche hervor: »Ein bis zwei Fischmahlzeiten pro Woche sind auch Vegetariern zu empfehlen, da sie meist an einem Eiweißmangel leiden.«(!)

Auch die anderen lebensnotwendigen Nährstoffe, wie Spurenelemente, Mineralien und ungesättigte Fettsäuren, sind in der Hayschen Kostform durchaus enthalten. Er legt Wert auf ausreichende Mengen von Rohkost. Ebenso enthält seine Diät genügend tierische Produkte, die als Spurenelement und Vitaminlieferanten (B_{12}) dienen können.

In dieser Hinsicht ist an Hay keine Kritik zu üben. Man kann seine Ernährungsform durchaus als Vollwertkost empfehlen, und es ist sicher kein Zufall, daß gerade diese Ernährungslehre eine Anhängerschaft unter Ärzten gefunden hat.

Gegen mögliche Mangelzustände ist die Haysche Ernährungslehre bestens abgesichert, ebenso gegen das Auftreten unerwünschter Stoffwechselschlacken. Argumente, die einen Arzt zu überzeugen vermögen.

Der Wert einer basenreichen Ernährung zeigt sich bei körperlichen Höchstleistungen bzw. bei Erkrankungen, bei Zuständen also, die die Basenreserve des Körpers beanspruchen.

Das von Doktor Hay vorgeschlagene Verhältnis von Körnern zu Gemüsen 1 : 4 ist mehr als ausreichend. Auch ein Verhältnis von 1 : 3 wäre zielführend. Das geht aus folgender Faustregel hervor: Saure Stoffwechselprodukte bilden Fleisch und Fisch durchschnittlich zu 15%, Körner zu 9%. Basische Stoffwechselprodukte bilden Milch und fast alle Gemüse und Obstsorten zu durchschnittlich 5%. Bei der praktischen Zubereitung nun muß man die sauren Stoffwechselendprodukte von Fleisch und Fisch im Verhältnis 1 : 3 durch Gemüse abdecken, während bei Körnern ein Verhältnis 1 : 2 ausreichend ist.

Zum eigentlichen Spezifikum Dr. Hays, seiner »Trennkost«, ist zu sagen: Sie entspricht zwar keiner wirklichen Naturlogik, zu viele hochwertige natürliche Nahrungsmittel (z. B. Hülsenfrüchte) sind gestrichen, ist sicherlich aber der Situation des heutigen Menschen entsprechend. Es ist nicht zu leugnen, daß die Menschen unserer Zeit krankheitsanfälliger sind, und daß wir – zumeist berufsbedingt – zu wenig Bewegung machen. Also sollten wir jede Möglichkeit nutzen, unseren Stoffwechsel zu entlasten, damit dieser seine Kräfte für andere Geschehen verwerten kann.

Jeder Mensch verfügt über ein bestimmtes Gesamtpotential an Kräften. Was nun durch Modifikationen bei der Ernährung eingespart wird, kann für andere Zwecke freigestellt werden. Insofern wirkt die Haysche Trennkost auch heilkräftig.

Er betont auch wiederholt, er habe seinen Patienten oft lediglich geraten, die Nahrungsmittel, die sie im Laufe eines Tages zu sich nehmen, seinem Vorschlag entsprechend »zu trennen«, und das allein schon habe positive Folgen ausgelöst.

Freilich ist die Durchführung der Trennkost zumindest anfangs kompliziert, da man praktisch sämtliche Regeln und Gewohnheiten unserer Küche zu vergessen hat. Man ist zu sehr gewohnt, etwa Fleisch oder Fisch zu panieren oder etwa Kartoffeln als Beilage zu essen.

Ergeben sich einerseits von der Herstellung her also doch gewisse Probleme, so wird man sich anderseits an den Geschmack der neuen Kombinationen schnell gewöhnen.

Auf die Feinheiten der Trennkost einzugehen – die Trennung nämlich innerhalb der Gruppen Eiweiß und Kohlenhydrate – wird in den meisten Fällen nicht notwendig sein. An sich wird bereits die grobe Trennung genug an überschüssiger Energie bringen, um den Körper zu entlasten.

Die Kombination von Milch und Frischobst ist sicherlich geeignet, die Verdauung zu erleichtern, bei manchen sogar um ein Quentchen zuviel. Hier sei empfohlen, die individuellen Verträglichkeiten zu testen.

Hay ist der Meinung, drei Mahlzeiten pro Tag wären ausreichend, lediglich Kinder sollen eine Mahlzeit mehr zu sich nehmen. Verfechter der Hayschen Trennkost sind überdies der Meinung, daß die Eiweißmahlzeit mittags genossen werden sollte; das würde unserem Stoffwechsel im Tagesablauf eher entsprechen und eine weitere Entlastung bringen.

Beurteilung nach Kriterien
Die Ernährungslehre nach Hay hat *Vollwertcharakter* und gleichzeitig *Schonkostcharakter*. Dieser Schonkostcharakter stellt das Wesentliche an der Hayschen Ernährungsform dar.
Anfangsschwierigkeiten sind keine zu erwarten, ebensowenig Spätschäden.
Naturlogik ist teilweise vorhanden. Der Urmensch hat sicherlich auch »getrennter« gegessen als wir heute.

Zusammenfassung der Ernährungslehren

Für den Laien wie auch für den Arzt ist es verwirrend, daß die Autoren der verschiedenen Ernährungslehren versprechen, den Menschen mit ihrer und ausschließlich mit ihrer eigenen Lehre von allen seinen Krankheiten zu befreien. Das versprechen sowohl jene, die sich auf vegetarische Ernährung stützen, als auch die, die nur Fleischnahrung empfehlen. Das versprechen die Rohkostforderer und die Rohkostfeinde. Der eine sagt, der Mensch sei deshalb krank, weil er zuwenig Eiweiß zu sich nehme, der andere gibt dem Zuviel an Eiweiß die Schuld für Erkrankungen.

Jeder verfügt außerdem über beachtliches statistisches Material, um seine Theorie zu beweisen, wie viele Menschen an wie vielen Krankheiten durch seine Diät geheilt worden sind. Theoretisch wären diese Statistiken untereinander austauschbar, ohne daß es besonders auffallen würde. Die beschriebenen und geheilten Krankheiten sind immer die gleichen.

Wenn einem unbefangenen Laien nur eines dieser »Lehrbücher« in die Hände fällt, muß er von den Erfolgsmeldungen geradezu erschlagen werden, denn er weiß nicht, daß die anderen Bücher die gleichen Erfolgsmeldungen bringen.

Schnitzers Diät z. B. heilt nach seinen Angaben praktisch alles, inklusive Kinderkrankheiten: »Gesund und vital durch Schnitzer-Kost – 4702 Personen berichten über ihre Erfolge.«

Auf die gleichen Heilerfolge verweisen die Makrobioten, die im Gegensatz zu Schnitzer die Rohkost ablehnen; die gleichen Heilerfolge findet man bei Atkins, der im Gegensatz zu den Vorgenannten fast ausschließlich tierische Produkte vorschlägt.

Die Diäten nach Hay, Bruker und Schnitzer »heilen«, weil sie basenüberschüssig sind; jene von Atkins und der Makrobiotik »heilen«, weil sie säureüberschüssig sind...

In den jeweils eigenen Beurteilungen klingt das so:

»Schnitzer-Kost ist die nach dem Stand der Erkenntnisse gesündestmögliche Ernährung überhaupt.« (Schnitzer)

»Ein Arzt, der das Ansuchen abschlägt (die Atkins-Diät zu verschreiben, Anm. d. Verf.), ist schwer vorstellbar. Aber man muß damit rechnen, daß er von Ernährungsstörungen keine Ahnung hat.« (Atkins)

»Satvik... verlängert das Leben und heilt eine Reihe von Krankheiten und Leiden.« (Sant Kirpal Singh Ji Maharaj)

Die makrobiotische Ernährungslehre »verhilft zur Verjüngung und zu langem Leben«. (Abehsera)

»Wenn unsere medizinische Fakultät einmal diese Ernährung lehren würde, wäre das Höchste erreicht.« (Hay)

Sätze dieser Art findet man überall in den verschiedenen Ernährungslehren. Also sind auch diese Sätze austauschbar.

Nicht austauschbar sind die Lehren selbst, da sie meist völlig konträr zueinander stehen.

Aus der Überzeugung des einzelnen Ernährungslehrers über den Wert seiner Theorie kann man nicht auf ihre Richtigkeit schließen, denn überzeugt sind sie alle, und ebenso wenige Rückschlüsse lassen die Erfolge zu.

Es drängt sich die Frage auf: Wie ist es überhaupt möglich, daß so viele verschiedene, einander widersprechende Ernährungslehren die gleichen Erfolge aufweisen können?

Eine Möglichkeit wäre: der Mensch verträgt viel mehr, als die meisten Ernährungslehrer annehmen. In Wirklichkeit sind nicht unbedingt die Ernährungsformen selbst heilsam, sondern die starken psychischen Einflüsse der Lehrer auf ihre Schüler; es handelt sich also um einen psychogenen Effekt.

Für den Menschen ist es immer vorteilhaft, wenn er zur Selbstdisziplin veranlaßt wird. Diese Auslegung wird bestätigt, wenn man z. B. beobachtet, wie manche Ernährungslehren nahezu einen Psychoterror auf ihre Anhänger ausüben. So hört man wiederholt, daß bei den verschiedenen Gemeinschaftstreffen, wie sie da und dort stattfinden, analysiert wird, wieso der eine oder andere erfolglos ist. Da wird dann immer wieder festgestellt, daß er nicht ganz »linientreu« gewesen ist.

Wie sehr die Ernährungslehrer glauben, daß auch nur das geringste Abweichen von den Vorschriften zu Mißerfolgen führt, haben wir schon bei Atkins gesehen.

Diese absoluten Forderungen sind in vielen Ernährungslehren enthalten. Jede Abweichung von der meist sehr geringen Toleranzbreite führt angeblich zu Schäden.

Dieses Verhalten ähnelt in verblüffender Weise dem mancher Dogmatiker und Ideologen. Aber allein die Erklärung durch eine psychogene Beeinflussung ist auch nicht befriedigend. Eine andere Erklärung für den Erfolg dieser oft einseitigen Ernährungsformen wäre die Tatsache, daß die Beschränkung auf bestimmte Nahrungsmittel, gleichgültig welcher Art, gewisse Vorteile bringt. Die Beschränkung in der einen oder anderen Richtung, verbunden mit einer gewissen Disziplin und einer Beschränkung der Gesamtzufuhr, macht es wahrscheinlich, daß auf diese Weise zumindest Anfangserfolge zu verzeichnen sind. Nur schützt ein Anfangserfolg nicht vor Spätschäden.

Als dritte Erklärungsmöglichkeit finden wir die Tatsache, daß von allen Ernährungslehrern einhellig die Meinung vertreten wird, raffinierte Kohlenhydrate seien schädlich. Diese Forderung ist allen gemeinsam, und das legt die Annahme nahe, daß wirklich nur dieser Faktor von Bedeutung ist, daß alle unsere Zivilisationskrankheiten auf die Verwendung von raffinierten Kohlenhydraten zurückzuführen sind.

Man könnte fast sagen: Jede Ernährungslehre, die diese Forderung beinhaltet, Verbote von Auszugsmehlen und weißem Zucker, bringt allein schon deshalb Gesundheit, weil diese Produkte vielleicht doch die schädlichsten unserer Zeit sind.

Trotzdem kann man keine bindende Empfehlung abgeben, welche der Ernährungslehren am wirkungsvollsten ist. Nach den vorliegenden Kriterien müssen hier nach der Wahrscheinlichkeit der Schädigung zwei Lehren abgelehnt werden: nämlich die von Atkins und die Makrobiotik.

Nach dem heutigen Stand der Wissenschaft kann man doch einigermaßen beurteilen, welche Art der Ernährung mit relativer Sicherheit zum Schaden führt. Deshalb kann man Atkins und die Makrobiotiker von vornherein ausschließen. Beide tragen die Wahrscheinlichkeit von Spätschäden deutlich in sich. Bei Atkins führt das extreme Maß an Eiweiß zu unverträglichen Stoffwechselendprodukten und damit zu Folgeerkrankungen, bei den Makrobiotikern fehlt es dagegen zu sehr an lebensnotwendigen Stoffen, von denen man weiß, daß sie unerläßlich sind, insbesondere die Vitamine C und B_{12} sowie essentielle Fettsäuren. Freilich, wenn die Makrobiotiker bereit wären, eine gewisse Menge an Rohkost in ihr Programm aufzunehmen, könnte man sie empfehlen.

Die Vorstellungen von YIN und YANG, auf die sich die Makrobiotiker berufen, sind wohl falsch interpretiert und bringen dieses Prinzip fast in Mißkredit.

Bei den anderen besprochenen Ernährungsformen, Bruker, Schnitzer, Hay und Satvik, besteht die Gefahr von Stoffwechselschlacken und schädlichen Endprodukten nicht. Hier handelt es sich nur darum, ob man ihre Ernährungslehren als vollwertig bezeichnen kann oder nicht. Am ehesten entspricht wohl Hay der Forderung nach Vollwertigkeit. Seine Trennkost scheint sehr empfehlenswert.

Satvik können wir ebenfalls als vollwertig betrachten, außerdem läßt es den größten Spielraum aller Ernährungslehren zu. Bei dieser Diätform kann sich jeder die Verhältnisse seiner Nahrungsmittel nach Belieben einteilen.

Die Diäten von Bruker und Schnitzer sind nur bedingt als vollwertig anzusehen.

Hauptpunkte
- Beschränkung der Gesamtnahrung auf das notwendige Maß,
- gut Kauen,
- vermeiden von raffinierten Kohlenhydraten.

Zusatzpunkte
- Beschränkung der Eiweißzufuhr auf ca. 70 g pro Tag,
- Schaffung eines Basenüberschusses durch ausreichend Gemüse und Obst,
- mindestens 25% Rohkost täglich,
- und schließlich eine Empfehlung: die Trennkost als Variante, wobei man, abweichend von Hay, die Hülsenfrüchte in die neutrale Gruppe stellen kann.

Bei ihnen wird es notwendig sein, die tägliche Zufuhr an Eiweißkörpern zu ergänzen.

Alles in allem scheint es drei Grundsätze zu geben, an die man sich bei seiner täglichen Ernährung halten kann:

Alle eng bemessenen, strengen Ernährungslehren weisen Gefahrenquellen auf. Hay und Satvik gewähren einen größeren Spielraum. *Das allein* entscheidet, daß ihre Anwendung unbedenklich und gefahrlos ist. Hay und Satvik kann man »sich richten«, man kann sie an die allgemein gültigen Ernährungsgrundsätze anpassen. Bei Bruker und Schnitzer kann man die Schwächen leicht kompensieren. Ihre Lehren sind zwar eng bemessen, doch basieren sie auf gesunden Grundlagen.

Bei Atkins und der Makrobiotik sind die Hindernisse unüberbrückbar. Spätschäden sind zu wahrscheinlich. Hiervor muß gewarnt werden. Prinzipiell ist zu sagen: Dogmatiker haben sich stets durch große Überzeugungskraft ausgezeichnet. In der Ernährungslehre aber darf man von der Überzeugungskraft oder der Popularität eines Lehrers nicht auf die Güte seiner Lehre schließen.

Heilwirksame Karenzen

Unter dem Begriff Karenz verstehen wir:
– Einschränkung der Gesamtmenge der täglich zugeführten Nahrung, oder:
– Einschränkung der Auswahl der Nahrungsmittel unter Beibehaltung der Gesamtmenge,
– und schließlich beide Formen kombiniert.
So ist z. B. der strenge Vegetarismus eine Karenzform, da hier ein Teil der möglichen Nahrungsmittel ausgeschaltet wird. Auch die Ernährungslehren nach Atkins, Hay und Ohsawa (Makrobiotik) sind, jeweils in ihrer Art, Karenzen. Ein Teil der von der Natur angebotenen Nahrungsmittel ist im Rahmen dieser Lehren auf Dauer untersagt oder extrem eingeschränkt.
Die Karenzen, die wir hier besprechen werden, verstehen sich nicht als Dauerkost, sondern als *Zwischenkostform*. Sie unterbrechen den normalen Ernährungsablauf für eine Zeit von drei Tagen bis vier Wochen. Ihre Durchführung ist stets mit der Absicht verbunden, einen gesundheitlichen Vorteil zu erzielen. Man kann diese Karenzzeiten auch zur geistigen Weiterentwicklung nutzen. Denn jedes gewollte Teilfasten führt, vor allem, wenn man sich dessen bewußt ist, zu einem spirituellen Fortschritt. Der gewünschte medizinische Zweck: Entgiftung des Körpers – positive Änderung der Reaktionslage. Damit soll der Boden für einen weiteren Aufbau bereitet werden.
Bei manchen Karenzen gibt es Kontraindikationen. Das heißt, es können bestimmte Krankheiten vorliegen, die es ratsam erscheinen lassen, eine Fastenkur nicht durchzuführen.
Die hier besprochenen Kuren sind jedoch relativ unproblematisch und daher schadlos zu überstehen. Dennoch ist es stets angebracht, sich vor Antritt einer Karenz mit dem Hausarzt zu besprechen.
Manche Karenzen, und das sind naturgegeben die wirksamsten, sollten ohnedies nur unter ärztlicher Aufsicht durchgeführt werden.
Bei den folgenden Kuren kommt es weniger darauf an, die tägliche Gesamtmenge der Nahrung zu reduzieren, sondern auf bestimmte Lebensmittel während der Dauer der Karenz zu verzichten. Die Gesamt-Kalorienmenge kann dabei, muß aber nicht, der täglichen Norm entsprechen. Den größten Erfolg hat man mit Karenzen bei den sogenannten autotoxischen Erkrankungen; dazu zählen Gicht, Rheumatismus, eine Reihe von Herz-Kreislauf-Erkrankungen und Nierenleiden. Hochwirksam sind Karenzen auch bei chronischen Hauterkrankungen, vor allem, wenn sie ganz oder teilweise allergischer Natur sind.
Daneben sind Karenzen zur Entgiftung des Körpers von Stoffen, die man ihm im Lauf der Zeit zugeführt hat, wirksam: von Alkohol, Nikotin, einem Zuviel an Medikamenten, aber auch an Schadstoffen, wie sie in der heute üblichen Ernährung nur allzuoft vorkommen.

Die Natriumkarenz

Die Wirksamkeit dieser Karenz – man kann sie leicht selbst durchführen – beruht auf der Einschränkung eines einzigen Minerals, das in der Nahrung vorkommt: des Natriums. Hierzu muß man lediglich wissen, in welchen Nahrungsmitteln sich wenig oder kein Natrium befindet. Diese Karenz hat ausschwemmende, entgiftende Wirkung und entlastet gleichzeitig den Organismus.

Auch bei Menschen, bei denen keine Ödeme (also Wasseransammlungen im Gewebe) vorhanden sind, beträgt diese Ausschwemmung mindestens zwei Liter in einer Woche. Bei Menschen mit sichtbaren Ödemen ist die Ausschwemmung oft beträchtlich höher. Der große Vorteil dieser Karenzform ist, daß mit der ausgeschwemmten Flüssigkeit zahlreiche Giftstoffe mitgerissen werden.

Man sollte damit im mittleren Lebensalter beginnen und sie 2–4mal jährlich jeweils eine Woche lang regelmäßig durchführen. Neben ihren beträchtlichen Sofortwirkungen hat diese Karenz auch eine hervorragende vorbeugende Wirkung:

1. *Gegen Bluthochdruck.* Vor allem, wenn bekannt ist, daß es in der Verwandtschaft mit zunehmendem Alter häufig zu Bluthochdruckerkrankungen kommt, sollte man von dieser Karenz Gebrauch machen.

In diesem Fall schränkt man neben dem Genuß von Natrium gleichzeitig auch den von Eiweißkörpern ein.

2. Bei *Neigung zu Leberschäden,* vor allem chronischer Natur. Jeder Leberschaden kann einmal in eine Leberschrumpfung bzw. in eine Leberzirrhose ausarten. Auch hier gibt es familiäre Dispositionen. Wenn man darum weiß, sollte man von dieser Karenz ebenfalls Gebrauch machen, in diesem Fall verbunden mit einer betonten Zufuhr an Eiweißkörpern. Das heißt, es sollte gleichzeitig mindestens das Optimum zugeführt werden (das Optimum entspricht dem doppelten des Minimums, das wäre 70 g Eiweiß pro Tag).

3. Bei *Neigung zu Herzinsuffizienz.* Bei familiärer Disposition läßt mit zunehmendem Alter die Kraft des Herzmuskels mehr nach als normal. Regelmäßig durchgeführte Natriumkarenz kann diesen Vorgang hintanhalten. Die Eiweißzufuhr sollte normal sein.

4. Bei *chronischen Nierenentzündungen* ist meist eine natriumarme Karenz angezeigt, allerdings nur, solange es noch nicht zu echter Nierenschwäche gekommen ist. Ehe es zu teilweiser oder gänzlicher Nierenschwäche gekommen ist, leistet die natriumarme Karenz besondere vorbeugende Wirkung. Ist eine Schwäche bereits eingetreten, kann sich eine natriumarme Karenz ·negativ auswirken. Es ist also unumgänglich, dem Arzt – mit seinen exakten Diagnosemöglichkeiten – die Entscheidung zu überlassen.

Natriumarme Kost ist unbedingt zu meiden bei Nebenniereninsuffizienz und auch bei akuten und chronischen Durchfällen.

Während der Karenzzeit sollte man grundsätzlich auf Salz verzichten, zumal die Tagesmenge an Natrium von 2–3 Gramm nicht überschritten werden soll. Eine Messerspitze Salz enthält 1 g Natrium. Ferner muß man auf alle Produkte verzichten, die nachgesalzen wurden: Konserven, Würste, Brot, die meisten Käsesorten.

Am besten orientiert man sich während dieser Woche anhand der nachstehenden Tabellen.

Praktisch geht man folgendermaßen vor: Man sucht aus den Tabellen alle Nahrungsmittel heraus, die streng natriumarm sind. Aus diesen stellt man die Basis der täglichen Kost zusammen. Man kann das nun auch mit nicht streng natriumarmen Nahrungsmitteln tun: Das sind solche, die 120 mg Natrium in 100 g ihrer Substanz nicht übersteigen. Je nachdem, wozu man diese Diät einsetzt, braucht man eine gewisse Menge an Eiweißträgern. Hier eignen sich bestimmte Milchprodukte, die meisten Süßwasserfische und Fleischsorten.

Fällt jemandem die Durchführung des Salzverbots schwer, kann er auf natriumarme bzw. natriumlose Salze ausweichen. Besser ist es jedoch, mit Gewürzen auszukommen, wie Borretsch, Estragon, Dille, Liebstöckel, Fenchel, Zitronenmelisse und Knoblauch.

Zusammen mit den auch in größeren Mengen verwendbaren Gewürzen – Petersilie, Schnittlauch sowie Zitronensaft – befriedigen sie letztlich alle Geschmacksrichtungen. Auch sind manche Öle, wie etwa schwarzes Kürbiskernöl, ausgesprochen geschmacksintensiv, ohne deshalb Natrium zu enthalten. Es ist

Die streng natriumarmen Nahrungsmittel

Nahrungsmittel	mg Natrium in 100 g
A. Pflanzliche Produkte	
1. Pflanzliche Öle und Fette, alle	0–2
2. Körner, alle	1–10
3. Hülsenfrüchte, alle	2–25
4. Mool (unter der Erde wachsend)	
Kartoffel	3
Schwarzwurzel	5
Meerrettich, Zwiebel, Knoblauch	9
Rettich	16
5. Phal (über der Erde wachsend)	
Schnittlauch	1
Paprika, Rhabarber	2
Spargel, Rotkohl, Chicorée, Feldsalat	4
Lauch, Gartenkresse	6
Tomaten, Aubergine, Gurke, Kürbis	8
Wirsing, Kohlrabi, Kopfsalat	10
Weißkohl, Blumenkohl	15
Grünkohl	40
6. Obst	1–3
7. Beeren, Trauben	1–3
8. Nüsse	1–10
B. Tierische Produkte	
1. Schweineschmalz, Butterschmalz, Butter (ungesalzen)	0–5
2. Speisequark 10% Fett i. T.	40
Speisequark 20% Fett i. T.	35
Speisequark 40% Fett i. T.	32
3. Süßwasserfische (Forelle, Hecht, Karpfen u. a.)	40

Viele pflanzliche, aber relativ wenige tierische Produkte erfüllen die Forderungen einer »streng« natriumarmen Kost. Manche der tierischen Produkte aber können als hervorragende Eiweißträger während der Natriumkarenz dienen: Süßwasserfische und Speisequark. Nur: salzen darf man sie nicht!

Nahrungsmittel, die nicht »streng« natriumarm sind (über 40 mg/100 g)

Nahrungsmittel	mg Natrium in 100 g
A. Pflanzliche Nahrungsmittel	
Möhren, Artischoken, Endivien	50
Spinat	65
Sellerie	80
Rote Bete, Mangold	90
Eierteigwaren	120–150
B. Tierische Nahrungsmittel	
Wild	50–70
Geflügel	60–90
Fleisch von Schlachttieren	60–120
Innereien von Schlachttieren	100–160
Eier	150
Meeresfische	60–160
Milch, Kefir, Joghurt	60

Die Produkte enthalten mehr als 40 mg Natrium in 100 g. Man kann sie, so man sie nicht salzen will, in kleineren Mengen während der Natriumkarenz verwenden.

Nahrungsmittel mit hohem Natriumgehalt

Nahrungsmittel	mg Natrium in 100 g
A. Pflanzliche Produkte	
Dosengemüse	275–500
Zwieback	260
Vollkornbrot	370–450
Grau- und Weißbrot	400–600
Kartoffelklöße (Trockenprodukt)	1180
B. Tierische Produkte	
Fleischkonserven	620–1260
Würste	600–1400
Kasseler Rippenspeer	960
Kochschinken	970
Beinschinken	2530
Fischkonserven	450–1600
Brathering	570
marinierter Hering	1030
Salzhering	5930
Käse (außer Speisequark)	265–2000
C. Kochsalz	40.000

Einige Beispiele zeigen, daß die meisten verarbeiteten Produkte sich nicht für den Genuß während der Natriumkarenz eignen. Ausnahme: tiefgekühltes, ungesalzenes Material hat nicht mehr Natrium als das Naturprodukt.

empfehlenswert, während dieser Karenz reichlich vom Rohkostangebot Gebrauch zu machen. Rohkost braucht man erfahrungsgemäß nicht so sehr salzen wie gekochte Kost. Wer Rohkost, weil ungewohnt, nicht gut verträgt, sollte die Gemüse sehr fein schaben. Damit ist Rohkost bedeutend verträglicher. Im übrigen kann man sich am besten an den Tabellen orientieren. Vor allem an jener, die zeigt, welche Nahrungsmittel für die Natriumkarenz nicht geeignet sind. Die besten Zeiten zu ihrer Durchführung sind immer die Übergangszeiten – entsprechend den Jahreszeiten. Besondere Wirksamkeit kann man sich im Frühjahr und im Herbst erwarten.

Die Mool-Satvik-Diät

Diese Karenz wird am besten drei Tage vor Vollmond durchgeführt. Man verzichtet hierbei auf sämtliche pflanzliche Produkte, die *über der Erde* wachsen: auf Körner und deren Produkte, auf Gemüse und Obst. Man ißt statt dessen ausreichend pflanzlich, aber nur jene Produkte, die *unter der Erde* wachsen. Das ist *Mool*, das Wurzelgemüse, die Knollen, und *Kand*, die Kartoffel. Die Diät gründet auf der Beobachtung, daß Yogis immer dann, wenn sie sich in eine längere Meditationsphase begeben wollen, gerne einige Tage nur von diesen Produkten leben, um sich gedanklich freier zu fühlen und um zur spirituellen Aufnahme besser geeignet zu sein.

Aufgrund dieser Erfahrung wird die Mool-Satvik-Karenz besonders jenen Patienten empfohlen, die über nervöse Störungen vor allem zur Vollmondzeit klagen. Auch besteht bei Menschen, die gerne trinken, die Tendenz, besonders zur Zeit des Vollmonds dem Alkohol zuzusprechen. Der Erfolg einer Mool-Satvik-Karenz ist in diesen Fällen verblüffend. Die Patienten fühlen sich leichter, freier und sind bei weitem nicht mehr so vollmond- bzw. alkoholanfällig.

Ursprünglich wurden die Patienten aufgefordert, sich die letzten drei Tage vor Vollmond überhaupt nur von Wurzelgemüse (Rüben, Zwiebeln und Kartoffeln) zu ernähren. Mit der Zeit stellte sich heraus, daß es gar nicht notwendig ist, so extrem zu leben; man kann ohne weiteres tierische Produkte, wie gewohnt, zu sich nehmen; nur auf alles, was an Pflanzlichem über der Erde wächst, muß man verzichten. Auch dann tritt der Erfolg, den man als Entlastung der Psyche beschreiben kann, fast immer ein.

Ich habe diese Karenz einigen Studenten vor größeren Prüfungen empfohlen. Auch hier war die übereinstimmende Auskunft, daß die Nervosität geringer, die Gedanken klarer gewesen sind.

Die Wirksamkeit dieser Diät kann man nicht ohne weiteres erklären. Ob sie durch das Weglassen aller pflanzlichen Produkte von über der Erde bedingt ist, oder durch das vermehrte Essen von Produkten von unter der Erde? Weder was den Gehalt an energieliefernden Nährstoffen noch was den Gehalt an Mineralien und Spurenelementen oder auch Vitaminen betrifft, sind gravierende Unterschiede zwischen pflanzlichen Produkten von über der Erde und von unter der Erde festzustellen. Am ehesten kann folgendes Erklärungsmodell dienen: Die Produkte unter der Erde enthalten vermehrt Stoffe, die eine besondere Beziehung zum Hirnstoffwechsel haben, etwa als Grundbaustein besonderer Mono-aminosäuren, von denen man weiß, daß sie für den klaglosen Denkvorgang wichtig sind, oder eine enzymartige Substanz, die Stoffwechselschlacken im Gehirn aufbereiten und ausscheiden kann. Das sind freilich nur Vermutungen.

Es hat jedoch wenig Sinn, die Satvik-Mool-Diät länger als drei Tage hintereinander durchzuführen, zumal sich gezeigt hat, daß die Wirkung wieder nachläßt. Es genügt, wenn man sie einmal im Monat, allenfalls zweimal im Monat, anwendet. Man braucht die Satvik-Mool-Diät auch nicht unbedingt den Mondphasen anzugleichen. Das gilt nur für Menschen, die diesbezüglich empfindlich sind.

Es gibt eine weitere interessante Wirkung von Satvik-Mool: Während einer Abmagerungskur muß man häufig feststellen, daß nach anfänglichen Erfolgen das Gewicht trotz weiteren Bemühens stehenbleibt. Schaltet man nun die dreitägige Karenz nach Satvik-Mool ein, kommt es anschließend zu einer weiteren Gewichtsabnahme.

Die Produkte, die man zur Durchführung der Satvik-Mool-Diät benötigt, sind das ganze Jahr über erhältlich. Man kann also stets mit relativ frischem Material arbeiten: Dazu beschafft man sich für drei Tage eine ausreichende Menge Kartoffeln, Rüben und Wurzeln und bereitet auch das Frühstück aus diesen zu. Während der drei Tage der Karenz darf natürlich kein Brot gegessen und es dürfen keine Obstsäfte getrunken werden. Säfte können nur aus Produkten gepreßt werden, die unter der Erde wachsen, etwa Karotten-, Sellerie- und Rettichsaft. Im übrigen hat sich herausgestellt, daß es gleichgültig ist, ob man diese Nahrungsmittel gedünstet, als Rohkost oder gemischt zu sich nimmt. Die Wirksamkeit ist immer gleich gut.

Die Mayr-Kur

Diese Kur ist auf Milch und Semmeln aufgebaut und wurde von Dr. Franz Xaver Mayr entwickelt.

Während die Natriumkarenz eine Reinigung des Körpers und die Karenz nach Satvik-Mool eine psychische Reinigung bewirkt, hat die Mayr-Kur eine durchgreifende Generalüberholung des gesamten Organismus zur Folge.

Durch die Beschränkung auf nur zwei Nahrungsmittel, die den Körper entlasten, Milch und Semmeln (Brötchen), hat der Organismus Zeit und Kraft, Probleme in Angriff zu nehmen, die er sonst nicht bewältigt. Gleichzeitig wird der Körper durch eine spezifische, während der Kur zu erlernende Eßkultur trainiert. Die besten Resultate erzielt man in einem auf die Mayr-Kur spezialisierten Kurhaus, da dort auch zusätzliche therapeutische Maßnahmen getroffen werden können und die Kur individuell für den einzelnen Patienten eingerichtet werden kann.

Eingeleitet wird die Mayr-Kur meist mit einer totalen Fastenzeit von 24 Stunden, damit man den Körper auf die Diät vorbereitet.

Bei der Mayr-Kur handelt es sich nicht allein darum, die tägliche Nahrung auf Milch und Semmeln zu reduzieren. Einer der wichtigsten Punkte ist die »Erziehung zum richtigen Essen«. »Wer sich richtig ernähren will, muß richtig essen können.« »Man darf also immer nur kleine Bissen in den Mund nehmen, hat sie in kleinste Teilchen zu zerkauen und durch bewußtes, durch Konzentration gelenktes, intensives Einspeicheln in Kürze fast völlig zu verflüssigen.« (Rauch)

Rauch weist völlig richtig darauf hin, daß heute kaum ein Mensch mehr diese

Technik beherrscht. Man hat das richtige Essen verlernt. Und dadurch kommt es zu einer Verkümmerung der Speicheldrüsen, die dann nicht mehr imstande sind, Speichel in solcher Beschaffenheit und Menge zu liefern, wie er zur Verdauung der jeweiligen Kost am zweckmäßigsten ist. Und damit beginnt schon in der Mundhöhle der Teufelskreis. Die Nahrung wird von der Mundhöhle schlecht aufbereitet und so dem Magen überantwortet. Dieser kann die schlecht vorverdaute Nahrung nicht optimal nutzen, und hier entstehen durch unrationelle Arbeitsweise bereits die ersten Giftstoffe. Damit ist dieser Teufelskreis bei weitem noch nicht zu Ende. Auch der Magen muß die unvollkommen aufbereitete Nahrung weitergeben. Von den verschiedenen Abschnitten des Dünndarms bis zum Dickdarm potenzieren sich nun die Probleme.

Die Folgen: Von Darmabschnitt zu Darmabschnitt vermehren sich die Giftstoffe, die auch letztlich ins Blut geraten, und vom Blut in alle Zellen, deren einwandfreies Arbeiten dadurch blockiert wird. Je nachdem, in welchem Darmabschnitt die Störungen am meisten zum Tragen kommen, versucht der Mensch instinktiv, diese durch Einnehmen abnormer Haltungen zu überbrücken, was wiederum den Wirbelapparat belastet.

Es ist also einleuchtend, welche Rolle das richtige Aufnehmen der Speisen im Mund bereits spielt. Das gilt nicht nur für die Dauer der Mayr-Kur, sondern überhaupt für jegliche Nahrungsaufnahme.

Die Semmel, die während der Mayr-Kur gegessen wird, muß allerdings so beschaffen sein, daß sie das beste Training für die Speicheldrüsen gewährleistet. »Nur mit der richtigen Kur-Semmel kann eine Leistungssteigerung der Speicheldrüsen, starker Speichelfluß und Kauschulung erzielt werden.« (Rauch)

Um auf ideale Weise ihre Wirksamkeit auf die Speicheldrüsen entfalten zu können, muß sie je nach Witterung und Luftfeuchtigkeit 2–4 Tage lang luftgetrocknet werden. Zu frische wie zu alte Semmeln regen den Speichelfluß nicht ausreichend an. Die Kursemmel wird in kleine Scheiben geschnitten. Eine solche Scheibe wird in den Mund gesteckt und so lange konzentriert eingespeichelt und gekaut, bis daraus ein flüssiger Semmel- und Speichelbrei entstanden ist. Richtiger Speichel ist imstande, die Stärke der Semmel in zweiwertige Zucker überzuführen, wodurch ein süßlicher Geschmack entsteht. Nun wird ein Löffel Milch hinzugenommen. Die Milch wird vom Löffel regelrecht angesaugt, und durch diese Ansaugwirkung werden die Speicheldrüsen restlos entleert. Dieses Gemisch wird nun bedächtig weitergekaut, wobei empfehlenswert ist, den Kopf eher nach vorne zu halten, damit der Nahrungsbrei nicht zu frühzeitig an den Zungengrund gelangt und einen Schluckreflex auslöst.

All das bedarf vieler Übung, ist aber sicher ein integrierender Faktor für den Erfolg der Milch-Semmel-Kur nach Dr. Franz Xaver Mayr. Die optimale Zeit der Kurdauer wird von Dr. Rauch mit vier Wochen angegeben. Das entspricht auch der Beobachtung, daß viele chronische Erkrankungen gerade innerhalb der Zeit eines Mondwechsels sich so verbessern lassen, daß man oft von einer Ausheilung sprechen kann, an die man vorher gar nicht mehr geglaubt hat.

Große Domäne der Mayr-Kur sind naturgemäß sämtliche Magen-, Darm-, Leber- und Gallenerkrankungen. Hier hat die Mayr-Kur schon zahlreiche Menschen nachweislich »vor dem Messer« gerettet. Verblüffende Ausheilungen von Magen- und Zwölffingerdarmgeschwüren sind in einem gut geführten Mayr-Kurhaus keine Seltenheit. Aber gerade hier zeigt sich, daß es nicht ratsam ist, eine vor allem längere Mayr-Kur auf eigene Faust durchzuführen.

So berichtet Doktor Rauch von einem 42jährigen, der bei einem Magengeschwür eine Mayr-Kur selbsttätig, ohne ärztliche Aufsicht, durchgeführt und nach 24 Tagen gewisse Anzeichen mißgedeutet hat. Ein grober Fehler, der einem Mayr-Arzt niemals unterlaufen wäre, führte zu Magenblutungen.

Die Palette der chronischen Erkrankungen, die durch die Mayr-Kur sehr günstig beeinflußt werden können, ist groß. Von manchen Formen an Blutarmut und Unfruchtbarkeit über die meisten Formen von Stoffwechselerkrankungen, Herz-Kreislauf-Erkrankungen bis zum psychischen Mißbehagen. Immer dann, wenn diese Erkrankungen an unsere »innere Außenwelt«, das ist unser Magen-Darm-Kanal, gebunden sind, und das ist eine frappierend große Zahl, kann die Mayr-Kur ursächlich eingreifen. So sollte man, wenn man einen Kuraufenthalt zur Generalüberholung ins Auge faßt, zunächst an die Mayr-Kur denken. Jeder hat das Recht, von einem Kuraufenthalt einen meßbaren Erfolg zu erwarten. Und dieser ist in einem gut geführten Mayr-Haus überdurchschnittlich hoch.

Körner und Gemüse

Körnermahlzeiten
Empfohlene Tagesmenge: 20 bis 30 Prozent der Gesamtnahrung.
Körner gehören zu den konzentriertesten pflanzlichen Nahrungsmitteln. Sie haben hohen Energiegehalt – im Durchschnitt 350 Kalorien pro 100 g. Diese werden in erster Linie durch den hohen Kohlenhydratanteil bedingt, der siebzig Prozent des Kornes ausmacht. Die Kohlenhydrate des Kornes können vom Körper ganz ausgezeichnet verwertet werden, so lange es sich um Vollkorn handelt. Beim geschälten Korn fehlen die zur Kohlenhydrateverwertung notwendigen Zusatznährstoffe, etwa Vitamin B_1 und bestimmte Mineralien. Außer für notwendige Diätzwecke sollte man also von Weißbrot so wenig wie möglich Gebrauch machen.

Der Eiweiß*gehalt* von Körnern ist unterschiedlich. Am höchsten ist er bei Weizen (12%), am geringsten beim Reis (6–8%). Der Eiweiß*wert* hingegen (die Nutzbarkeit durch den menschlichen Organismus) ist beim Reis am besten.

Alle Körner sind fettarm.

An Vitaminen enthalten Körner (wir sprechen hier grundsätzlich nur vom Vollkorn) einen Großteil der B-Vitamine in guter Konzentration. Die Vitamine B_3 und B_{12} allerdings sind nur mangelhaft enthalten. Von den übrigen ist nur Vitamin E (im Keim) konzentriert.

Körner sind gute Spurenelementeträger; Eisen, Chrom, Mangan, Molybdän. Kobalt und Zink fehlen oder sind schlecht nutzbar.

Vor allem wegen des hohen Phosphorgehaltes sind Körner säureüberschüssig.

Zusammenfassend: Die Notwendigkeit der Körner als Nahrungsmittel darf darüber nicht hinwegtäuschen, daß sie als alleiniger oder bevorzugter Nahrungsträger nicht geeignet sind.

Wie die meisten pflanzlichen Produkte entfalten auch sie eine unterstützend heilsame Wirkung bei bestimmten Erkrankungen. Der Schwerpunkt liegt bei der Beeinflussung von Erschöpfungszuständen einerseits, von Schlafstörungen anderseits. Auch bei Störungen des Magen-Darm-Trakts, bei Stoffwechsel- und Blutdruckerkrankungen ist der Genuß bestimmter Körner – etwas bevorzugt – angezeigt. Darüber gibt die Tabelle (s. S. 193) Auskunft.

	Erschöpfung, Müdigkeit	Schlafstörungen, Nervosität	Herz — Kreislauf	Lunge — Bronchien	Niere — Blase	Leber — Galle	Magen — Darm	Blut	Haut	Rheuma, Schmerz	Altersleiden, Sklerose	Zucker	Harnsäure, Gicht	Harnstoff	Cholesterin	Sonstige
Mais	+		+	+			M			+	+	+	+		+	Schilddrüsenüberfunktion
Gerste	+	+	+	+	+		MD									Infekte Blutniederdruck
Hafer	+	+							+		+	+	+			
Buchweizen	+	+	+				MD			+						
Weizen	+	+					V	+								Impotenz Sterilität
Hirse	+				+		MD	+								Infekte
Roggen	+						V									Bluthochdruck
Reis							MBD				+					Bluthochdruck

Gemüsemahlzeiten
Empfohlene Tagesmenge: 50–70 Prozent.
Obwohl die Natur ein reichhaltiges Angebot an verschiedensten Gemüsen anbietet, stellen sie jene Gruppe von Nahrungsmitteln, die am meisten vernachlässigt wird. Die Liebe vieler Hausfrauen gehört nun einmal dem Braten. Gemüse wird häufig nur als Ergänzung, als bunte Dekoration eingesetzt.
Dabei enthalten gerade die Gemüsesorten, meist selbst kalorienarm, die wertvollsten Zusatznährstoffe in günstigster Form. In dieser Hinsicht sind sie echte Lieferanten, da sie für ihre eigene Verwertung wenig brauchen.
Der Gehalt der verschiedenen Gemüsesorten an energieliefernden und an nichtenergieliefernden Nährstoffen (Vitaminen, Mineralien, Zusatznährstoffen) ist sehr unterschiedlich.
Am besten teilt man sie in zwei Gruppen ein: In solche mit hohem und in solche mit niedrigem Kohlenhydratgehalt.
1. Hoher Kohlenhydratgehalt (über 15%):
Hülsenfrüchte,
Kartoffeln,
Topinambur,
Kerbelrübe,
Pastinak,
Schwarzwurzel.
Diese eignen sich als Energieträger, teilweise auch als Eiweißlieferanten (Hülsenfrüchte).
2. Niedriger Kohlenhydratgehalt (unter 15%)
a) Kohlrabi,
Sellerie, Möhren,
Rote Bete,
Rettich,
Grünkohl (alle 5–15%).

Heilwirksame Nahrungsmittel: *Mool* (unter der Erde wachsend)

	Erschöpfung, Müdigkeit	Schlafstörungen, Nervosität	Herz — Kreislauf	Lunge — Bronchien	Niere — Blase	Leber — Galle	Magen — Darm	Blut	Haut	Rheuma, Schmerz	Altersleiden, Sklerose	Zucker	Harnsäure, Gicht	Harnstoff	Cholesterin	Sonstige
Möhre	+	+			+	+	MD	+			+					Infekte Milchsekretionssteigernd
Rettich	+		+		+		B	+	+							
Meerrettich	+		+					+		+			+			
Rote Rübe	+					+		+								Infekte
Sellerie	+		+							+						
Kohlrabi		+			+											
Pastinak		+					+									
Petersilie	+	+					V	+						+		Milchsekretionshemmend
Garten Schwarzwurz			+					+					+			
Zwiebel	+		+	+			V			+		+				
Winterzwiebel	+		+	+			MBV			+		+		+		
Kartoffel	+					+	MV					+				

Heilwirksame Nahrungsmittel: *Phal* (über der Erde wachsend)

	Erschöpfung, Müdigkeit	Schlafstörungen, Nervosität	Herz — Kreislauf	Lunge — Bronchien	Niere — Blase	Leber — Galle	Magen — Darm	Blut	Haut	Rheuma, Schmerz	Altersleiden, Sklerose	Zucker	Harnsäure, Gicht	Harnstoff	Cholesterin	Sonstige
Artischocke	+				+	+	DV			+	+	+		+	+	Nicht für stillende Mütter (Aroma!)
Kohl			+	+			D	+	+	+		+	+			Infekte
Lauch			+	•			D			+	+	+		+		Infekte
Spargel			+	+	•	+							+			
Aubergine						+	V			+	+				+	
Tomate					•					+		+	+			
Paprika							D•			+	+					
Gartenbohne	+					+				+	+	+				
Sojabohne	+	+										+			+	
Erbse	+							+								
Kürbis		+			+	+	M			+			+			
Gurke					+				+							
Löwenzahn						+	V			+	+	+	+	+	+	Infekte
Brennessel							D	+	+	+			+			Infekte
Kopfsalat		+					MV			+						
Rainkohl							V					+				
Kresse	+		+		+			+								Infekte
Endivien													+			

194

	Erschöpfung, Müdigkeit	Schlafstörungen, Nervosität	Herz — Kreislauf	Lunge — Bronchien	Niere — Blase	Leber — Galle	Magen — Darm	Blut	Haut	Rheuma, Schmerz	Altersleiden, Sklerose	Zucker	Harnsäure, Gicht	Harnstoff	Cholesterin	Sonstige
Apfel	+	+		+	+	+	DV	+		+						
Birne						+	D			+			+			
Sauerkirsche			+		+		V	+		+						
Vogelkirsche							V			+			+			
Pfirsich	+	+		+			V				+					
Marille							DV	+	+		+					
Zwetschke	+	+				+	V									Infekte
Traube			+			+	DV	+		+		+		+		
Brombeere				+			V				+					Wundheilung
Himbeere	+			+	+		V		+							Infekte
Stachelbeere	+						V									Wundheilung
Schw. Johannisbeere			+		+	+				+	+		+	+		Bluthochdruck
Rote Johannisbeere	+						V			+						
Preiselbeere	+				+		V			+	+	+				
Heidelbeere			+		+		D	+			+		+			Wundheilung
Erdbeere	+	+			+					+						Wundheilung
Maulbeere	+						V				+					Infekte
Schwarzer Hollunder			+	+	+	+				+	+	+		+		Infekte

Zeichenerklärung M = Magenwirksam B = gegen Blähungen D = gegen Durchfall V = gegen Verstopfung
● = bei mäßigem Genuß heilwirksam, nicht übertreiben

b) Sämtliche anderen Gemüse, auch Pilze, Sprossengemüse, Stengel und Stiele, Blattgemüse, Salate, Kraut- und Kohlsorten (außer Grünkohl) enthalten weniger als 5%.

Diese Gemüsesorten stellen die besten Zusatznährstoffträger überhaupt dar. Vor allem, was die Mineralien und Spurenelemente anbetrifft. Alles, was ihnen in dieser Hinsicht noch fehlt (ideal schlechthin ist kein Nahrungsmittel), kann durch geringe Mengen von Algenprodukten oder Brauereitrockenhefe ergänzt werden. Diese Funktion erfüllen die Gemüsesorten jedoch nur insgesamt. Einzelgemüse enthalten zwar von dem einen oder anderen Mineral, Spurenelement oder Vitamin oft beachtliche, den Tagesbedarf leicht deckende Mengen, doch erst in ihrer Gesamtheit ergeben sie ein (fast) komplettes Bild. Was für uns zu der Forderung führt: stets vom breitesten Angebot Gebrauch zu machen.

Eine vieldiskutierte Frage ist jene nach dem Rohkostanteil. Zweifelsohne sind nur in der Rohkost viele wertvolle Stoffe unverfälscht und unvermindert enthalten. Allerdings sind Gehalt und Verwertbarkeit nicht stets das gleiche. Generell: Aus Rohkost kann man nur dann den vollen Nutzen ziehen, wenn man über ein gutes Gebiß verfügt – und dieses auch verwendet.

Hier gilt der Satz: »Gut gekaut ist halb verdaut« am meisten. Sonst gehen die

Heilstoffe in einheimischen Gewürzen

	Erschöpfung, Müdigkeit	Schlaflosigkeit, Nervosität	Herz — Kreislauf	Lunge — Bronchien	Niere — Blase*)	Leber — Galle**)	Magen — Darm	Blut	Haut	Rheuma, Schmerz	Altersleiden, Sklerose	Zucker	Harnsäure	Harnstoff	Cholesterin	Menstruationsregul.	Sonstiges	als Tee verwertbar
Lippenblütler																		
Basilikum	+	+	+				MB	+	+								Milchsekretionsfördernd	+
Majoran	+	+					MBD	+									Blutdrucksenkend	+
Dost (Oreganum)	+		+				M	+								+		+
Bohnenkraut	+		+				B	+										+
Thymian	+	+	+				B	+		+						+	Infekte	+
Ysop	+				+		MB											+
Salbei	+		+								+	+					Milchsekretionshemmend	+
Melisse	+	+	+	+			+			+								+
Rosmarin	+	+				+	+								+			+
Lavendel	+	+	+		+					+	+							+
Doldenblütler																		
Anis	+	+		+			B										Milchsekretionsfördernd	+
Bibernelle	+	+	+	+			D									+	Milchsekretionsfördernd, Infekte	+
Gartenkerbel	+			+	+	+		+									Milchsekretionshemmend, Infekte	+
Petersilie	+	+						+						+		+	Milchsekretionshemmend	
Koriander	+						B			+								+
Fenchel	+	+		+			BV									+	Milchsekretionsfördernd	+
Dill							MB										Milchsekretionsfördernd, Infekte	+
Kümmel							B									+	Milchsekretionsfördernd	+
Liebstöckl					+	+	B			+						+		+
1) Beifuß, gemeiner	+	+				+	M									+	Infekte	+
1) Estragon	+						MBD											+
2) Kresse	+			+	+					+						+	Infekte	+
2) Senf				+	+													
3) Knoblauch	+		+	+			+			+	+	+	+				Infekte Blutdrucksenkend	
3) Schnittlauch	+					+	V											+
4) Paprika	+		+				D			+	+							
5) Wacholder	+				+		B	+								+		

Zeichenerklärung: 1) Korbblüten 2) Kreuzblüten 3) Liliengewächse 4) Nachtschattengewächse 5) Zypressengewächse
M = Magenwirksam B = gegen Blähungen D = gegen Durchfall V = gegen Verstopfung
*) Nur in **kleinsten** Dosen heilwirksam **) Nur in **kleinen** Dosen heilwirksam

196

wertvollen Stoffe im wahrsten Wortsinn »unten durch«. Rohkostessen will trainiert sein. Dieses Training zu absolvieren, ist allerdings sehr zu empfehlen.

Ein Vorschlag, der keinem Kompromiß, sondern den praktischen Gegebenheiten entspricht: wer 50% seines täglichen Gemüsebedarfs in Form von Rohkost zu sich nimmt, hat für seine Gesundheit – was Mineralien, Vitamine und Spurenelemente betrifft – ausreichend gesorgt. Die restlichen fünfzig Prozent werden jene Gemüsesorten ausmachen, die man ohnedies nicht so ohne weiteres roh genießen kann: Hülsenfrüchte, Wurzeln, Kartoffeln, auch Pilze.

Diese Sorten sollen nun nicht zerkocht, sondern schonend gedämpft werden (die Kartoffeln stets in der Schale).

Alle Gemüsesorten sind basenüberschüssig, am meisten die Rüben und Wurzeln. Daher sind sie als Gegengewicht zu den Körner- und Fleisch- bzw. Fischgerichten anzusehen und unerläßlich. Es soll keine Wertigkeiten innerhalb der natürlichen Nahrungsmittel geben. Aber vor die Wahl gestellt, entweder auf die Körner oder aber auf die Gemüse zu verzichten, müßte man, vom ernährungsphysiologischen Standpunkt aus, auf die Körner verzichten. Sie sind, wenn auch nur zur Not, ersetzbar (durch tierische Produkte). Die Gemüsesorten sind nicht ersetzbar.

Auch die Gemüsesorten entwickeln bei verschiedenen Erkrankungen fallweise eine den Heilverlauf unterstützende Wirkung. Ein Schwerpunkt bei den unter der Erde wachsenden Sorten – den Zwiebeln, Wurzeln und Knollen – liegt, ähnlich wie bei den Körnern, bei Erschöpfungszuständen und Schlafstörungen. Hier sind auch die Organ- und die blutbildende Wirkung bereits ausgeprägt.

Bei den über der Erde wachsenden Sorten steht zum Teil die Stoffwechselwirkung im Vordergrund. Nicht weniger als zehn Sorten haben positiven Einfluß auf den erhöhten Blutzucker. Meist ist das durch den Gehalt an Glukokininen bedingt. Das sind Stoffe, die erhöhten Blutzucker senken helfen. Hier kommt noch ein weiterer Umstand zum Tragen: Die meisten der über der Erde wachsenden Gemüsesorten – Ausnahme: Hülsenfrüchte – sind kohlenhydratarm und eignen sich daher ganz ausgezeichnet zur Anreicherung der täglichen Kost eines Zuckerkranken. Selbstverständlich ist es für den Diabetiker das wichtigste, die vom Arzt errechneten Größen einzuhalten: Diät-Umfang in Brot-Einheiten und Zufuhr blutzuckersenkender Medikamente. Beide sind genau zu dosieren.

Die Glukokinine aus der Nahrung kann man nicht genau dosieren, doch man braucht nur wenig Angst vor einer Überdosierung zu haben. Eine solche ist bei so natürlichen Wirkstoffen wie jenen aus der täglichen Gemüsenahrung unwahrscheinlich. Anderseits kann es durchaus sein, daß eine leichte Umstellung in der Ernährung – eine gewisse Bevorzugung glukokininhältiger Gemüsesorten etwa – in manchen Fällen ein Zurückgehen der Dosis von blutzuckersenkenden Medikamenten ermöglicht. Das kann dann der behandelnde Arzt – und nur er! – anhand der Befunde feststellen.

Interessant sind die Gemüsesorten, die über der Erde wachsen, auch für alle, die Altersleiden haben oder diesen vorbeugen wollen. Der Senior tut gut daran, sich an unserer Tabelle zu orientieren und sich die geeigneten Sorten – sie sollen auch dem persönlichen Geschmack entsprechen – herauszusuchen. Gerade der Alterungsprozeß und dessen Verzögerung ist nicht so sehr Sache der medikamentösen Medizin als mehr eine Sache der Lebensweise. Wobei die Ernährung mit einen Schwerpunkt darstellt.

1. Die Kruska (nach Are Waerland)
Bei der Vierkornkruska wird je ein Eßlöffel Weizen, Roggen, Hafer und Gerste verwendet, bei der Fünfkornkruska kommt Hirse hinzu.
a) Die gekochte Kruska:
Die frisch geschroteten Körner mit einem Eßlöffel Weizenkleie und zwei Eßlöffel ungeschwefelten Kernrosinen in zwei Tassen Wasser fünf bis sieben Minuten lang kochen. Anschließend zwei Stunden im Wärmebehälter (mit Alufolie ausgekleideter Pappkarton) quellen lassen.
b) Kruska, kalt gequollen:
Quelldauer: 12 Stunden in kaltem Wasser.
c) Kruska, überbrüht:
Das Getreide mit heißem Wasser überbrühen, nicht kochen, 6 Stunden im Wärmebehälter stehenlassen.
d) Wie *a)*, jedoch *ungeschrotet* (ganzes Korn). Kochzeit: 10 Minuten.
e) Nach Bircher-Benner werden die Körner erst 12 Stunden lang in kaltem Wasser eingeweicht und dann 10 Minuten bei schwacher Hitze gekocht.
f) Dr. med. *Joseph Evers* bevorzugt gekeimte Körner. Nach seinem Vorschlag soll der Keimprozeß drei bis vier Tage lang dauern. Bei beschleunigter Keimung werden die Körner nicht weich genug. Das Rezept: Weizen und Roggen werden zu gleichen Teilen benutzt.
Weizen keimt häufig verzögert, daher einen Tag früher ansetzen, sonst beide Kornarten vermischt in einer entsprechend großen Schüssel ausbreiten, mit etwas Wasser übergießen, bis alle bedeckt sind. Allmorgendlich das Wasser abgießen und bis zum Abend trocken stehen lassen, dann wieder mit Wasser bedecken.
Zwischendurch müssen die Körner gereinigt werden, damit die entstehenden Hefe- und Säurebazillen entfernt werden.
Nun alles in ein Sieb schütten, mit Wasser durchspülen: diese Prozedur erfolgt dreimal täglich.
Der Keimvorgang ist zu Ende, wenn die Keime gerade sichtbar sind. Die Raumtemperatur soll stets über 12°C sein, nie aber über 20°.
Die nun gekeimten Körner kann man so essen, wie sie sind, oder aber man versetzt sie mit Milch, Haferflocken und ev. mit Rosinen. Eine Erwärmung im Wasserbad ist bis zu einer Temperatur von 37°C möglich.
Tagesdosis: 1 kleine Tasse.
Material: ungebeiztes Saatgut.
Vorsicht: Säuerlich schmeckende Körner sollen nicht gegessen werden, es haben sich daran Bakterien angesetzt; die Körner wurden zu wenig gereinigt.
Hinweis: Im Winter dauert die Keimzeit länger als im Sommer.

2. Reisgerichte (makrobiotische Küche)
a) Sesamreis:
Rezept: Zwei Teelöffel Sesamkörner werden auf der Herdplatte geröstet, mit einer Tasse gut gewaschenem Vollreis vermischt und ein halber Teelöffel Meersalz dazugegeben. Das Ganze wird in zwei Tassen Wasser auf kleiner Flamme 45 Minuten lang gekocht.

b) Gebratener Reis mit Schalotten:
– Eine Tasse Vollreis in zwei Tassen Wasser mit einem halben Teelöffel Meersalz 45 Minuten lang auf kleiner Flamme kochen.
– Sechs kleingeschnittene Schalotten zwei Minuten lang in Maisöl in der Bratpfanne sautieren, den gekochten Reis hinzufügen, mit den Schalotten vermengen und drei Minuten lang auf mittelstarker Flamme anbraten. Dazu gewässerte Sojasauce nach Geschmack.

c) Gebratener Reis mit Gemüse (für vier Personen)
Vier Tassen Vollreis vorkochen, parallel dazu zwei kleingewürfelte Möhren kochen. Eine kleingehackte Zwiebel in etwas Maisöl sautieren, bis sie goldfarben sind. Nun fügt man die feingeschnittenen vier Schalotten und drei feingeschnittene Kohlblätter hinzu, verrührt zu einem Brei, fügt die Möhren und den Reis hinzu und würzt eventuell mit gewässerter Sojasauce.

3. Rohkost

Rohkost sollte man nicht nur als Beilage, sondern als eigene Vollmahlzeit, zumindest aber als eigenen Gang, essen. In diesem Fall nimmt man sie vor den gekochten Speisen zu sich. Es empfiehlt sich, nach einem Vorschlag von Doktor Bruker, unter der Erde gewachsene Sorten mit über der Erde gewachsenen Sorten zu gleichen Teilen zu mischen, sowohl was das Gewicht als auch was die Anzahl der verwendeten Sorten betrifft. Einen Teil der Gemüsesorten muß man, um sie voll verwerten zu können, erst aufbereiten. Bruker empfiehlt:
Fein oder grob gerieben: Möhren, Rote Bete, Steckrüben, Schwarzwurzeln, Pastinak, Topinambur, Blumenkohl.
Fein gewiegt: Kohlsorten.
In Streifen geschnitten: Salate, Spinat, grüne Paprikaschoten, Sellerie.
Vielfach wird man dazu keine weiteren Zutaten brauchen, der Eigengeschmack des Gemüses müßte genügen. Verwendet man aber weitere Zutaten, so empfehlen sich hochwertige, kaltgeschlagene Öle, die zugleich einen hohen Gehalt an ungesättigten Fettsäuren besitzen (Kern- und Samenöle), frische Kräuter (Schnittlauch, Petersilie), Zitronensaft oder Obstessig. Mit harten Gewürzen, auch mit Salz, sollte man zurückhaltend sein. Und nie vergessen: gerade die Rohkost muß stets gut gekaut werden!

4. Das Grundprinzip einer Algensuppe
Die Misosuppe
Zutaten: 2 Streifen Wakame getrocknet (getrocknete Algen); 1 Eßlöffel Miso, gelöst in einer halben Tasse Wasser (Miso: Sojabohnen und Weizen, fermentiert in Meersalz; im Reformhaus erhältlich); 4 Kohlblätter, 3 feingehackte Karotten, 2 kleine, feingehackte Zwiebeln, 1 Eßlöffel Maisöl und 6 Tassen kochendes Wasser.
Zubereitung: Das Gemüse wird in Maisöl sautiert und dann in das kochende Wasser eingegossen. Das geschnitzelte Wakame und das gelöste Miso werden hinzugefügt und das Ganze auf kleiner Flamme 15 Minuten lang fertiggekocht.

Die Anwendung von Wasser zu Heilzwecken

Sigmund Hahn, Vater und Sohn
Die gezielte Anwendung von Wasser zur Behandlung von Krankheiten wird meist mit den Namen Prießnitz, Schroth, Rausse und Kneipp in Verbindung gebracht. Die eigentlichen Begründer der Wasserheilkunde in neuerer Zeit waren jedoch Dr. Sigmund Hahn und Dr. Johann Sigmund Hahn, die auch heute noch liebevoll die »Wasserhähne« genannt werden.
In seiner ersten wissenschaftlichen Abhandlung, 1732, entwarf Sigmund Hahn, der Vater, ein Gesamtbild der natürlichen Therapieformen (»Der Peterswalder Gesundbrunnen«). Er erkannte, daß es nicht allein mit der innerlichen und äußerlichen Wasseranwendung getan ist, sondern meinte, man müsse sich zusätzlich viel im Freien aufhalten, viel Bewegung machen und auch die richtige »gemäßigte und kühle« Diät einhalten, die auch aus viel Rohkost und frischem Obst bestehen soll.
Nach Johann Sigmund Hahn, dem Sohn, stellt die Wasseranwendung stets die eigentliche Therapie dar, die Diät hat reinigenden Effekt, der Aufenthalt an Luft und Sonne die kräftigende Wirkung.
Eine seiner speziellen Anwendungen von Wasser ist besonders erwähnenswert: der Ratschlag, daß man immer, wenn man seine Tätigkeit ändert, ein Glas Wasser trinken soll. Also vor dem Essen, nach dem Essen, vor dem Schlafengehen, beim Aufstehen, vor und nach der Arbeit. Jede Tätigkeit soll mit einem Glas Wasser eingeleitet und beendet werden.
Obwohl nun die beiden »Wasserhähne« die vernünftigsten Vorstellungen von allen gehabt haben, inklusive Kneipp und Prießnitz, und obwohl sie mehr Arbeiten geschrieben haben als alle anderen zusammen, obwohl sie mehr Belege zur Verfügung hatten als Stadtphysikus von Schweidnitz, blieb ihr Wirken ohne Nachhall. Das liegt sicherlich gerade daran, daß sie Ärzte waren, und keine Laien.
Denn immer dann, wenn ein Laie irgendeine neue Theorie herausbringt, entzünden sich die Gemüter. Und das deshalb, weil es oft zu Prozessen kommt, wie bei Prießnitz und bei Kneipp. Solche Prozesse polarisieren Gegnerschaft und Anhängerschaft, heizen die Emotionen auf, führen zu Schlagzeilen in der Presse, und schließlich kommt es dazu, daß man heute annimmt, Prießnitz oder Kneipp hätten die Wasserheilkunde »erfunden«. Für die beiden Doktoren aber, die eigentlichen Begründer, flicht die Nachwelt keine Kränze. Daher sollen sie hier besonders gewürdigt werden.
Von Kneipp ist bekannt, daß er durch die Arbeiten der beiden »Wasserhähne« in seiner Entwicklung sehr stark beeinflußt worden ist. Er selbst betont das immer wieder, betont auch in seiner Bescheidenheit, daß er eigentlich Nachvollzieher sei.

Vinzenz Prießnitz
Von Prießnitz ist das nicht bekannt. Aber weil seine Kuranwendungen in manchen Belangen geradezu denen der »Wasserhähne« nachkopiert erscheinen, und weil seine Geburtstätte Freiwaldau unweit von Schweidnitz liegt, muß man

doch annehmen, daß auch Prießnitz über das Wirken der beiden »Wasserhähne« und über ihre speziellen Therapieanwendungen Bescheid gewußt hat. Prießnitz wurde im Jahre 1799, 26 Jahre nach dem Tod des jüngeren Hahn, geboren. Er war von Schulwissen ziemlich unbelastet, weil er am elterlichen Bauernhof häufig aushelfen mußte und daher wenig Gelegenheit hatte, die Schulbank zu drücken. Gerade das aber sollte sich als Glücksumstand herausstellen. Er hatte nie gelernt, seine Gedanken richtig zu Papier zu bringen, doch er fand einen kongenialen Partner, der diese Arbeit für ihn übernahm. Einen Meister der Feder, Rausse.

Rausse hieß eigentlich Franke; aber da er eine verwegene Roßnatur besaß, nannte man ihn überall nur Rausse. Er hatte Philosophie, Naturwissenschaften, Medizin und Theologie studiert, allerdings keines der Studien fertiggemacht, und war schließlich Forstmann geworden. Durch sein umfangreiches Wissen aber, und wohl auch aufgrund seines hervorragenden Gedächtnisses, hatte er sich einen außergewöhnlichen Bildungsgrad erworben. Und er konnte Gedankengänge außergewöhnlich exakt und präzis formulieren.

Nachdem er mit Prießnitz bekannt geworden war, stellte er sich ihm zur Verfügung und formulierte dessen Gedankengänge. Sicherlich besser, als es der naturverbundene Prießnitz – selbst mit besserer Schulbildung – jemals zusammengebracht hätte. So kam es zu dieser kongenialen Zusammenarbeit. Die Beobachtungen von Prießnitz wurden durch Rausse präzisiert, formuliert und interpretiert. Beide Namen kann man voneinander nicht trennen. Über Rausse wissen wir auch, wie Prießnitz auf den Weg kam, Wassertherapeut zu werden. In erster Linie waren es Naturbeobachtungen. Als Kind schon hat Prießnitz festgestellt, daß sich Tiere, wenn sie erkrankt sind, in gewissen Quellen ins Bad begeben. Auf das hin kurierte Prießnitz eigene kleinere Verletzungen, wie sie so in einer Landwirtschaft anfallen, an sich selbst mit Wasseranwendungen. Als er sich einmal den Brustkorb quetschte, war es ihm zu umständlich, jedesmal ein Bad zu nehmen; so »erfand« er den Prießnitzwickel, den kalten Wickel. Seine Karriere war geradezu legendär. Denn schon mit 19 Jahren war er mehr oder weniger europaberühmt, galt als »Wunderdoktor«. In einem Alter also, in dem ein Mediziner seiner Zeit gerade die Hälfte seines Medizinstudiums absolviert hatte. Und mit 26 Jahren schon wurde er nach Wien an den Hof berufen, um dort Mitglieder des Erzhauses zu behandeln. Über die Praxis und Theorie der Prießnitzschen Wasserheilung wissen wir durch die beiden Bücher Rausses »Geister Gräfenberger Wasserkur« und »Miszellen zur Gräfenberger Wasserkur«. Aus ihnen geht hervor, daß Prießnitz als erstes etwas sehr Wichtiges tat: Er suchte sich seine Patienten aus. Und zwar aufgrund eines Tests. Er unterzog einen jeden neuankommenden Patienten einem ersten ausgeklügelten Wechselbad. Und beobachtete seine Reaktionsbereitschaft. Insbesondere die Reaktionsbereitschaft von Kreislauf und Nervensystem. Und so hat er recht einfache Methoden, die aber dennoch recht wirksam waren. Der Kreislauf wurde an der Intensität der Hautrötung gemessen, die Reaktionsbereitschaft des Nervensystems mit Sensibilitätsprüfungen durch eine Gänsefeder. Wenn beide Proben positiv ausgingen, nahm er den Patienten an, wenn beide Proben negativ ausgingen, lehnte er den Patienten ab. Durch diese Auslese hatte er schon von vornherein eine größere Erfolgsquote zu erwarten. Und sie traf auch ein. Außerdem kam es viel seltener zu Zwischenfällen, also daß ihm etwa ein Patient während der Behandlung wegstarb. Von 45.000 Kurgästen sind nur 40 während der Behandlung gestorben. Das ist vergleichsweise und für diese Zeit nicht viel, wenn man nämlich bedenkt, daß Prießnitz auch schwerere Krankheiten in Behandlung genommen hat, und weiters, daß die Mediziner der damaligen Zeit akuten Erkrankungen oft ohnmächtig gegenübergestanden sind. Akute Erkrankungen, wie etwa Diphterie, gegen die auch Prießnitz kein Mittel gewußt hat.

Diese Auslese, mittels derer er sich nur reaktionsbereite Patienten ausgesucht hat, war aber auch notwendig. Denn eine Kur bei Prießnitz war alles andere als schonungsvoll. Die Anwendungen waren für alle Krankheiten mehr oder weniger die gleichen. Das heißt, er behandelte überhaupt keine Krankheit, er behandelte den Körper: Durch Stählen, um Widerstandskraft zu erlangen und um aus eigenem die Krankheit zu überwinden. Und dieses Rezept wurde ein Erfolgsrezept. Ein Rezept, das man auch heute noch für einen gezielten Heilurlaub empfehlen könnte:

1. Früh aufstehen, zwischen 4 Uhr und 6 Uhr.
2. Einwickeln in trockene Decken, bis es zu intensivem Schwitzen kommt. (Heute könnte man in die Sauna gehen.)
3. Kurzes, kaltes Vollbad, Wassertemperatur um 5°C.
4. Ein mit Muße eingenommens, herzhaftes Frühstück: Vollkornbrot, Butter und Kuhmilch.
5. Aufstieg auf einen Berg. Bei Prießnitz war es der Gräfenberg. Dieser Aufstieg wurde bewußt in – heute würde man sagen – sportlicher Manier durchgeführt. Zumindest sollte der Kurgast dabei zum Schwitzen kommen. Auf der Bergeshöhe müssen Quellen gefaßt sein, so daß man sich darunter duschen kann. Also Quellen in einer Höhe von zwei bis drei Metern.
6. Ausgiebiges Duschen, so lange, bis die Haut krebsrot wird.
Natürlich müssen sich die Kurgäste dazu ausziehen. Anschließend Gymnastik und Ausdauertraining, eventuell zwischendurch wieder duschen.
7. Gemächlicher Abstieg zum Mittagessen. Dieses war bei Prießnitz eher üppig. Es gab sehr viel Fleisch und sehr viele Mehlspeisen, aber kaum Gemüse, Salate und Obst. Diese Art des Mittagessens würden wir heute auch bei der anstrengendsten Kur nicht empfehlen. Als Getränk wurde dazu ausschließlich Quellwasser gereicht.

Nachmittags wurde meist der gleiche Kurablauf wiederholt. Das Abendbrot wurde früh genommen (Vollkornbrot, Butter und Milch), dann wurde früh schlafen gegangen, weil der nächste Tag früh begann.

Man könnte dieses Rezept als Basis auch heute zur Anwendung in einem geeigneten Kurhaus empfehlen. Der Fehler, der heute bei einem Kurgast gemacht wird, ist wohl der, daß man ihn zu sehr schont. Das will er gar nicht. Er will nicht geschont, er will gesund werden. Und wenn, wie bei Prießnitz, der längste Teil des Tages mit Kuranwendung sich im Freien abspielt, kann der Erfolg sicherlich nicht ausbleiben. Freilich mag es bei Prießnitz manchmal zu hart zugegangen sein. Dieser Meinung war zumindest Rausse. Allerdings erst später, nachdem er Prießnitz verlassen und – genaugenommen – ein Konkurrenzunternehmen in Mecklenburg gegründet hatte. Dort fehlte es ihm an Bergen, daher konnte er seine Kurgäste gar nicht zu sehr beanspruchen. Und er schrieb ein Buch: »Über die gewöhnlichsten ärztlichen Mißgriffe bei Gebrauch des Wassers als Heilmittel.« Worin er Prießnitz angriff: wegen zu rigoroser Durchführung der Kur. Gleichzeitig empfahl er die mildere Form von Mecklenburg. Freilich mußte er damit manche Aussagen seiner ersten beiden Bücher widerrufen. Man sieht also, das gab es damals schon. Nicht sachliche Überlegungen entscheiden manchmal über Wert und Unwert einer therapeutischen Methode, sondern manchmal auch Konkurrenzdenken.

Interessant war die Reaktion des geradlinigen Prießnitz auf dieses Buch. Nachdem er sich einmal entschlossen hatte, die theoretische Überlegenheit Rausses anzuerkennen, tat er es auch hier: Unter dem Eindruck dieses Buches milderte er seine Kur auch auf dem Gräfenberg ganz gewaltig. Ob das richtig war, ist eine andere Frage.

Den heilsamen Wert einer Roßkur hatte die Prießnitzkur jedenfalls damit verloren. Und seine vorher geübte Roßkurtechnik war wohl deshalb berechtigt, da er sich seine Patienten nach dem Gesichtspunkt, ob er ihnen dies alles wohl zumuten könnte, aussuchte. Irgendwie aber wurde die Wasserkur von Prießnitz unter dem Einfluß von Rausses drittem Buch auch verbessert. Was Prießnitz den beiden Hahns gegenüber voraus hatte, war die erweiterte Wasserheilung durch die äußere Anwendung. Er erkannte, daß es ableitende und zuleitende Techniken gebe, je nachdem, welche Art von Erkrankung, Stauung oder Leere vorliegt. Er wandte auch den feucht-kalten Wickel an, in recht diffiziler Form, vor allem bei fieberhaften Erkrankungen. Er behandelte in seinem Kurhaus auch (was heute undenkbar wäre) zahlreiche fieberhafte Erkrankungen.

Das Entscheidende seiner Gedankengänge war wohl, daß er der Meinung war, daß man vor der Behandlung schwitzen müsse, zumindest müsse die Haut sehr stark durchblutet sein, dann erst dürfe man das kalte Wasser anwenden. Das alles sind Erweiterungen gegenüber den beiden Hahns. Ein Rückschritt aber war die innere Wasseranwendung. Während bei den beiden Hahns ausschließlich Quellwasser geboten wurde, gab es bei Prießnitz bereits in großen Mengen Milch.

Diese Rückentwicklung wurde später von Johann Schroth fortgesetzt, indem dieser zusätzlich auch Wein als Getränk gab. Auch vom Grundprinzip der »gemäßigten kühlen« Diät, wie sie die beiden Hahns vorgeschrieben haben, ist Prießnitz abgewichen. Bei ihm gab es fast ausschließlich verkochte Speisen, und diese recht üppig. Das Fehlen von fast jeglichem Gemüse und Obst war sicherlich kein Vorteil. Es wurde debattiert, ob Prießnitz etwa Kartoffel gegeben habe. Das weiß man nicht, denn so genau sind die Speisezettel nicht bekannt. Auch nicht aus den Büchern Rausses. Eher ist anzunehmen, daß er das nicht tat. Denn zur damaligen Zeit hatte die Kartoffel in Europa noch einen gewissen Raritätswert.

Beide, Rausse und Prießnitz, sind relativ jung gestorben. Rausse mit 42 Jahren an einem Magenleiden, Prießnitz mit 52 an einem Lungenleiden. Man sollte daraus keine Rückschlüsse auf ihre etwa »übertriebene« Lebensweise, wie das gelegentlich getan wird, ziehen. Manchmal allerdings sind die Zusammenhänge – zugegeben – auffallend: daß z. B. eine überdurchschnittliche Anzahl der großen Vegetarier des vorigen Jahrhunderts an Nierenversagen gestorben ist.

Johann Schroth

Johann Schroth war etwas älter als Prießnitz und wohnte in der gleichen Gegend. Sie kannten einander von Jugend an. Dennoch begann Schroth mit den Wasserkuren erst, nachdem er die Erfolge von Prießnitz gesehen hatte. Vor allem aber dachte er nach, was Prießnitz seiner Meinung nach falsch mache und wie man es besser machen könne. Insbesondere waren es drei Punkte der Prießnitzschen Anwendungen, von denen er glaubte, man müsse sie ändern:

1. daß Prießnitz nur kalte Anwendungen benutzte;
2. daß er nach Meinung Schroths zuviel Quellwasser trinken ließ, und
3. daß er zuwenig auf Diät achtete und zuwenig fasten ließ.

Unabhängig von diesen grundsätzlichen Einwendungen meinte Schroth auch, daß die Prießnitzsche Wasserkur viel zu belastend wäre, in der Intensität und auch im Tagesablauf. So gestaltete er seine eigene Kur viel milder und dehnte sie auch auf einen viel weiteren Zeitraum aus; bis zu einem halben Jahr.

Der Grundgedanke bei Prießnitz war die feuchte Kälte. Schroth führte im Gegensatz dazu die feuchte Wärme ein. Er meinte, daß erst diese den Körper völlig durchdringe, die Giftstoffe aus dem Verband löse und schließlich zur Ausscheidung bringe. So waren die feuchtwarmen Wickel und Umschläge eines seiner Hauptanwendungsgebiete. Vor allem dehnte er sie auch auf die Nacht aus. Freilich mußte er sein theoretisches Konzept weiter heranholen, als Prießnitz es tat. Denn dieser konnte beobachten, daß Tiere, wenn sie verletzt sind, von der feuchten Kälte, nämlich vom normalen Quellwasser, Gebrauch machten. Warmes Quellwasser gibt es selten. Und so entwickelte Schroth eine Theorie, daß viele Naturprinzipien der feuchten Wärme entsprechen. So das Samenkorn, das die feuchte Wärme benutze, so der Embryo im Mutterleib, der auf feuchte Wärme angewiesen sei usw.

Auch der zweite Punkt, daß Prießnitz so viel Quellwasser trinken ließ und vor allem Tag für Tag trinken ließ, störte Schroth. Er meinte, daß abwechselndes Dürsten und Trinken mehr an Gesundheit bringen. Überhaupt sei im Quellwasser weniger Heileffekt zu finden als in einem bestimmten Wein, dem »sauren Grünberger«. Das ist ein Wein, der in der Gegend wuchs und wahrscheinlich auch heute noch wächst, den niemand haben wollte, da er geschmacklich nicht zuträglich war. Schroth entdeckte in ihm Heilkräfte.

Zusätzlich, als dritten, von Prießnitz abweichenden Punkt, gab es eine gewisse Diät mit eingeschobenen Fastenperioden. So wurde von ihm ein sehr diffiziler Kurablauf entwickelt, der heute nicht mehr durchführbar ist, denn er erstreckte sich über einige Monate. Damals, zu Schroths Zeiten, war so etwas durchaus möglich. Denn es gab viele Menschen, die keinem Beruf nachgingen, sondern von den Zinsen ihres Vermögens lebten, und ein Kuraufenthalt bei Schroth war kaum teurer als das Leben zu Hause zur gleichen Zeit. Also konnten sich damals viele Menschen, sowohl was die Zeit als auch was das Geld betraf, diese Kur durchaus leisten. Heute müßte man eine Schrothkur konzentrierter, als sie von Schroth selbst vorgeschlagen wurde, anwenden. Eine solche konzentrierte Form wäre die, wie sie von dem deutschen Arzt und Schroth-Anhänger Dr. Möller vorgeschlagen wird. Dabei bleibt das wesentliche Schroth-Prinzip erhalten: Nämlich der Wechsel von Trocken-, kleinen und großen Trinktagen innerhalb einer Zeitperiode. Bezogen auf eine Woche, würde das folgendermaßen ausse- hen: Montag, Mittwoch und Freitag sind Trockentage, es darf überhaupt nicht getrunken werden. Gegessen werden dürfen nur Nahrungsmittel, die gleichzeitig die Säfte locken, das heißt, die dem Körper zusätzlich Flüssigkeit entziehen. Also altbackene Semmeln und trockene Backpflaumen. Diese müssen möglichst intensiv und ausdauernd gekaut werden, so daß es zur größtmöglichen Speichel- bildung kommt. Andere Nahrungsmittel sind an diesen Tagen nicht erlaubt.

Dienstag und Samstag gelten als die kleinen Trinktage. Auch hier wird am

Vormittag und über Mittag gedürstet. Erst ab Mitte des Nachmittags darf getrunken werden, und zwar Wein. Das wäre im Original der saure Grünberger oder ein anderer unverschnittener Naturwein. Um dem Prinzip der feuchten Wärme zu entsprechen, sollte dieser Wein erwärmt und in kleinen Schlucken langsam getrunken werden: Insgesamt an diesen kleinen Trinktagen nicht mehr als ein halber Liter. Zwischen den einzelnen Schlucken sollte stets eine kleine Scheibe der altbackenen Semmel gegessen (sehr gut gekaut) werden.

Es fällt deutlich auf, daß dieses »Altbackene-Semmel-Essen« mit gleichzeitiger Speichelbildung und das zwischendurch schluckweise Weintrinken eine gewisse Ähnlichkeit mit der späteren Milch-Semmel-Kur nach Dr. Franz Xaver Mayr hat. Freilich verwendet Mayr anstelle des Weines Milch. Dienstags und samstags sind auch andere Nahrungsmittel erlaubt, wenn auch in beschränkter Form. Hauptsächlich gekochter Brei aus verschiedenen Körnerfrüchten, die mit Zitronensaft und eventuell Zucker versetzt sind. Und wiederum fällt auf, daß es sich im Prinzip um das handelt, was später Waerland als seine *Kruska* herausgegeben hat.

Sonst ist praktisch nichts erlaubt. Die beiden noch zur Verfügung stehenden Tage der Woche, nämlich der Donnerstag und der Sonntag, sind große Trinktage. Schon morgens wird Wein verabreicht, und zwar auch gewärmt. Eventuell – wenn er zu sauer ist – wird er mit Zucker versetzt. Man kann ihn den ganzen Tag über in kleinen Schlucken trinken, soll aber die Menge von einem Liter nicht überschreiten. Nun ist erlaubt, den Wein mit Sprudelwasser zu versetzen, so daß die Gesamtmenge an Flüssigkeit, die man an diesen Tagen zu sich nimmt, doch unter Umständen recht bedeutend sein kann. Gegessen wird an diesen Tagen das gleiche wie an den kleinen Trinktagen, nämlich altbackene Semmeln, Dörrpflaumen und Getreidebreie. Zusätzlich der Schrothsche Honigkuchen. Das bekannte Neisser-Gebäck ist nichts anderes als eine Erweiterung des ursprünglichen Schrothschen Honigkuchen-Rezeptes.

Diese auf eine Woche konzentrierte Kur, nach Dr. Möller, zeigt, worauf es bei der Schroth-Kur wirklich ankommt: nämlich auf den Wechsel »von einem Extrem in das andere«. Der Körper wird immer aus einer gewonnenen Gleichgewichtslage gerissen und vor eine neue Situation gestellt. Das bewirkt laufende Umstimmungen, von denen ja auch erwartet wird, daß sie letztlich heilsam wirken.

Die Schroth-Kur ist auf der einen Seite – was die Anstrengung des Patienten anbetrifft – viel milder als die Prießnitzsche Anwendung. Anderseits ist sie im Hinblick auf die Belastung des Stoffwechsels viel intensiver. So treten im Verlauf der Schroth-Kur ähnliche Krisen auf wie bei der Mayr-Kur. Bei der Original-Schroth-Kur sind ja die Hunger- und Durstphasen viel länger veranschlagt. Dabei kommt es zunächst zu einer Zurückhaltung von Giftstoffen im Körper; der Patient fühlt sich unwohl. Es treten auch Schmerzen an den schwachen Organen und nervöse Störungen auf; auch Schlaflosigkeit. Anschließend kommt es zur merkbaren Entgiftung. Durchfälle, übelriechender trüber Harn, übelriechender Atem: In dieser Phase können auch Hautausschläge als Ausdruck der Entgiftung auftreten. Erst wenn alle diese Symptome wieder verschwunden sind, gilt die Kur als beendet.

Bei Schroth wurden diese Kuren meist kontinuierlich durchgezogen. Drei Wochen Vorkur, fünf Wochen Hauptkur, zwei Wochen Kurpause, anschließend fünf Wochen Hauptkur. Eventuell folgte das Ganze ein zweites Mal.

Interessant ist die Frage, ob das Weintrinken bei der Schrothkur für den therapeutischen Erfolg maßgeblich ist. Dazu A. Brauchle: »Verwendet man anstelle des Weines säuerliche Fruchtsäfte, dann kommt man zu ähnlich guten Ergebnissen. Dem Wein scheint aber eine Sonderrolle insofern zuzufallen, als er für die Schlacken eine lösende Bedeutung hat. Man verzichtet also bei der Schrothschen Kur nur ungern auf Wein. Da er ja während der übrigen kurfreien Zeit des Jahres verboten bleibt, wirkt auch der Wein als Umstimmungsmittel.«

Arnold Rikli

Anders bei Arnold Rikli. Der gebürtige Schweizer, 25 Jahre jünger als Schroth, hatte sich in Seebach (Oberkärnten) niedergelassen und dort eine Färberei betrieben. Er interessierte sich sehr für die Prießnitzschen Anwendungen, und immer, wenn einer seiner Arbeiter erkrankt war, mußte er sich nach Prießnitz behandeln lassen, wobei Rikli die Behandlungen selbst überwachte. Er hatte an seinen Arbeitern auch beachtliche Erfolge. Als er aber an sich selbst nach Prießnitz herumdokterte, zog er sich ein Nervenleiden zu. Dieses brachte ihn auf den Gedanken, man müsse die Kaltwasseranwendung zumindest durch Warmwasser- und Dampfanwendungen ergänzen. So erfand er für Patienten, die an einer akuten Krankheit litten und somit das Bett hüten mußten, ein eigenes Bettdampfbad. Nach zehn Jahren erfolgreicher Tätigkeit und steigendem Ruhm gründete er schließlich in Veldes ein eigenes Kursanatorium. Die dort durchgeführte Kur, die sogenannte »atmosphärische Kur«, ist sehr einfach durchzuführen und jedermann zu empfehlen, der ohne ärztliche Aufsicht für seine Gesundheit während seines Urlaubs Gutes tun will.
Etwas abgewandelt, wäre folgendes zu tun:
1. Früh aufstehen und sofort hinaus ins Freie. Dabei zieht man sich so luftig an, wie es die Temperatur zuläßt. Zunächst wandert man mehr oder weniger flott etwa eine halbe Stunde. Und dann beginnt etwas, was wir heute ein Zirkeltraining nennen würden. Man sucht eine passende Wiese, ein öffentlicher Sportplatz eignet sich am besten. Dort läuft man 30–40 Meter intensiv, macht anschließend fünf bis zehn Kniebeugen, läuft wieder 30–40 Meter, macht anschließend zehn Sprünge mit gestrecktem Körper. Nun abermals 30–40 Meter laufen, anschließend Liegestütze, je nach Kraft. 30–40 Meter laufen, dann eine weitere Übung nach Wahl. Ausschütteln, oder, was sehr vorteilhaft ist, ein kleines, kurzes, lockeres Ballspiel. Nun wird das Zirkeltraining – eventuell mit Varianten – wiederholt. Während der Durchführung des Zirkeltrainings sollte man seinen Puls messen. Am idealsten ist es, wenn er nach Beendigung eines Zirkels auf 140–160 ansteigt.* Das bedingt nämlich bereits einen Trainingseffekt im Sinne einer kontinuierlichen Leistungssteigerung. Und nun wandert man gelockert zurück zum Hotel. Aber noch immer nicht in den Frühstücksraum, denn nun kommt die kalte Dusche, allenfalls ein Wechselbad: Wechseldusche kalt/warm. Man beendet diese immer mit einem kurzen kalten Schauer.
Ordentlich abfrottieren, aber nicht so lange, bis man trocken ist, sondern so lange, bis die Haut richtig krebsrot ist. Auch Trockenbürstungen eignen sich sehr

---

* Das gilt für den Gesunden. Es empfiehlt sich, seine jeweilige obere Pulsgrenze beim Arzt eruieren zu lassen.

gut. Nun ist die Zeit gekommen, zu der die meisten anderen Hotelgäste gerade erst aufstehen. Man trifft sich also im Frühstücksraum. Gegessen wird nach der Methode Prießnitz: Vollkornbrot, Butter und Milch. Nach Möglichkeit sollte man auf Kaffee oder Tee verzichten. Nun folgt ein bis zwei Stunden »relative Ruhepause«: Das heißt nicht, daß man sich nun hinlegt; man schlendert gemächlich durch die Gegend seines Urlaubsortes, schaut sich da und dort ein Gebäude an, betrachtet Fauna und Flora, unterhält sich mit den Einheimischen. Erst anschließend folgt das Sonnenbad. Dieses soll die Dauer von maximal 40 Minuten nicht überschreiten. Es wird von einer etwa 20 Minuten dauernden Ruhepause abgelöst, in der man fest in Decken gehüllt ist, so daß man gerade etwas ins Schwitzen kommt. All das kann man natürlich auch an einem Strand machen. Anschließend ein abkühlendes Bad, danach ausgiebig gut durchfrottieren. Neuerliches Bad – wieder gut durchfrottieren – bis es Mittag ist.
Nach einem herzhaften Mittagessen, das aber gesund sein soll und nicht überladen darf, wieder ein bis zwei Stunden nichts tun – im Sinne von herumschlendern. Manche werden hier sicherlich eine echte Ruhepause einlegen.
Nun wiederholt man Wanderung mit Zirkeltraining – man kann das auch an einem Strand machen – und anschließend wieder Sonnenbad. Dieses Nachmittagssonnenbad war bei Rikli ein »Teil-Sonnenbad«. Er ließ bestimmte Körperteile von der Sonne bescheinen, die Arme oder den Oberkörper, alles andere war abgedeckt. Um das richtig und auch mit einem Heilerfolg machen zu können, müßte man eigentlich wissen, von welchen Organen man ableiten muß und an welche Organe man zuleiten soll. Aber mit etwas Instinkt bekommt man das auch ohne diagnostische Hilfe heraus. Für die meisten Menschen wird das Sonnenbad nur an den Beinen am empfehlenswertesten sein. Wiederum im Schwimmbad abkühlen. Trockenreiben. Eventuell mehrmals hintereinander. Abendessen und, wenn möglich, nicht zu spät schlafengehen.
Wer sich dazu überwinden kann, seinen Urlaub auf die beschriebene Weise zu gestalten, wird bemerken, daß er viel angenehmer abläuft. Und vor allem, daß er gesünder aus dem Urlaub zurückkehrt, als er ihn begonnen hat. Und das ist ja nicht immer der Fall.

Sebastian Kneipp
Der Name, der wohl am engsten mit der Wasseranwendung verbunden ist, ist der des Pfarrers Sebastian Kneipp.
Kneipp studierte Theologie, wurde zum Priester geweiht und kam nach Wörishofen. 25 Jahre lang war er dort Beichtvater als Untergebener des dortigen Pfarrers und getraute sich nicht, seine Wasseranwendungen in größerem Maßstab durchzuführen. Er arbeitete also in aller Stille, sammelte Erfahrung über Erfahrung. Erst als er, schon 60jährig, zum Pfarrer von Wörishofen ernannt wurde, wagte er sich an die Öffentlichkeit. Zuerst behandelte er nur seine Schäflein mit großem Erfolg; er wäre aber selbst nie auf die Idee gekommen, seinen Anwendungen einen größeren Maßstab zu verleihen. Dazu wurde er erst durch wahrscheinlich geschäftstüchtige Mitglieder seiner Gemeinde überredet. Im Jahre 1889 – Kneipp war schon 68 Jahre alt – war es soweit. Das erste Kurhaus in Wörishofen wurde errichtet. Von da an war die Entwicklung gigantisch. Fast jedes Jahr mußte der Gebäudekomplex erweitert werden, da der Andrang so groß und Kneipp so gesucht war, daß er in Kürze europa-, wenn

nicht weltberühmt wurde. Er begann – nun schon 70jährig – öffentliche Sprechstunden abzuhalten und als Laien-Bader zu wirken.

Seine Anwendungstechniken selbst leiteten sich zunächst am ehesten von Prießnitz ab. Aber wie Schroth war auch Kneipp der Meinung, daß der Körper vor der Wasseranwendung sehr gut durchwärmt sein müsse; sonst könne es passieren, daß das kalte Wasser Schaden bringe. Je nach Erkrankung solle man auch die Temperatur des Wassers variieren. Je schwerer die Erkrankung, mit desto milderen Temperaturen beginnt man, und allmählich und mit viel Geduld steigere man den Reiz durch zunehmend kältere Wassertemperaturen immer mehr und mehr, bis entsprechende Widerstandskraft erreicht ist. Bei Patienten aber, die von vornherein genügende Widerstandskraft mitbrachten – um sie festzustellen, bediente Kneipp sich ähnlicher Methoden wie Prießnitz –, wendete er von vornherein extrem kaltes Wasser an.

Mehr und mehr aber entwickelte sich bei Kneipp ein neues Prinzip. Dabei behandelte er nicht alle Krankheiten gleich, sondern, indem er je nach Krankheit bestimmte Körperstellen als für die Kaltwasseranwendung am wichtigsten erachtete, kam es zu den berühmten Teilwaschungen, Teilgüssen und Teilpackungen. Das war oft sehr diffizil. So gab es einen Guß, der nur auf ein Ohr gerichtet werden durfte. Vielfach wird der Name Kneipp auch mit dem Blitzguß verbunden. Dabei stammt der Blitzguß nicht von Kneipp, sondern von französischen Wassertherapeuten. Kneipp schätzte ihn gar nicht besonders. Er hatte zu viel Angst, daß man damit Schaden anrichten könne, und erlaubte ihn nur bei Patienten, die von vornherein eine Roßnatur hatten.

Eines seiner Hauptanwendungsgebiete waren die ableitenden Wickel. Dazu benötigt man ein inneres und ein äußeres Wickeltuch, und zwar je nach Anwendungsareal von verschiedenen Größen. Am kleinsten waren die Fingerwickel, am größten die Ganzkörperwickel.

Das äußere Wickeltuch mußte noch etwas größer sein als das innere. Auch die Materialien waren verschieden. Für das innere Wickeltuch benutzt man am besten altes Leinen, und für das äußere Flanell. Auf keinen Fall soll man für das äußere Wickeltuch ein völlig wasserundurchlässiges Material, etwa Plastik, nehmen. Da gerade die ableitenden Wickel für eine Selbstbehandlung zu Hause ganz ausgezeichnet sind, sollen sie hier genauer erklärt werden:

Das wichtigste Grundprinzip, das man unbedingt einhalten muß, ist: die Stelle, an der man den Wickel anlegt, muß vorher gut durchblutet und gut durchgewärmt sein. Wenn das nicht der Fall sein sollte, kann man die Stellen durch Bürstungen, Frottieren und eventuell Massagen vorwärmen. Bringt das nicht den entsprechenden Effekt, kann man auch versuchen, durch feucht-warme bis feucht-heiße Kurzwickel die entsprechenden Stellen zu erwärmen. Ist auch das noch unzureichend, versucht man, über einem Dampfbad (wobei dem verdampfenden Wasser eventuell Heublumenmischung, Haferstroh oder Fichtenreisig zugesetzt ist) die Areale – jetzt immer im Verhältnis zum übrigen Körper – warm zu machen. Wichtig ist immer, daß man die Fläche, an der man anschließend den ableitenden Wickel geplant hat, vorher ordentlich erwärmt. Gelingt das nicht, sollte man den ableitenden Wickel lieber unterbleiben lassen. Das ist das wichtigste Prinzip, und hier werden auch von Laien die meisten Fehler gemacht.

Sind aber alle diese Bedingungen gegeben, folgt man einem zweiten Prinzip: Akute Geschehen werden an Ort und Stelle behandelt, chronische Geschehen möglichst weit weg vom Ort des Geschehens selbst. Das heißt, bei chronischer

Schlaflosigkeit z. B., die sich ja auf ein Geschehen im Gehirn bezieht, eignen sich am besten die Vorfüße bis an den Knöchel. Zuerst müssen die Vorfüße – wir wollen es nochmals betonen – ausreichend erwärmt werden. Dann wird das innere Leinentuch in frisch-kaltes Wasser getaucht und anschließend ausgewrungen, so lange, bis es nicht mehr tropft, und nun über den Vorfuß gelegt. Über das innere Tuch wird das äußere Tuch gewunden. Dieses muß das innere um 2–3 cm überlappen. Die Ränder des äußeren Tuches werden mit einer Sicherheitsnadel oder mit einer Bandagenklemme befestigt. Am besten ist es, wenn der Patient dabei liegt und zusätzlich noch mit einer Bettdecke bedeckt ist. Nun läßt man den Wickel 30–45 Minuten lang liegen (Kneipp selbst hat die Wickel bis zu zwei Stunden lang liegen lassen), entfernt ihn dann und reibt die Haut ausgiebig trocken. Gerade bei Schlaflosigkeit hat sich herausgestellt, daß der beste Zeitpunkt, einen solchen Wickel zu verabreichen, der frühe Morgen ist. Die Zeit, nach der man aufgewacht ist. Das erscheint paradox, ist aber Erfahrungssache. Man fühlt sich auch anschließend bedeutend erfrischter als gewöhnlich und kann den Tagesablauf mit frischen Kräften beginnen. Und am Abend merkt man dann, daß zur richtigen Zeit eine wohltuende Müdigkeit über den Körper kommt.

Sehr gut ableitende Wirkung haben auch die Unterschenkelwickel und die Unterarmwickel. Die Unterschenkelwickel leiten vom Kopf ab, die Unterarmwickel vom Brustraum. Die Unterschenkelwickel wirken am besten bei chronischer Tagesmüdigkeit und bei Denkhemmungen, die Unterarmwickel bei Schwierigkeiten mit der Atmung und bei Völlegefühl im Oberbauch. Beide Wickel zugleich gegeben, haben einen ausgesprochen kreislaufstabilisierenden Effekt.

Diese drei Wickelarten können, wenn man die richtigen Vorbereitungen getroffen hat, bedenkenlos auch zu Hause durchgeführt werden. Bei allen akuten Geschehen aber muß man unbedingt einen Arzt zurate ziehen; das ist auch bei allen diffizileren chronischen Geschehen von Vorteil. Der Arzt kann einem sagen, welcher Wickel zu welchem Zweck besonders geeignet ist.

So hat es sich auch herausgestellt, daß es durchaus angezeigt ist, einmal eine richtige Kneippkur durchzuführen und sich mit einem Kneipparzt zu beraten. Denn die meisten Menschen leiden ja immer wieder an den gleichen chronischen Erkrankungen. Daher gibt es für jeden persönlich *den* oder *die* Wickel, die gerade zur Behandlung seiner Erkrankungen besonders geeignet sind. Wenn das einmal definiert ist, kann man auch zu Hause – die Techniken lernt man schnell – diese Anwendungen fortführen.

Wenn man nun die Erkenntnisse der fünf großen Laien, Prießnitz, Rausse, Schroth, Rikli, Kneipp, und jene der beiden Wasserhähne, der Doktores, zusammenfaßt, könnte man einen Ausspruch Riklis zitieren – und ein wenig modifizieren. Rikli sagt: »Wasser tuts freilich, höher jedoch steht die Luft, und am höchsten das Licht«.

Wie wir sehen, hat zum Beispiel bei ihm die Diät einen geringeren Stellenwert. Sie ist in diesem Satz nicht enthalten! Anderseits legen die beiden »Wasserhähne«, auch Schroth und Kneipp, großen Wert auf eine gleichzeitige Diätätik. Die Abwandlung des Satzes Riklis müßte heißen: »Wasser tuts freilich, aber höher zu stellen ist die Diät, noch höher Bewegung in gesunder Luft, am höchsten aber die Sonne.«

Bewegung

Jeder hat einen Zwilling

Die meisten übergewichtigen Menschen sind der Meinung, man könne nur durch eine Diät abnehmen. Mehr Bewegung würde nichts – oder kaum etwas – bringen.

Das stimmt nicht, denn: mehr Bewegung erfordert einen höheren Aufwand an Energie – und dieser ist sehr leicht meßbar. Ein Mensch, der eine Stunde lang sehr langsam geht (3,6 km/h), verbraucht in dieser Zeit um 140 Kalorieren mehr, als ein Mensch, der ebensolange sitzt.

Nehmen wir an, wir hätten Zwillinge vor uns, die sich immer gleich verhalten. Sie essen täglich das gleiche, und mit Ausnahme dieser einen Stunde Bewegung ist auch ihre sonstige Tätigkeit gleich. Aber in dieser einen Stunde bleibt der eine Zwilling sitzen, der andere geht spazieren. Nach einem Jahr sind die Zwillinge einander unähnlich geworden: jener, der täglich spazieren ging, ist um 8,5 kg leichter als sein Bruder. Würde nun der spazierende Zwilling sein Tempo auf einen zügigen Gang steigern (6 km/h), könnte er in einem Jahr sogar um 17 kg

Durchschnittswerte für tägliche gemäßigte Dauerleistungen (ohne Sauerstoffschuld) und durchschnittliche Mobilisierbarkeit des Körperfettes

1 Stunde Dauerleistung täglich	Kalorienmehrverbrauch gegenüber einer Stunde sitzen	Kilogramm Gewichtsverlust des Übergewichtigen im Jahr
Gehen 3,6 km/Stunde	140	8,6
6 km/Stunde	280	17,2
Lauf (Traben) 8,8 km/Stunde	520	31,6
Radfahren 9 km/Stunde	190	11,5
15 km/Stunde	310	18,8
22 km/Stunde	570	34,7
Tischtennis	300	18,2
Tennis	400	24,3
Federball	550	33,4
Schwimmen	500	30,4
Rudern	500	30,4
Schlittschuhlauf	300	18,2
Schilanglauf	600	36,5

Eine Stunde gemäßigte Dauerleistung täglich ist »Therapeutikum Nummer eins«. Der gesundheitliche Wert ist mit nichts vergleichbar. Unabhängig vom kontinuierlichen Abbau überschüssigen Körperfettes ist tägliche Dauerleistung die beste Waffe gegen viele Stoffwechselerkrankungen.

leichter werden, denn er hat um 102.000 Kalorien mehr verbraucht als sein sitzender Bruder.

Jeder Übergewichtige sollte sich das überlegen und sich wie seinen eigenen Zwilling betrachten. Eine Stunde im Tag, die er bisher versessen hat, könnte er langsam oder auch zügig im Spaziergang zurücklegen. Innerhalb eines Jahres wird er um die angegebenen Werte abgenommen haben.

Vorausgesetzt natürlich, daß er nicht mehr als gewohnt ißt. Ein einstündiger langsamer oder zügiger Spaziergang macht jedoch noch lange nicht hungriger, als wenn man säße. Leider werden viele Menschen sagen, diese Stunde gehe ihnen ab, sie hätten keine Zeit, es wäre dies eine verlorene Stunde. Aber, gerade diese eine Stunde bringt am meisten Gewinn! Spazierengehen ist im Verhältnis zum Sitzen eine Dauerleistung, obwohl man es als gar keine besondere Anstrengung empfinden wird.

Die tägliche Dauerleistung

Eine Dauerleistung ist eine Leistung, die über einen längeren Zeitraum kontinuierlich bei gleichbleibendem Energieaufwand erbracht wird.

Diese Dauerleistung soll gar nicht besonders anstrengend sein, denn es hat sich herausgestellt, daß Spaziergänge oder Laufen im gemächlichen Tempo die größten Stoffwechselvorteile bringen. Alles, was an krankhaften Stoffwechselprodukten im Blut zuviel sein kann (wie Cholesterin, Blutfette, Harnsäure, Harnstoff, ja sogar erhöhter Blutzucker), wird durch eine kontinuierliche, nicht sehr anstrengende Dauerleistung positiv beeinflußt.

Tägliche Dauerleistung also in unserem Sinn ist zugleich das beste natürliche Therapeutikum überhaupt und steht noch vor der Diät. Es hat sich nämlich gezeigt, daß Diät ohne gleichzeitige Dauerleistung nicht annähernd die Stoffwechselvorteile bringt, wie eine Dauerleistung ohne gleichzeitige Diät.

Selbstverständlich ist die Kombination am günstigsten. Unter Diät wollen wir hier keine Krankenkost verstehen, sondern lediglich vernünftige Ernährung. Vernünftig in dem Sinn, daß man vorwiegend natürliche Produkte ißt, die Gesamtkalorienzahl nicht überzieht und auf ein ausgewogenes Verhältnis der notwendigen Nährstoffe zueinander achtet.

Das tägliche Dauerleistungsprogramm nun sollte so durchgeführt werden, daß man währenddessen nie in eine Sauerstoffschuld kommt. Das überprüft man am besten, indem man sich überlegt, ob man sich während der Tätigkeit zwanglos mit jemand anderem unterhalten könnte. Solange das gegeben ist, gerät man nicht in eine Sauerstoffschuld.

Praktisch kann man das tägliche Dauerleistungsprogramm, ohne diese Stunde zu »verlieren«, etwa folgendermaßen durchführen: Zunächst empfiehlt sich, vor der Dauerleistung ein Glas Gemüse- oder Fruchtsaft zu trinken. Das erhöht die basischen Reserven, und die Bewegung wird vom Organismus, speziell vom Stoffwechsel, besser genutzt.

Nun teilt man die tägliche Stunde in zwei halbe Stunden, etwa in den Weg zum Büro und in den Weg nach Hause. Selbst wenn der Arbeitsplatz in der Nähe ist, fällt das nicht schwer: dann wählt man bewußt einen Umweg. In einer größeren Stadt kann man dabei zahlreiche immer neue Routen wählen, das bringt zugleich viel Abwechslung und immer neue Eindrücke. In einer Kleinstadt kann man zum Fahrrad greifen und fährt vielleicht in ein Nachbardorf. Allein die vielen Impressionen, die man dabei gewinnen kann, fern vom Büro, fern vom Stammgasthaus und fern vom Fernsehen, machen die tägliche Dauerleistungsstunde zu einem abwechslungsreichen Erlebnis.

Selbst wenn schlechtes Wetter herrscht, wenn es stürmt, regnet oder schneit, soll man auf die täglich in dieser Form durchgeführte Dauerleistungsstunde nicht verzichten. Nach anfänglicher Überwindung stellt sich bald das Gefühl der vollbrachten Leistung ein.

Eine weitere Möglichkeit, die sich als sehr praktikabel erwiesen hat, ist die, auf das Mittagessen zu verzichten und die Mittagspause für die Durchführung dieser täglichen Dauerleistung zu nutzen. Deshalb braucht man noch lange nicht im Laufe des Tages insgesamt weniger zu essen (was in vielen Fällen auch nicht schaden würde). Es empfiehlt sich dann, morgens, zum Frühstück, eine ausgesprochene Eiweißmahlzeit im Sinne von Hay zu sich zu nehmen und am Vormittag bzw. am Nachmittag etwa ein Vollkornbrot mit Saisonobst, Saisonfrüchten oder Frucht- und Gemüsesaft. Abends ißt man wie gewohnt.

Es ist interessant, den stündlichen Sauerstoffverbrauch eines mittelkräftigen Erwachsenen beim Sitzen, beim Gehen und beim Laufen zu vergleichen:

Beim Sitzen werden 15 Liter Sauerstoff pro Stunde verbraucht;

derselbe Mensch braucht beim Gehen etwa 40 Liter und

beim leichten Lauf 150 Liter. Freilich wird der Untrainierte seine täglich einstündige Dauerleistung zunächst mit einem Spaziergang beginnen. In der Folge kann man zwischendurch Dauerläufe einschalten, bis man – mit der Zeit – imstande ist, ohne Sauerstoffschuld eine Stunde lang im 8,8 km-Tempo – wie auf unserer Tabelle angegeben – durchzulaufen.

Die Leistungsfähigkeit des Menschen wird in dieser Hinsicht oft unterschätzt. Seit einiger Zeit gibt es bei vielen Veranstaltungen 100-km-Läufe für Senioren. Dabei lief z. B. im Jahr 1971 die 53jährige Eva Westphal – aus Hamburg – in Biel, Schweiz, diese Strecke in 12,8 Stunden; das entspricht einem Stundenmittel von 8,14 km. Ähnliche Zeiten haben auch einige Männer zwischen 60 und 70 erreicht. Freilich ist das eigentlich Leistungssport. Denn um 100 km in dieser Zeit zu laufen, benötigt ein Mensch dieses Alters zwischendurch Erholungsphasen von oft zwei bis drei Tagen. Für Untrainierte ist es nicht notwendig, das nachzumachen. Das Beispiel soll nur zeigen, wie sehr die Möglichkeiten, die in einem älteren Körper stecken, unterschätzt werden.

Wie immer man seine tägliche Dauerleistungsstunde verbringt, richtig macht man es dann, wenn man nach deren Beendigung genauso frisch ist wie vor Beginn. Alles andere, zunehmende Leistungskraft und Kondition etwa, kommen dann – wenn man erst einmal begonnen hat – von selbst.

Eltern von Schulkindern beklagen sich immer, daß es nur ein bis zwei Turnstunden in der Woche gibt. Sie selbst aber tun für ihre eigene Gesundheit in diesem Sinne überhaupt nichts. So lange ein Schreibtischarbeiter sich noch gut bei Kräften fühlt, glaubt er, seine Gesundheit erhält sich von selbst. Das stimmt nicht, man muß etwas dafür tun. Bei Übergewicht oder erstmals erhöhtem Stoffwechselwert sollte man spätestens mit einem Bewegungsprogramm beginnen.

Von allen Arten, sich durch Bewegung gesund zu erhalten, sind es die täglichen Dauerleistungen, wie Gehen, Laufen, Radfahren, Schwimmen, Rudern, Schlittschuhlaufen und Schilanglaufen, die stoffwechselmäßig gesehen den weitaus größten Vorteil bringen.

Man kann diese verschiedenen Sportarten je nach Jahreszeit oder Laune variieren. Die *tägliche* Durchführung ist wichtig, denn unser Stoffwechsel gehorcht dem Tag-Nacht-Rhythmus – die Chinesen würden sagen: dem *Yang-Yin-Rhythmus*. Unser Stoffwechsel zieht *täglich* eine Art Bilanz – und er will *täglich* gefordert werden. Wer glaubt, daß eine Stunde zu viel sei, der möge mit einer Viertelstunde oder einer halben Stunde beginnen. Allmählich kommt es so weit, daß man spielerisch auf eine Stunde steigert. Aber: *Zeitmangel sollte keine Ausrede sein.*

Welche Sportarten sind günstig?
Der Jugendliche wird sich jene Sportarten suchen, die ihm Freude bereiten. Er wird sich auch da und dort seine Verletzungen holen, aber die gehören – solange sie in der Norm bleiben – dazu.
Er kann auch, wenn in ihm Wunsch und Begabung stecken, Hochleistungssport betreiben. Allerdings bedarf es dann eines Trainers, der ihn so leitet, daß es nicht zu gesundheitlichen Spätschäden kommen kann.
Für den älteren Menschen – und hier beginnt das »Alter« bereits mit dreißig – gelten als Auswahlprinzipien für die Sportarten:
– möglichst geringe Verletzungsgefahr und
– der Bewegungsrhythmus soll dem Bau unseres Körpers angepaßt sein.
Möglichst wenig Verletzungsgefahr heißt: keine Kampfspiele mit direktem Gegnerkontakt, keine Sportarten, die akrobatische Gewandtheit verlangen.
Um sich den natürlichen Bewegungsablauf vorstellen zu können, sollte man sich vorerst ein Bild des Urmenschen machen. So wird man am deutlichsten erkennen, was für uns Heutige unnatürlich ist: vor allem stundenlanges Sitzen oder Hocken schädigt die Wirbelsäule sehr. Das haben die Skelettbefunde der »Menschen von Taforalt« deutlich gezeigt.
Am anfälligsten sind die Wirbel im Bereich des großen Skelettgürtels, des Schultergürtels und des Beckengürtels, also der Abschnitt vom sechsten Halswirbel bis zum zweiten Brustwirbel sowie der Bereich vom vierten Lendenwirbel bis zum Kreuzbein.
Alle Überlegungen bezüglich einer günstigen Sportart müssen auch davon ausgehen, diesen Wirbeln am meisten Nutzen zu bringen. Ein sicher vom Urmenschen oftmals am Tag durchgeführter Bewegungsablauf ist heute überhaupt nicht mehr bekannt: Das Aufheben von Gegenständen vom Boden während des Laufens oder Gehens. Ein Bewegungsablauf, der all jenen Wirbeln nützt, die durch Sitzen geschädigt werden. Die hauptsächliche Bewegung des Urmenschen war Gehen und Laufen in dem Sinn, wie wir es als Dauerleistung beschrieben haben. Aber immer wieder zwischendurch mußte er etwas vom Boden oder aus halber Höhe aufnehmen, um es zu betrachten, um es eventuell zu essen: das war die Tätigkeit des Sammelns.
Diesen Bewegungsablauf kann man leicht nachahmen:
Man nimmt einen Gegenstand, etwa eine Zündholzschachtel, und legt ihn zunächst auf eine Stuhllehne – also auf halbe Höhe, dann
1. fixiert man den Gegenstand mit den Augen,
2. geht langsam und ohne den Gegenstand aus den Augen zu lassen näher (also ständiges Drehen der Halswirbelsäule),
3. geht in die Knie,

4. nimmt beim Vorbeischleichen am Gegenstand diesen gleichzeitig mit der Hand auf, ohne ihn aus den Augen zu lassen

5. und betrachtet ihn schließlich beim Aufrichten und beim Weitergehen.

Das Ganze ist eine geschlossene Einheit im Bewegungsablauf und wird vom unteren Halssegment aus gesteuert: genau dort haben wir die größten Schäden, weil wir diese Partie funktionell zu wenig nützen.

Man kann diese Übung mehrmals täglich durchführen, mit der linken ebenso wie mit der rechten Hand. Allmählich sollte man so weit kommen, daß man ohne Schwierigkeiten die Zündholzschachtel auch vom Boden aufhebt. Als einfache Ergänzungsbewegung gegen Schäden durch Sitzen ist dieser Bewegungsablauf sehr geeignet.

Der Urmensch wird sich sicherlich selten gerade hingestellt und sich dann bei gestreckten Knien nach unten gebeugt haben. Denn in dieser Haltung ist man verteidigungsunfähig. Wenn man diese Stellung einnimmt, kann man sich nur schwer nach der einen oder anderen Seite drehen. Ganz anders, wenn man in die Knie geht. Da ist man nach jeder Seite hin geradezu sprungbereit. Alle Sportarten, die diesem Urbewegungsablauf in etwa entsprechen, können wir für unsere Zwecke als günstig bezeichnen. Das sind jene, bei denen man

1. einen Gegenstand verfolgt und dabei auch die Halswirbelsäule bewegt,

2. im selben Bewegungsablauf den Schultergürtel benutzt, und

3. den Hüftgürtel zu Stabilisierungszwecken verwendet.

Einige Vorschläge also: Tennis, Tischtennis, Federball, Volleyball, Faustball oder Baseball.

Aber auch das Aufbau- und Bewegungstraining, wie es in Turnvereinen durchgeführt wird, soll hier empfohlen werden. Gerade für Menschen in mittleren Jahren, die seit ihrer Schulzeit nicht mehr geturnt haben, lohnt es sich, einem Verein beizutreten. Es sind dort alle Altersstufen vertreten; jeder findet Gleichgesinnte, die von den gleichen Voraussetzungen ausgehen wie er selbst. Der Beitritt im mittleren Alter gehört ebenso wie der Entschluß zur täglichen Dauerleistung zu den scheinbar kleinen Entscheidungen, die einmal getroffen werden und dann fürs ganze Leben von positiver Tragweite sind.

Nach einer kurzen Anfangszeit, in der man sich überwinden muß, ist Bewegung zur lieben Gewohnheit geworden. Und spätestens nach einem halben Jahr kommt man darauf, welchen unschätzbaren Gewinn man daraus gezogen hat.

Wie schon erwähnt, ist der Bereich um den sechsten Halswirbel bei Menschen mit sitzender Tätigkeit sehr geschädigt. Oft nur leichte Störungen in diesem Bereich haben viel weiterreichende Folgeschäden, als der Laie allgemein annehmen kann. Von diesem Bereich aus wird die gesamte Muskulatur der Oberarme gesteuert, auch die gesamte Rückenmuskulatur. So konnte in jahrzehntelanger eigener Praxis festgestellt werden, daß bei plötzlichen Koordinationsstörungen des Bewegungsablaufes besonders bei Sprintern, Torleuten oder Schirennläufern der Bereich des sechsten Halswirbels oft unmerklich verschoben war. Nach Einrichten der Wirbel waren die Erscheinungen meist schlagartig verschwunden.

Auch Verspannungen der Rückenmuskulatur kommen häufig vom unteren Abschnitt der Halswirbelsäule.

Nun könnte es sein – und es wäre auch zu wünschen –, daß ein Leser, der bisher die meiste Zeit seines Tages in sitzender Haltung verbracht hat, doch etwas für seinen Körper tun will und mit dem Dauerleistungsprogramm oder mit einem

Training beginnt. Und nach wenigen Tagen bemerkt er, daß Rückenschmerzen auftreten, tennisarmähnliche Erscheinungen, Koordinationsstörungen. Nun darf man nicht denken: Das Ganze ist doch nichts für mich, dazu bin ich schon zu alt, sondern man sollte einen chiropraktisch orientierten Arzt aufsuchen und sich seinen unteren Halswirbelbereich untersuchen lassen. Der Arzt wird in vielen Fällen kleine Verschiebungen finden und auch einrichten können.

Gerade bei jemandem, der bisher vor allem sitzende Tätigkeiten verrichtet hat, ist die Wahrscheinlichkeit sehr groß, daß gerade an dieser Stelle Störungen auftreten. In diesem Zusammenhang soll erwähnt werden, daß es Tätigkeiten gibt, die den unteren Halswirbelbereich und den angrenzenden oberen Brustwirbelbereich besonders schädigen: Sticken, Häkeln, Stricken, Nähen, Maschinschreiben, stehen hier an erster Stelle: Tätigkeiten, bei denen der Schultergürtel mit dem Schulterblatt hochgezogen wird und in dieser Stellung verharrt. Meist sind es Frauen, die diesen Tätigkeiten aus Berufs- oder Hobbygründen nachgehen. Man wird den Damen öfters raten müssen, ihr Hobby lieber bleiben zu lassen.

Auch soll erwähnt werden, daß nicht nur körperliche, sondern auch eine Reihe von psychischen Störungen von diesem Wirbelabschnitt aus bedingt sein können, vor allem manche Formen von Tagesmüdigkeit und Schlaflosigkeit. Auch depressive Stimmungslagen werden durch Störungen in diesem Wirbelbereich verstärkt. Der Beweis: Nachdem die Störung beseitigt ist, hellt sich häufig die Stimmungslage auf, bessern sich Tagesmüdigkeit und Schlaflosigkeit. Da nun dieses Wirbelgebiet besonders durch die sitzende Haltung geschädigt wird, kann man ruhig davon sprechen, daß alle erwähnten Störungen in Wirklichkeit Folgen des chronischen Sitzens sind. Einzige vorbeugende Therapie: *Bewegung.*

Das Intervalltraining

Hat man durch das Dauerleistungsprogramm eine gewisse Kondition erreicht, kann man auf ein Intervalltraining übergehen. Ein einfaches, aber sicheres Zeichen, um festzustellen, ob die Kondition bereits zugenommen hat, ist die Pulsmessung. Bei zunehmender Kondition verlangsamt sich der Ruhepuls. Der Ruhepuls eines Menschen, bevor er mit dem Dauerleistungsprogramm begonnen hat, liegt meist zwischen 70 und 90 Pulsschlägen pro Minute. Nach etwa sechs bis acht Wochen Dauertraining kann man feststellen, daß der Ruhepuls um etwa zehn Schläge zurückgegangen ist. Das ist ein Zeichen dafür, daß man auch mit dem Intervalltraining beginnen könnte.

Beim Dauerleistungstraining bleibt man stets unter der Grenze der ökonomischen Möglichkeiten, was den Sauerstoffverbrauch betrifft. Man könnte das auch so ausdrücken: der Muskel fordert pro Minute 2–3,5 Liter Sauerstoff, und das kann die Lunge bei der Einatmung noch durchaus leisten. Es kommt zu keiner Sauerstoffschuld. Nun kann niemand an sich selbst messen, wie viel Sauerstoff er in der Minute zu sich nimmt. Aber es gibt einen einfachen Maßstab: Das Blut muß diesen Sauerstoff zu den Muskeln bringen. Und das geht bei vermehrter Sauerstoffzufuhr nur dann, wenn es »schneller fließt«. Zunächst schlägt das Herz kräftiger und wirft pro Herzschlag eine größere Menge an Blutvolumen aus. Das geht noch ohne Steigerung der Pulsfrequenz. Nach einiger Zeit aber, bei weiterer Leistungssteigerung, ist auch diese Möglichkeit erschöpft. Und nun kann eine Vermehrung des Blutdurchflusses nur durch gleichzeitige Beschleunigung der

Pulsfrequenz erfolgen. Die Pulsfrequenz steigt entsprechend der Notwendigkeit, größere Mengen Sauerstoff in die Zellen zu bringen (und – was fast noch wichtiger ist – größere Mengen an Schlacken wieder abzutransportieren), mehr oder weniger an.

Bis zu einer gewissen Grenze (je nach Alter und Kondition liegt sie zwischen 90 und 130 Pulsschlägen/Minute*) geht das ohne Sauerstoffschuld. Das ist der Rahmen, in dem die Dauerleistung in unserem Sinne liegt. Noch kann die Atmung den benötigten Sauerstoff erbringen, man kommt nicht »außer Atem«. Jede weitere Leistungssteigerung kann nur erfolgen, indem man sein Konto überzieht. Man macht vorübergehend Schulden (Sauerstoffschuld), die man im nachhinein – in der Erholungsphase – bezahlt. Das jedoch will trainiert sein.

Eine *kurzfristige* Leistungssteigerung, bei der man absichtlich Sauerstoffschuld auf sich nimmt, hat den stärksten Effekt. Man trainiert dabei in zwei Phasen:
– kurzfristige Sauerstoffschuld und
– anschließende Erholungspause.
Das nennt man Intervalltraining.

Intervalltraining ist also nicht der Dauerlauf, der so gestaltet wird, daß man nie in eine Sauerstoffschuld kommt (Maßstab: so, daß man sich noch zwanglos unterhalten könnte) und nun als Intervall Gehpausen einschaltet, sondern genau umgekehrt: Dauerlauf, bei dem man nie in Sauerstoffschuld kommt, und dazwischen absichtlich kurze Sprintstrecken, bei denen man bewußt in Sauerstoffschuld gerät.

Die große Kunst dabei ist, daß man das niemals überzieht, sondern eher bescheiden anfängt. Nach einer aus Erfahrung und auch aus Blutanalysen gewonnenen Faustregel kann man sagen: Das Intervalltraining ist nur dann richtig und damit auch leistungssteigernd, wenn die eingeschalteten Hochleistungsintervalle nie mehr als ein Zwanzigstel der Gesamtstrecke ausmachen. Bei einer Strecke von fünf Kilometern also, die man im langsamen Dauerlauf zurücklegt, darf man nie mehr als insgesamt 250 Meter sprinten; und diese Strecke muß man noch durch die Anzahl der Kilometer teilen, nämlich 5 × 50 Meter. Anders ausgedrückt: 950 Meter leichter Dauerlauf (Traben), wobei der Puls nach Möglichkeit 120 nicht überschreiten soll. Und eine Fünfzig-Meter-Sprintstrecke, wo der Puls über 130 ansteigen soll. Anschließend wieder die 950 Meter traben. In dieser Zeit soll der Puls unter 120 zurückgegangen sein. Nun wieder 50 Meter Sprintstrecke. Dieses System soll die ganze 5-km-Strecke durchgehalten werden. Die Gesamtzeit, die man dazu braucht, wird etwa bei 35 bis 40 Minuten liegen.

Hier sollte man keinen falschen Ehrgeiz entwickeln: man darf diese Zeiten nicht mit denen der Spitzensportler vergleichen (5 km unter 13,5 Minuten).

Interessant ist der Vergleich der Gewichtsabnahme beim reinen Dauertraining und beim Intervalltraining. Bei einem täglichen Lauf von 8,8 km/h über eine Stunde verbraucht man 520 Mehrkalorien und nimmt dementsprechend als Übergewichtiger 31,6 kg im Jahr ab. Absolviert man nun täglich diesen Lauf mit den beschriebenen Mehrleistungsintervallen, so verbraucht man insgesamt pro Lauf 560 Mehrkalorien. Umgerechnet auf das Jahr würde das 34 kg Gesamtverlust bedeuten. Die Unterschiede sind also nicht sehr groß. Der Mehrwert eines richtig durchgeführten Intervalltrainings im Verhältnis zur Dauerleistung ist ein Zuwachs an Kraft und Kondition. Dem muß man dann aber doch durch eine vermehrte Zufuhr an Eiweiß und essentiellen Fettsäuren Rechnung tragen.

* Siehe Anmerkung Seite 206.

Der Mindestbedarf an lebensnotwendigen Eiweißkörpern erhöht sich durch den Muskelaufbau um 25%, der an essentiellen Fettsäuren sogar um 100%. Das liegt daran, daß die essentiellen Fettsäuren ein besonderes Verhältnis zum Sauerstoff haben. Immer dann, wenn der Körper in Sauerstoffschuld gerät, werden sie besonders benötigt. Der leistungssteigernde Effekt des Frischkornbreies, den Professor Baldur Preiml den österreichischen Schispringern verordnet hat, ist zum Teil darin zu suchen: Frischkörner enthalten größere Mengen an ungesättigten Fettsäuren.

Während man also beim Intervalltraining das Mehr an ungesättigten Fettsäuren aus pflanzlichen Produkten gewinnen kann (tierische Produkte enthalten wenig ungesättigte Fettsäuren), sollte man das Mehr an Eiweißkörpern aus tierischen Produkten ziehen, zumal man ja die Kalorienmenge nicht erhöhen will.

Man kann das Intervalltraining auch nach Wunsch modifizieren. Wesentlich ist immer: auf eine kräfteschonende Dauerleistung, bei der der Puls die »120-Grenze« nicht überschreiten darf, folgt eine kraftraubende Zwischenübung, bei der der Puls in möglichst kurzer Zeit auf 160 Schläge steigen soll. Das gilt für den 30- bis 50jährigen, untrainierten, aber sonst gesunden Menschen. Mit zunehmendem Alter paßt man sich seinen Möglichkeiten, der sogenannten Belastungsgrenze, an. Diese kann auch der Arzt sehr genau bestimmen.

Die anschließende neuerliche kräfteschonende Phase soll so lange ausgedehnt werden, bis der Puls wieder auf 120 hinuntergegangen ist.

Einseitige Kraftübungen, wie etwa Gewichtheben oder ähnliches, sollten dabei vermieden werden. Besonders bei älteren Menschen ist es auf diese Weise schon oft zu Sehnen- und Bandausrissen gekommen.

GYMNASTIK ZUM TAGESBEGINN

Eine Bauernweisheit besagt: ein Kalb, das sich beim Erwachen nicht streckt und reckt, stirbt binnen weniger Tage. Es stirbt aber nicht wegen dieser Unterlassung, sondern es ist bereits zu krank, um sich strecken und recken zu können. Ein gesundes Kalb verzichtet darauf nie. Ähnlich sollte es beim Menschen sein. Wer krank ist und Bettruhe halten muß, kann auf die morgendliche Gymnastik verzichten. Er wartet damit, bis er wieder gesund ist.

Ein Gesunder aber sollte täglich Morgengymnastik betreiben. Denn es gehört zur Natur der Wirbeltiere, den Tag mit Strecken, Recken und Bewegungsübungen zu beginnen. Das Verhältnis der Muskel und der Gelenke zueinander ist im Schlaf ganz anders als am Tag. Gerade beim Menschen, bei dem als Zweibeiner der Unterschied zwischen Liegen und Aufsein größer ist als bei den Vierbeinern, ist eine ausreichende Übergangszeit von einer Situation in die andere notwendig.

Wer täglich morgens etwa zehn Minuten für eine Gymnastik, wie sie hier beschrieben wird, aufbringt, kann sicher sein, daß er den übrigen Tag besser verbringt.

Am besten teilt man die zehn Minuten nach dem Aufwachen in vier Abschnitte:

1. Aufwachen und lächeln
Der erste Teil der Übung beginnt schon mit dem Aufwachen. Noch liegt man im Bett, aber sofort lächelt man. Das muß man anfangs bewußt machen. Mit der

Zeit wird es zum Reflex. Die Psychologen sagen, man brauche gar nicht fröhlich zu sein, man müsse nur einmal fürs erste ein lächelndes Gesicht machen. Dann wird man schon fröhlich. Kinder tun das noch instinktiv. Wenn man ihnen beim Erwachen zuschaut, sieht man deutlich, wie ein Lächeln ihre Mundwinkel umspielt.

Nun hat man schon eine ganz andere Einstellung zu den Ereignissen des kommenden Tages. Noch im Bett reckt und streckt man sich wie ein Kalb, allerdings unserem Skelett angepaßt. Man zieht das linke Bein an und streckt gleichzeitig den rechten Arm nach hinten; anschließend zieht man das rechte Bein an und streckt den linken Arm nach hinten. Alle diese Bewegungen werden langsam durchgeführt: dabei kann es wohlig krachen und knacken. Nun springt man nicht aus dem Bett. Kein Tier springt beim Erwachen auf, sondern man steht langsam und versonnen, immer noch ein Lächeln auf dem Gesicht, auf.

2. Wasseranwendung

Nahtlos folgt nun der zweite Teil: die Programmierung durch eine innerliche und äußerliche Wasseranwendung. Die *innerliche* Anwendung besteht darin, daß man ein Glas Wasser trinkt – entsprechend einem Vorschlag der »Wasser-Hähne«. Immer noch lächelnd, trinkt man dieses Glas schluckweise. Am besten ist Quell- oder gutes Leitungswasser – man kann auch auf Mineralwasser ausweichen. Für die äußerliche Wasseranwendung begibt man sich nun zur Badewanne, in der bereits eine Gummimatte mit Noppen liegt. Die Noppen sollen so angelegt sein, daß sie die Fußsohlen massieren können. Man läßt nicht zu kaltes Wasser ein, so viel, daß es bis an die Knöchel reicht. Nachdem man sich in das Wasser gestellt hat, beginnt man nicht sofort mit dem Treten, sondern wartet, bis man einen instinktiven Befehl dafür erhält. Dazu soll man immer noch lächeln, in sich hineinlauschen. Nach etwa einer halben Minute kommt instinktiv der »Tretbefehl«. Nun tritt man so lange, bis abermals ein instinktiver Befehl erfolgt: das Treten zu beenden. Das kann nach einer halben Minute sein, das kann nach vier Minuten sein. Immer aber ist es richtig, den momentanen Bedürfnissen unseres Organismus zu gehorchen. (In der Höhe der Knöchel befinden sich ganz ausgezeichnete Akupunkturpunkte zur Schlafförderung. Man kann nun, und das ist gar nicht so weit hergeholt, sagen, daß diese nun eingekühlt werden und dadurch für den Morgen als Weckreiz gelten. Es hat sich aber gezeigt, daß man mit dieser paradoxen Therapie ebensogut Schlaflosigkeit behandeln kann. Paradox, weil man sie am Morgen behandelt. Morgens kühlt man die Punkte ein, und am Abend »erwachen« sie sozusagen zum Leben, sie helfen dann bei Schlaflosigkeit.)

3. Atmen mit Gymnastik (Namaskar)

Danach stellt man sich auf einen Teppich und beginnt mit dem dritten Teil, der Atemübung.

1. Takt: Stehen – Arme anheben – Schultern hochheben und siebenmal einatmen – siebenmal ausatmen. Vor der siebenten Ausatmung beginnt der zweite Takt.

2. Takt: Den Oberkörper bei gestreckten Beinen vorbeugen, so gut man kann – Augen auf die Taille gerichtet. Ausatmen.

3. Takt: Die Haltung eines Sprinters vor dem Start einnehmen – einatmen.

4. Takt: Arme und Beine auf den Boden – zugleich Katzenbuckel machen – während der Zeit Atem anhalten.

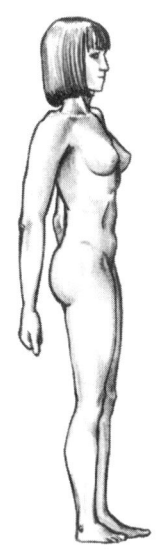

1

*Den Leib hochziehen, siebenmal ein-
und ausatmen, beim siebenten Mal in
2. Stellung übergehen und ausatmen.*

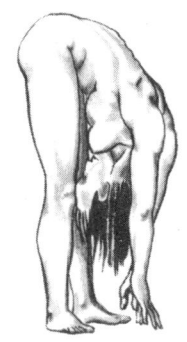

2

*Die Augen auf Taille richten, die Nase
soll Knie berühren. Steife Knie, die
Hände auf den Boden.*

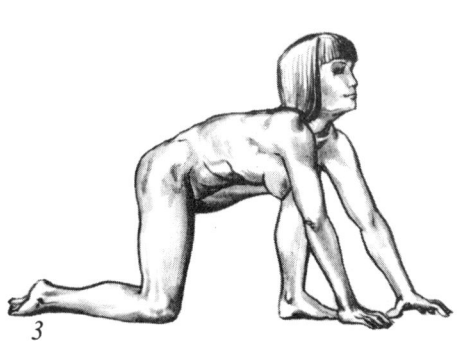

3

*Arme gestreckt, auf den Boden
aufgestützt. Das rechte Knie auf den
Boden. (Jede 2. Runde linkes Knie.)
Kopf hoch. Linken Schenkel in Seite
drücken.*

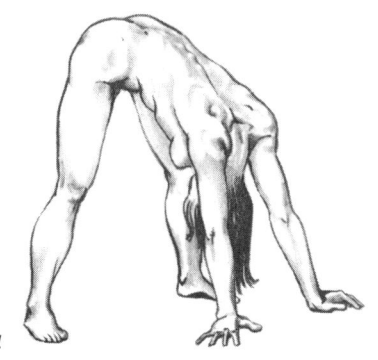

4

*V-Stellung. Kinn auf Hals, Fersen am
Boden.*

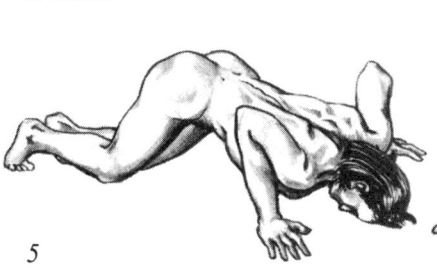

5

*Zehen, Knie, Brust, Stirn auf den
Boden. – Hüften und Unterleib hoch.
Kinn auf Schlüsselbein.*

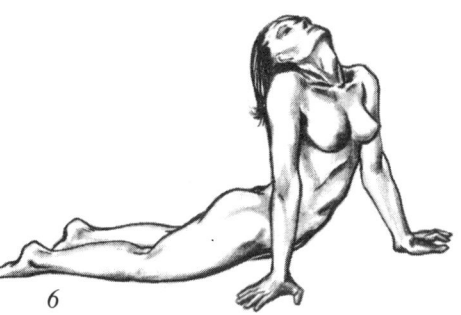

6

*Brust heraus. Rücken hohl. Kopf
zurück. Hals gestreckt. Knie Boden
berührend.*

5. Takt: Liegestütze – ausatmen.
Die Liegestütze werden während dieser Zeit mit abgewinkelten Armen durchgeführt.
6. Takt: Ellenbogen durchstrecken – Körper durchhängen lassen – einatmen.
7. Takt: Wie vierter Takt:
Arme und Beine auf den Boden – Katzenbuckel machen – Atem anhalten.
8. Takt: Wie dritter Takt:
Sprinterstellung einnehmen, nur die Beine umgekehrt – weiterhin Atem anhalten.
9. Takt: Wie zweiter Takt. Bei gestreckten Beinen sich so weit wie möglich nach vorne beugen – ausatmen.
10. Takt: Aufstehen – Arme und Schultern anheben – einatmen. Wieder siebenmal ein- und siebenmal ausatmen.

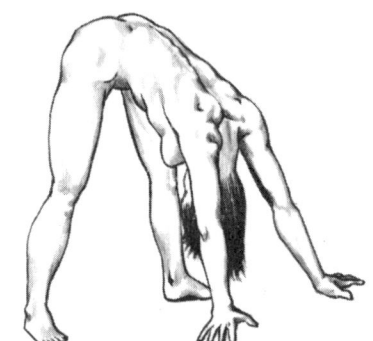

7

V-Stellung wie oben.

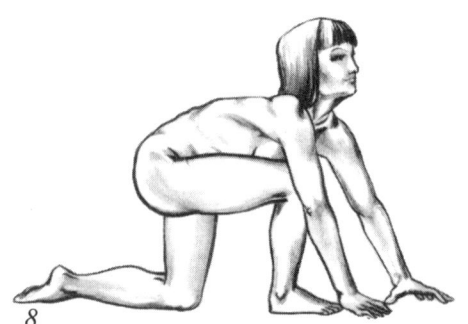

8

Stellung wie dritte Übung, aber linkes Knie auf den Boden. (Jede 2. Runde rechtes Knie.)

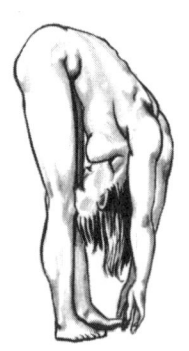

9

Stellung wie zweite Übung.

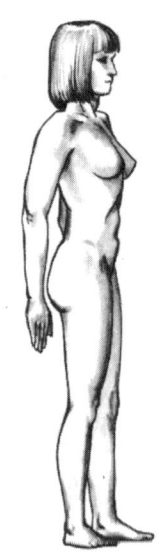

10

Stellung wie erste Übung – Übergang zum 2. Namaskar.

220

Den ganzen Vorgang nennt man ein »Namaskar« – er beruht auf einer uralten und bewährten Yoga-Praxis.

Nun ist man fröhlich und frisch und atmet so, wie es dem kommenden Tag angepaßt scheint.

4. Übungen für die Wirbelsäule

Nun beginnt man mit der eigentlichen Gymnastik für unsere Wirbelsäule.

1. Die Beweglichkeitsübung für die Halswirbelsäule. Diese ist besonders vorsichtig und ohne Kraftanstrengung durchzuführen. Es handelt sich um zwei einfach durchzuführende Bewegungsarten, um das Seitlichneigen des Kopfes und um das Kopfdrehen, die jeweils aus drei verschiedenen Ausgangsstellungen durchgeführt werden.

a) Kopf gerade

b) Kopf nach vorne gebeugt und

c) Kopf nach hinten gestreckt.

Halswirbelsäule

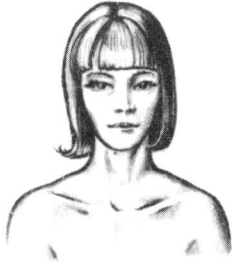
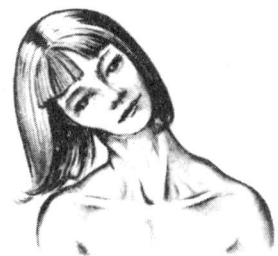
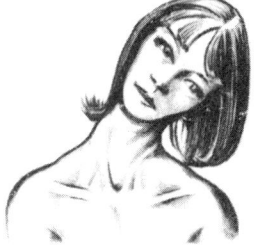

Mittelstellung · *Nach rechts neigen* · *Nach links neigen*

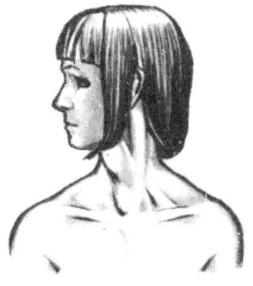
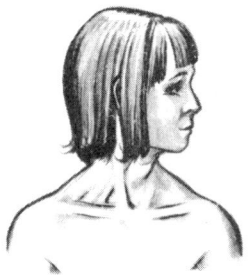
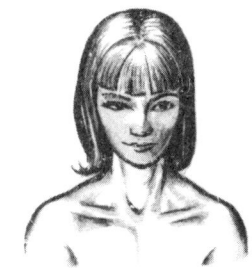

Nach rechts drehen · *Nach links drehen* · *Leicht nach vorne beugen*

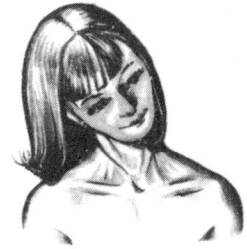
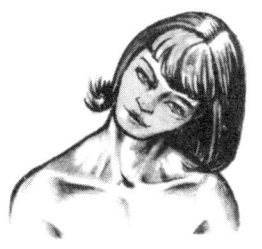
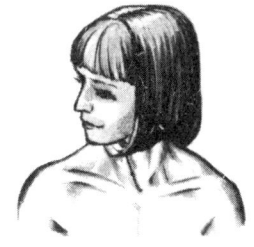

Seitlich nach rechts neigen · *Seitlich nach links neigen* · *Nach rechts drehen*

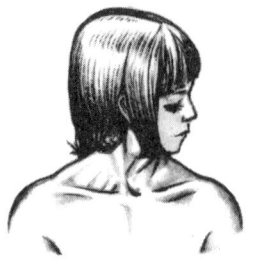

Nach links drehen

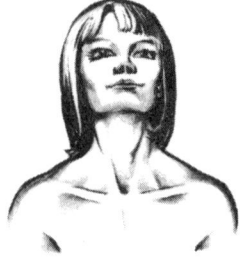

Leicht nach hinten strecken

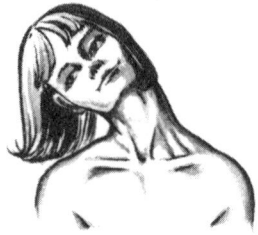

Seitlich nach rechts neigen

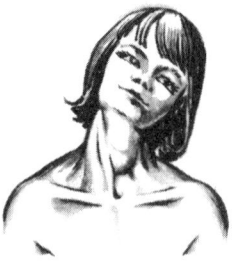

Seitlich nach links neigen

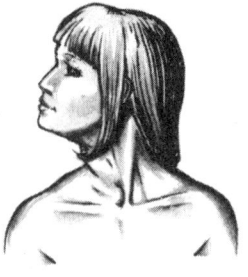

Nach rechts drehen

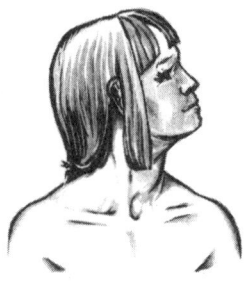

Nach links drehen

2. Die Beweglichkeitsübung für die obere Brustwirbelsäule im Zusammenhang mit dem Schultergürtel besteht in einer eigenen Schulterblattübung, nämlich dem Auseinanderziehen der Schulterblätter voneinander, und dem Zusammenschieben der Schulterblätter zueinander. Und in einer zweiten Übung, dem abwechselnden Heben der rechten und linken Schulter.

Schultergürtel

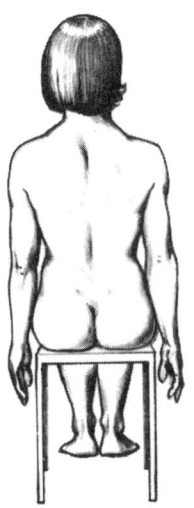

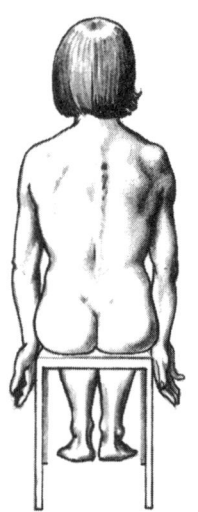

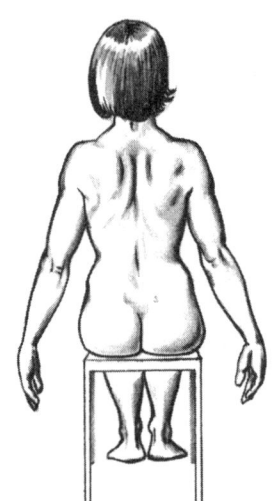

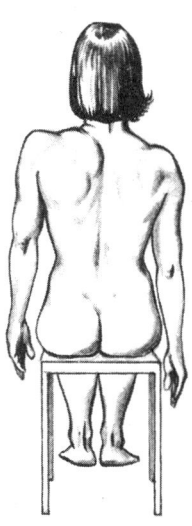 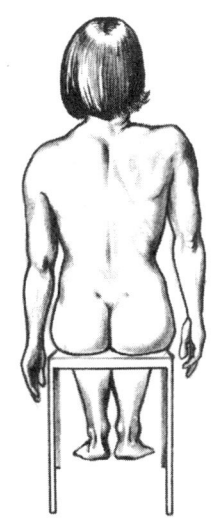

*Ausgangsstellung: Beine
parallel*

*Schultern nach vorne,
Handflächen nach
außen drehen,
entspannen.*

*Schultern nach hinten,
Schulterblätter zusam-
mendrücken, ent-
spannen.*

Linke Schulter heben

*Rechte Schulter heben
(beides wiederholen).*

3. *Die Bewegungsübung der Brustwirbelsäule im Zusammenhang mit der Lendenwirbelsäule* besteht aus einer Dreh-, einer Gleit- und einer Dehnübung.
4. *Die Bewegungsübung für die Lendenwirbelsäule* in ihrem Verhältnis zum
Beckengürtel besteht aus zwei verschiedenen Standübungen für das Becken. Bei
der ersten wird das Becken seitlich verschoben, bei der zweiten läßt man das
Becken kreisen. Damit ist die Gymnastik speziell für die Wirbelsäule abgeschlos-
sen.

Drehübung

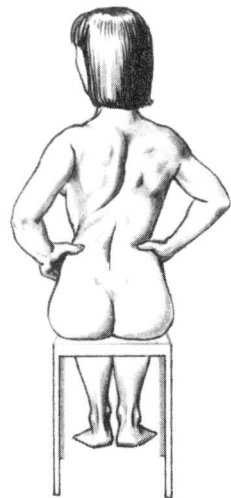 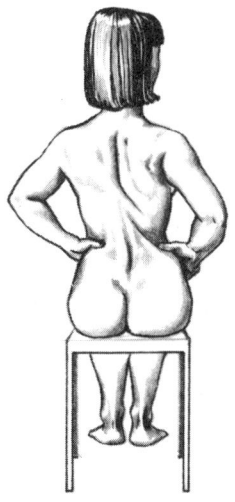

*Die Handflächen auf den Beckenkamm,
den Oberkörper nach links drehen . . .*

. . . und nach rechts.

Gleitübung

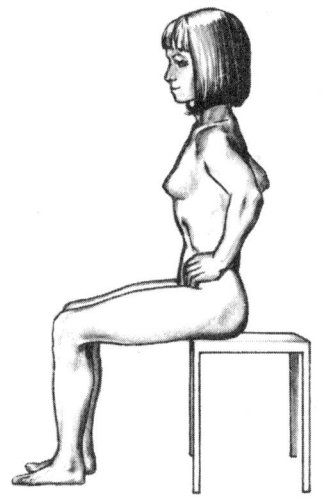 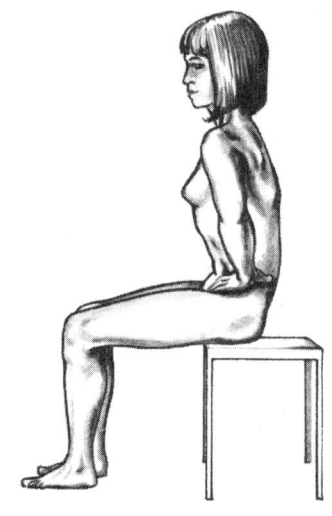

Körper strecken, Kreuz durchdrücken, Gesäß nach vorne rollen, Becken nach vorne kippen.

Kreuz nach hinten drücken, Becken durch Abrollen des Gesäßes nach hinten kippen.

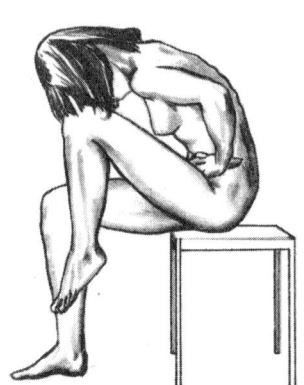

Während des Vorwärtsbeugens abwechselnd linkes und rechtes Bein heben.

Beckenverschiebung

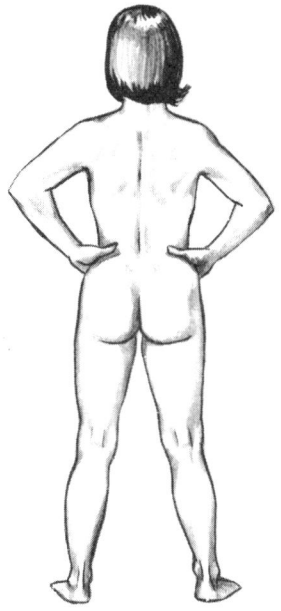

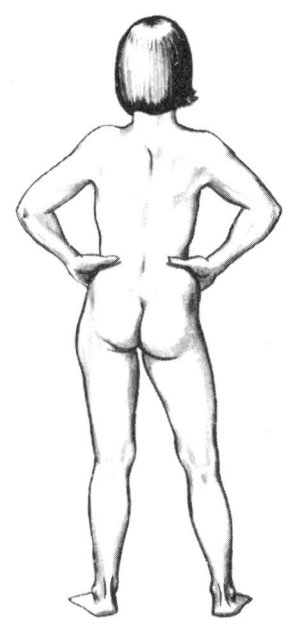

Grätschstellung

Verlagerung des Körpergewichts auf das linke Bein, ohne die Knie zu beugen und ohne Seitneigung des Oberkörpers.

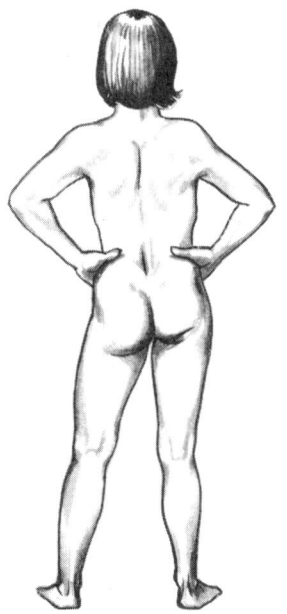

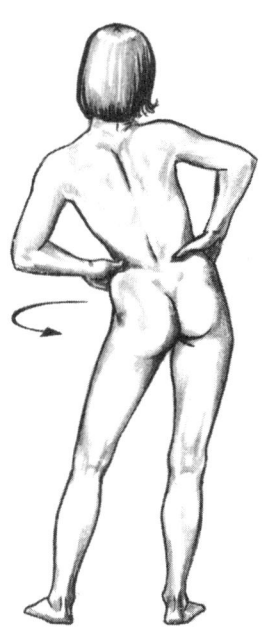

Verlagerung des Körpergewichts auf das rechte Bein, ohne die Knie zu beugen und ohne Seitneigung des Oberkörpers.

Beckenkreisen

Es ist wichtig, alle diese Übungen locker und ohne alle Anstrengung durchzuführen. Sie dürfen nie schmerzen. Man soll den Muskel jeweils dehnen, aber nie überdehnen. Man soll die Übungen auch so bedächtig durchführen, daß man nie aus dem normalen Atemrhythmus kommt.

Diese vier verschiedenen Grundübungen können wir als Initialzündungen für den Tag bezeichnen. Die beiden ersten, »erwachen und lächeln«, »strecken und dehnen« sowie die anschließende Programmierung durch die Wasseranwendung werden keine Schwierigkeiten bereiten.

Die beiden weiteren, die Atemübung und die Übungen für die Wirbelsäule, müssen erst erlernt werden. Man braucht vor allem für die Atemübungen etwa eine Woche Training, bis man sie automatisiert hat. Am besten, man lernt sie wie einen Tanzschritt ein. Die Bewegungsübungen für die Wirbelsäule stellen ein einfaches, aber ausreichendes Basisprogramm dar, das man mit nachfolgenden Beispielen natürlich erweitern und ergänzen kann. Man sollte aber immer darauf bedacht sein, daß keine Übung überzogen werden und keine schmerzhaft sein darf.

– Dauerleistung ohne Sauerstoffschuld hat den stärksten positiven Effekt bei Stoffwechselstörungen.
– Intervalltraining mit vorübergehender Sauerstoffschuld hat den stärksten konditionssteigernden Effekt.
– Gymnastik fördert die Gelenkigkeit.
– Spiele fördern die Reaktion.

Heilsame Meditationen

Die hier beschriebenen Meditationen sind in solche für Gläubige und in solche für Ungläubige geteilt. Der Unterschied besteht darin, daß die Meditationsformen für Ungläubige auch für Gläubige gelten, während die Meditationsformen für Gläubige von Ungläubigen, solange sie in dieser Geisteshaltung verharren, nicht benutzt werden können.

Als gläubigen Menschen in diesem Zusammenhang wollen wir jenen bezeichnen, der an die Möglichkeit einer realen Hilfe von außen aus spiritueller Ebene glauben kann. Ohne direkten Zugang zu dieser Ebene zu haben, weiß er (und das ist sein Glaube) um sein persönliches Nahverhältnis zu ihr. Das, woran er glaubt, ein Verstorbener, ein Heiliger der Kirche, in letzter Konsequenz stets Gott, trägt für ihn persönliche Züge. Man kann mit diesem Gott sprechen, man kann ihn um Hilfe bitten ... Man freut sich, ist aber – weil alles der inneren Logik des Glaubens entspricht – nicht überrascht, wird diese Hilfe auch gewährt.

Für den Ungläubigen gibt es diese Art von innerer Logik aus prinzipiellen Gründen nicht. Wohl rechnet auch er mit Hilfe von außen. Er vertraut der bewährten Hilfe des Arztes, der bewährten Wirksamkeit eines Medikamentes, der bewährten Regulationskraft seines Körpers. Das sind Umstände, die man wissen oder zumindest eindeutig eruieren kann. Alles mögliche Geschehen unserer imanenten (diesseitigen) Welt ist aber dem Gläubigen *ebenso* zugänglich, und er macht ebenso Gebrauch davon. Die Logik des Glaubens widerspricht der Logik der diesseitigen Welt nicht, stellt jedoch einen Überbau über diese dar.

Sehr schön wird das z. B. in alten Rezeptbüchern erkennbar. Meist hat hier ein Autor von einem älteren abgeschrieben, zuvor aber die Angaben selbst überprüft. Das Überprüfungsergebnis ist dann in einem persönlichen Kommentar ausgedrückt, wovon es drei verschiedene Möglichkeiten gibt:

1. »Probatum est et verum est« – das bedeutet: »Ich habe es ausprobiert und es wirkt tatsächlich.« Stets findet man diesen Nachsatz bei den guten Mitteln gegen nicht zu schwere Erkrankungen.

2. »Probatum est« – »Ich habe es ausprobiert.« Diesen Nachsatz findet man ebenfalls bei guten Mitteln, aber die entsprechenden Erkrankungen sind bereits schwerwiegender. Manchmal kann es mit Hilfe des Mittels zur Heilung kommen, manchmal auch nicht. In diesen Fällen bedarf es schon einer besonderen eigenen Regulationskraft des Patienten.

3. »Wirkt gewiß, mit Gottes Hilfe.« Auch hier handelt es sich um gute Mittel, aber um sehr schwere Erkrankungen. Wenn z. B. die Anwendung der Mistel auf bösartige Geschwülste beschrieben wird, findet man diesen Nachsatz. Immerhin aber muß der Autor des öfteren Heilerfolge erlebt haben, sonst hätte er nicht geschrieben: WIRKT GEWISS. Er muß aber auch beobachtet haben, daß Heilungen nur bei Patienten aufgetreten sind, die auch von der Kraft ihres Glaubens Gebrauch gemacht hatten.

Die ersten beiden Gruppen von Mitteln und Erkrankungen bedürfen der Hilfe einer höheren Kraft noch nicht. Hier genügen die Erfahrungen unserer diesseitigen Welt, um ohne weiteres gesund zu werden. Im dritten Fall aber scheint eine Gesundung nur mit Hilfe des Mittels unwahrscheinlich und zu den Erfahrungen dieser Welt in Widerspruch zu stehen. Naturlogisch ist nicht mehr die Heilung, sondern Siechtum oder Tod. Dem Gläubigen steht jedoch eine zweite, zusätzliche Logik zur Verfügung, die »Logik seines Glaubens«. Vielleicht erkennt sich der Gläubige zum Unterschied vom Ungläubigen daran, daß für ihn nichts unmöglich ist, weil der, an den er glaubt, allmächtig ist. Hilfe von seiten Gottes bei Krankheiten empfindet er nicht als Notwendigkeit, wohl aber als reale Möglichkeit. Ob diese Hilfe gewährt wird oder nicht, liegt für den Gläubigen im immer richtigen Ratschluß Gottes.

Im Verhältnis zum Nicht-Gläubigen hat der Gläubige ein breites Spektrum zur Verfügung. Ähnlich ist es nun bei den heilsamen Meditationen. Es gibt einen Unterbau, den der Ungläubige ebenso wie der Gläubige mit Erfolg verwenden kann.

Und es gibt einen Überbau, der nur dem Gläubigen offensteht.

1. Die Asanas

»Asana« bedeutet »leicht«, »unkompliziert« und »bequem«. Hinsichtlich der Yoga-Übung bedeutet Asana auch »Haltung«, »Stellung« oder »Sitz« während der Übung. Es gibt eine Reihe von möglichen Haltungen während der Yoga-Übung, immer aber müssen sie leicht, einfach und bequem sein. Sinn und Zweck nämlich ist es, daß man in ein und derselben Haltung möglicherweise auch stundenlang verharren kann, ohne diese ändern zu müssen. Denn Änderungen der Haltung sind – so die Yoga-Lehre – zugleich mit Änderungen des Gemüts verbunden.

Die Muskelpotentialströme, die bei Haltungsänderung auftreten, ziehen bewußte oder unbewußte Gedankenströme nach sich. Ausschaltung dieser Muskelpotentialströme und der Gedankenströme aber bewirkt, daß der Organismus während dieser Zeit heilsame Reaktionen entwickeln kann.

Nach einer mystisch-theoretischen Überlieferung gibt es 8,400.000 mögliche Asanas, das heißt 8,400.000 Möglichkeiten einer lockeren und bequemen Haltung. Das ist gar nicht so unmöglich, wenn man die Anzahl der Gelenke und ihre mögliche Stellung zueinander bedenkt, und zusätzlich die Anzahl der möglichen Himmelsrichtungen, in denen man diese Stellung einnehmen kann.

Jeder dieser Asanas entspricht auch – unter anderem – einer möglichen Beschwerdekombination, allerdings sind die meisten Beschwerdekombinationen sehr selten.

Daher haben sich 84 Asanas herauskristallisiert, die jeweils den 84 weitaus häufigsten Beschwerdekombinationen entsprechen. Heuschreckensitz, Kobrastellung, Kamelhaltung, Hahnstellung, Affenpose, Löwensitz und auch der bekannte Yoga-Kopfstand oder die Yoga-Kerze gehören dazu. Freilich sind für den Ungeübten die meisten dieser erwähnten Stellungen alles andere als bequem, und manche sind gar nicht einmal ungefährlich.

Der Yoga-Kopfstand z. B., der beim Geübten beachtliche heilsame Wirkung auf den Kreislauf und den Bandapparat ausüben kann, kann beim Ungeübten, vor allem, wenn er bereits Schäden an der Halswirbelsäule hat, eine Verschlechterung des Zustandes bewirken.

Drei der grundlegenden Asanas aber kann jedermann durchführen. Vor allem, wenn man sie nicht streng ausübt, wie sie in Yoga-Büchern beschrieben sind, sondern entsprechend dem Grundsatz der Bequemlichkeit modifiziert:

1. Der SukhAsana

2. Der SidhAsana und

3. Der PadamAsana

Allen gemeinsam ist eine breite Wirkung auf Körper und Psyche. Durch regelmäßige Übung eines dieser Asanas wird im körperlichen Sinn allgemeiner Stoffwechsel, das Gefäßsystem und der Muskeltonus verbessert. Insbesondere der beim westlichen Menschen so vernachlässigte Muskeltonus des Rückens und der Bauchmuskulatur.

Psychisch wirken sie auf die Beseitigung von Angstzuständen und von Konzentrationsschwächen.

Man erlangt während der Durchführung eines dieser Asanas stets geistige Frische und Klarsicht im Denken. Jeder dieser Asanas hat auch spezielle Wirkungen. So wirkt der SukhAsana vorwiegend bei psychischen Erkrankungen, insbesondere bei Depressionen. Der SidhAsana ist mehr körperlich orientiert, seine besondere Wirkung richtet sich auf das venöse und arterielle Gefäßsystem, Kräftigung des Herzens, Verbesserung der Atmung und Regulierung des Verdauungssystems. Der SidhAsana wird auch jenen Menschen sehr empfohlen, die häufig unter Erkältungskrankheiten, insbesondere wenn sie mit leichtem Fieber verbunden sind, leiden.

Der PadamAsana hat die umfassendste Wirkung. Sowohl in körperlicher als auch in psychischer Richtung. »Er bringt Heilung von allerlei Krankheiten und Leiden und befreit das System von Vergiftungen und Giftstoffen. Er hilft auch gegen Trägheit, Müdigkeit und mentale Schwäche.« (Sant Kirpal Singh.)

Die *Unterschiede der drei Haltungen der Asanas* erscheinen im Verhältnis zur Verschiedenheit der Wirkungen gering. Hauptunterschied: Beim SukhAsana und beim SidhAsana sind die Beine gekreuzt, beim PadamAsana lediglich die Füße. Beim SukhAsana legt man den linken Fuß unter den Oberschenkel des rechten Beines. Obwohl diese Stellung unter den verschiedenen Asanas eine der einfachsten darstellt, mag sie für manchen westlichen Menschen dennoch zu schwierig sein. Man kann aber diese Haltung zunächst normal auf einem Sessel sitzend imitieren. Wesentlich dabei ist, daß man das linke Knie etwas stärker abwinkelt als das rechte und daß der linke Fuß unter den Stuhl zurückgezogen ist. Innerhalb weniger Übungen kann man sich der Originalstellung so nähern, daß man entweder den Sessel erniedrigt oder aber die Füße auf einen Fußstock legt. Schließlich wird es vielen gelingen, das Ganze auf einer Ebene durchzuführen. Auf einem Teppich etwa, oder, besser, auf einem niedrigen Tisch. (Asanas sollen besser wirken, wenn sie auf einem etwas erhöhten Platz durchgeführt werden.) Die Wirbelsäulen- und Kopfhaltung sollte unbedingt bequem sein. Anfangs sollte man nicht der Originalhaltung nacheifern wollen: gestreckte Wirbelsäule und leicht vorgeneigter Kopf. Das alles kann sich erst allmählich ergeben. Wichtig ist, daß der Maßstab immer die empfundene Bequemlichkeit der Haltung sein soll. Nie soll man versuchen, den Original-Asana perfekt kopieren zu wollen, wenn das zu Verkrampfungen führt. Ein in Yoga Bewanderter mag über dieses Ergebnis lächeln, aber für uns geht es um den zu erwartenden Heilerfolg. Und dieser tritt viel eher bei einer schlechten, aber typischen Nachempfindung des Asanas ein als bei einem noch so schönen, aber schmerzhaften Lotussitz. Es ist nur wichtig, daß sich die unvollkommenen Haltungen von SukhAsana, SidhAsana und PadamAsana so unterscheiden sollen, wie die Original-Asanas sich unterscheiden.

Der SidhAsana unterscheidet sich vom SukhAsana, was die Beinhaltung betrifft, dadurch, daß man den rechten Fuß auf das linke Vorderbein legt. Bei der Originalstellung sind dabei die Knie so abgewinkelt, daß man auf seinen eigenen Fersen sitzt. Das wird natürlich ein Mensch mit Kniegelenksbeschwerden nie schaffen. Hier genügt es für's erste, daß man – auf einem Sessel sitzend – das linke Bein bequem etwas nach vorne auf den Boden stellt und nun das rechte Bein in den Winkel von Unterschenkel und Vorfuß hineinlegt. Das ist eine Haltung, die sicherlich jedermann schon beim bequemen Sitzen eingenommen hat, ohne zu wissen, daß es sich hier um den Grundtyp eines Asanas handelt. Diese Haltung zeigt aber auch, daß die Ferse des rechten Beines nur dann zwanglos im Winkel zwischen Vorderbein und Fuß liegt, wenn man sich seiner Schuhe entledigt hat. Das sollte man eigentlich bei jedem Asana tun.

Die Beinhaltung des PadamAsana nun kann man aus der Beinhaltung des SidhAsana entwickeln: Man beugt beide Knie so lange unter den Sessel zurück, bis die Fußsohlen nach innen bzw. nach hinten zeigen. Lediglich die Füße sind überkreuzt, die Knie stehen dabei möglichst weit auseinander.

Auch in der Handhaltung unterscheiden sich die Asanas voneinander. Vor allem der SukhAsana vom Sidh- und vom PadamAsana. Beim SukhAsana sehen die Handflächen nach oben, und zugleich bilden Zeigefinger und Daumen einen Ring. Man kann auch, ohne das Wesen des Asanas zu verändern, die entsprechenden Fingerspitzen der rechten und der linken Hand so aneinanderlegen, daß sie einen gewissen Druck ausüben. Der Druck ist dann richtig, wenn man gleichzeitig das Gefühl hat, daß die Schulterblätter völlig entspannt sind. Gerade dieses Aneinanderlegen der Fingerspitzen unter leichtem Druck kann (probatum est et verum est) momentane psychische Erleichterung bewirken.

Beim Sidh- und beim PadamAsana liegen die Hände mit nach oben gerichteten Handflächen aufeinander. Bei den meisten Menschen ist dann der höchste Grad der Entspannung erreicht, wenn die linke Hand auf der rechten liegt. Hier kann man noch eine kleine Unterteilung hinzufügen, ohne das Wesen der Asanas zu verändern: Wenn man die Daumenkanten aufeinanderlegt, wirkt der Asana in erster Linie ausgleichend und beruhigend. Drückt man die Tastflächen der Daumen leicht aneinander, wirkt der Asana ausgleichend und anregend.

Man kann die Asanas zu jeder Tageszeit durchführen, sollte allerdings die Muße dazu haben, und weder einen überfüllten, noch einen leeren Magen. Es sind Erfahrungswerte der großen indischen Weisen und nicht etwa irgendwelche religiöse Überlegungen, die den Ratschlag erteilen lassen: Um Asanas optimal durchzuführen, sollte man den Magen zu zwei Vierteln mit sehr gut gekauter Speise füllen und mit einem Viertel Flüssigkeit. Die Flüssigkeit soll im Anschluß an die feste Nahrung in kleinen Schlucken genossen werden. Das heißt, man sollte den mit Nahrung halbgefüllten Magen mit Flüssigkeit und nicht mit weiterer Nahrung auf dreiviertel auffüllen. Dann ist man imstande, auch nach der Mahlzeit – und viele Menschen werden gerade da die Muße haben – den Asana einnehmen zu können.

Als Flüssigkeit freilich ist in erster Linie Quellwasser gemeint. Man kann aber auch nicht zu scharfe Mineralwässer trinken. Überhaupt sollte man auf alles Scharfe verzichten; auf zu scharfe Gewürze und auf zu viel Salz. Das ist durchaus stoffwechselphysiologisch verständlich. Zu konzentrierte Substanzen zwingen den Organismus zu sehr prompten Stoffwechselregulationen. Und das wäre bei einem Asana, bei dem es mehr auf Gleichmäßigkeit ankommt, hinderlich.

Ein erstrebenswertes Ziel, um die Wirksamkeit voll ausschöpfen zu können, wäre eine Übung von zwei mal einer Stunde täglich. Dazu werden die meisten Menschen schon aus Berufsgründen nicht imstande sein. Auch daß man eine mit Stroh bedeckte Hütte mitten in der grünen Natur zu diesem Zweck aufsucht, wird wohl für die meisten Menschen Illusion bleiben. Zweifelsfrei aber erzielt man unter diesen seltenen Bedingungen die besten Resultate. Das liegt wohl umgekehrt auch daran, daß etwa in Betonbauten mit ihren naturentfremdeten elektromagnetischen Feldern Erfolge nicht so leicht zu erzielen sind. Die meisten von uns haben heute wenige Ausweichmöglichkeiten. Aber besser ist es, einen Asana in einer unfreundlichen Umgebung durchzuführen, als überhaupt nicht. Und nur zwei mal fünf Minuten, dies aber täglich, bringen ebenfalls mehr als gar nichts.

2. Die Atmung

Wichtig beim Einnehmen der Asanas ist die Beobachtung der eigenen Atmung. Man kann nun während der Asanas an und über etwas denken (meditieren), man kann sich aber auch, und das ist für den Anfang empfehlenswerter, von seinen eigenen Gedanken lösen. Dazu muß man seine Aufmerksamkeit einem Ersatzobjekt zuwenden, welches das ständig vorhandene Konzentrationspotential ausfüllen kann. Die älteste, einfachste und zugleich wirksamste Technik ist die Beobachtung der eigenen Atmung. Man sieht einfach zu, wie die Luft bei der Einatmung an den Nasenflügeln vorbei in den Körper gelangt, und wie sie bei der Ausatmung, wieder an den Nasenflügeln vorbei, diesen wieder verläßt. Das sind unterschiedliche Empfindungsqualitäten. Beim Einatmen hat man eher ein kitzelndes, beim Ausatmen ein eher dumpfes Gefühl. Und diesen Unterschied beobachtet man nun, interessiert und aufmerksam. Wer eine verstopfte Nase hat, muß, anders geht es nicht, durch den Mund atmen. Dann beobachtet man eben, wie die Luft bei der Einatmung an den Lippen vorbeizieht und an der Zunge ein kühles Gefühl entwickelt – und bei der Ausatmung an der Zunge ein warmes Gefühl hinterläßt. Das Wesentliche ist immer die Beobachtung des Unterschiedes. Man versucht diesen immer besser und besser zu differenzieren, die verschiedenen Empfindungen immer besser zu trennen. Diese Beobachtung soll so sehr in Anspruch nehmen, daß man auf alle Gedanken vergißt, daß man rein beobachtend verharrt. Man soll dabei nicht die Atmung verändern wollen, sondern ist etwa in dem Zustand, in dem ein Mensch ein scheues Reh beobachtet, das nah an ihm vorbeigrast und das er durch keine unvorsichtige Bewegung aufschrecken will. Er will es gewähren lassen, und ebenso sollte man seine Atmung gewähren lassen. Anfangs gelingt das bestenfalls einige Minuten lang. Dann drängen sich irgendwelche Gedanken auf, und man ist durch diese von der Beobachtung der Atmung abgelenkt. Man soll aber auch diese Gedanken gewähren lassen.

Es sind immer Gedanken, die unverarbeitet sind und ähnlich wie im Traum irgendeinen Komplex im Bewußtsein lösen. Gewöhnlich ertappt man sich dabei, daß man denkt, obwohl man sich vorgenommen hat, nur seine Atmung zu beobachten. Das merkt man aber immer erst zu dem Zeitpunkt, in dem der Lösungsprozeß des störenden Gedankens bereits vollzogen ist; also darf man sich nicht darüber ärgern. Man geht in die Ausgangslage zurück und beobachtet abermals seine eigene Atmung: bis zum nächsten ungewollt auftretenden Gedanken.

Dieses Wechselspiel: Auftreten von sich lösenden Gedanken, die während ihres

Lösungsprozesses von der Beobachtung der Atmung ablenken, und Wiedereintreten in die Beobachtung der Atmung kann eine Zeitlang fortdauern, bis kein Gedanke mehr vorhanden ist, der gelöst werden will. Das ist dann das Signal: jetzt ist der Asana beendet. Dieses Signal interpretiert man um so deutlicher und präziser, je öfter man einen Asana in Verbindung mit der Beobachtung der eigenen Atmung geübt hat. Die Gedanken selbst versucht man teilnahmslos zu betrachten, wie etwas, das einen gar nichts angeht. Man läßt sie durch und aus sich herausschlüpfen. Sie sind ohnedies nur so etwas Ähnliches wie gasförmige Schlacken. Dieses Gefühl sollte man ihnen gegenüber auch empfinden.

Manchmal mag es einem dabei vorkommen, daß man von einem Erkenntnisakt überflutet wird. Das darf nicht irritieren. Es handelt sich meist lediglich um Gedanken, die, bevor sie das Ich verlassen, besonders auf sich aufmerksam machen wollen. Auf ihre Wichtigkeit. Das sind fast immer Täuschungen. Wirkliche Erkenntnisakte kommen nur bei den Meditationen der Gläubigen vor.

Es mag auch manchmal vorkommen, daß jemand, der sich mit Naturwissenschaften beschäftigt, plötzlich beim Lösen eines solchen Gedankens das Gefühl hat, einen tieferen naturwissenschaftlichen Einblick zu erlangen. Auch das soll nicht irritieren. Selbst wenn man sich diese Einsicht schnell notiert, kommt man spätestens nach zehn Minuten drauf, daß man überhaupt keine Beziehung mehr dazu hat. Das Beziehungsgefühl, das eben noch vorhanden war, ist plötzlich verschwunden. Man kann mit der Notiz nichts mehr anfangen. Alles ist verschwunden, wie der Gedanke nach seinem Durchtritt. Das Gefühl der tieferen Einsicht war nur ein *Epiphänomen,* eine »Gemütswallung im Nachhinein«. Dieser Lösungsprozeß von umherirrenden Gedanken reinigt nicht nur die Psyche. Man merkt sehr schnell, daß es mit der Zeit zu einer größeren Intensität der Vorstellungskraft kommt, und man gewöhnt sich auch daran, schwer verständliche Probleme ebenso konzentriert wie auch kühl zu überdenken. So eignet sich diese relativ einfache Übung, unabhängig von ihrem gesundheitlichen Wert, auch für geistige Arbeiter in ihrer Berufsausübung. Sie erleichtert abstraktes, formelhaftes Denken, wie es bei der Behandlung von unanschaulichen Problemen von Nutzen ist.

3. Programmierung durch gedachte Silbenkombinationen

Das Folgende darf man nicht mit den Mantras, dem Mantra-Yoga bzw. dem Yoga der Anrufung verwechseln. Auch dort handelt es sich um das laute, leise oder gedachte Aussprechen von Silben oder Silbenkombinationen.

Nur wird im Mantra-Yoga mit diesen Silben jeweils der Name (oder die Vibration) einer elementaren Kraft (oder elementaren Gottheit) angerufen, die dann jenem, der sie anruft, dienlich sein soll. Daran muß man aber schließlich auch glauben, also gehört dieser Bereich zu den Meditationen für Gläubige.

In unserem Fall handelt es sich um reine Silben, die mit der Ein- und Ausatmung gekoppelt werden. In gewisser Weise kann man die Wirkung der bisher beschriebenen Übungen steigern. Eine volle Wiederholung eines Atemzuges stellt vereinfacht ein Viertakt-System dar. Einatmung – Pause – Ausatmung – Pause.

Einatmung und Ausatmung nun kann man jeweils mit ganz bestimmten mitgedachten Silben koppeln. Die Silben sollen im wahrsten Sinn des Wortes eine bestimmte kindliche Beziehung zum Gemüt haben. Nur auf diese Weise kann man sich bis in die Tiefe »programmieren«. Ein einfaches Beispiel kann das verdeutlichen: Die Silben HAM und SA. Mit der Einatmung denkt man die Silbe HAM – dann folgt eine Pause –, und mit der Ausatmung denkt man die Silbe SA. In der Silbensprache der Kinder bedeutet HAM eindeutig Freude am Essen, Freude am Aufnehmen. Und SA bedeutet ebenso eindeutig: genug, ausreichend, satt, satis, gesättigt. Die beiden Silben HAM und SA symbolisieren also einen kompletten existentiellen Vorgang. Den des Essen, der Aufnahme, und den des dadurch Sattwerdens – bis zum nächsten Hunger.

Ein voller Atemzug ist ebenfalls ein kompletter existentieller Vorgang. Die Einatmung deckt den Hunger nach Sauerstoff, so daß man gesättigt ist; und die Ausatmung bringt die Schlacken in Form von Kohlendioxyd wieder aus dem Körper. Man braucht nicht viel Phantasie für die Vorstellung, daß ein körperlicher Vorgang durch die sinngemäße Begleitung eines gedanklichen Vorganges in seiner positiven Wirkung verstärkt werden kann. Die Silbenkombination HAM – SA ist, kombiniert mit der Atmung, sicherlich eine der besten, wenn es darum geht, Kraft und Energie zu gewinnen. Wir wollen die Wirkungsweise hier auch so sehen.

Erwähnt soll auch werden, daß ein berühmtes Mantra der Advaitisten diesem HAM-SA sehr ähnelt. Entweder HANSA oder AHAM-SAH. Und das bedeutet hier, freilich spirituell, »er ist ich« oder »ich bin er«. Gott ist in mir, oder ich bin in Gott. Man sieht, daß hier bereits die Grenzen zwischen Meditationen für Ungläubige und Meditationen für Gläubige fließend werden. Denn in unseren beschriebenen HAM-SA liegt dieselbe Bedeutung: es zeigt, daß in der Einatmung bereits die Ausatmung, daß im Hunger bereits die Sättigung liegt. Er ist ich, und ich bin er – Polaritäten lösen sich auf und werden zu einem Ganzen.

Eine weitere, sehr brauchbare Silbenkombination, die man mit der Atmung kombinieren kann, ist UM-HUM oder OM-HUM. Das entspricht den gutturalen Lauten, die nicht nur Kinder, sondern auch Erwachsene aussprechen, wenn sie AHA (also: so ist das) oder MHM meinen.

AUM-HUM, diese Silbenkombination vertreibt Traurigkeit und traurige Gedanken. Sie bewirkt Versöhnung mit einem Geschehen im Sinne von »Na gut« und eröffnet die Möglichkeit, neu zu beginnen: Eine sehr wirksame Silbenkombination, vor allem im Zusammenhang mit Asana und mit Beobachtung der eigenen Atmung. Auch hier darf nicht verschwiegen werden, daß beide Silben einem echten Mantra entsprechen. Sowohl OM als auch AUM als auch HUM bedeuten auf Indisch (Vedisch) bzw. auf Tibetanisch Wahrheit oder Wirklichkeit. Aber auch Kinder (und die meisten Erwachsenen, wenn sie irgend etwas bestätigen wollen) sagen: MHM. Dieses MHM greift in die tiefsten Schichten unseres Bewußtseins, so daß wir es richtiger übersetzen könnten in WAHRWAHR oder Wirklich-wirklich. Deshalb eignet es sich so bedeutend als Silbenkombination, die unser Gemüt beeinflussen soll. In dem Sinn, daß wir eine Niederlage, die uns überfallen hat, oder aber eine Krankheit – das ist das gleiche – anerkennen und auf dieser Basis neu beginnen wollen.

Für den Ungläubigen ist es einleuchtend, daß eine solche Silbenkombination tiefenpsychologisch wirken kann. Für einen Gläubigen aber ist es ebenso einleuchtend, daß mit denselben Silben der Wahre Gott direkt um Hilfe angerufen werden kann. (OM MANI PADME HUM.) Auch hier wieder sieht man den fließenden Übergang. Ein und dasselbe ist für den Nicht-Gläubigen relativ kompliziert, allerdings mit Hilfe tiefenpsychologischer Regulationen erklärlich, für den Gläubigen relativ einfach mit Hilfe seines Gottes. Der Gläubige hat seinen Gott, der Ungläubige hat eben keinen. Man ist versucht zu sagen: Jeder nach seiner Logik, Hauptsache es hilft.

Die meisten Mantras sind sehr wohlklingend. Und es kommt, vor allem, wenn man sie laut ausspricht, zum Mitvibrieren des Brustkorbes. Auch diese Vibrationen können positive Effekte auslösen. Man kann sich aber auch vorstellen, daß es manche Vibrationen des Brustkorbes gibt, die sich nachteilig auswirken. Und tatsächlich gibt es Mantras, die regelrecht verboten sind. Sie sind von übler Art und sollen sich nicht selten als schädlich erwiesen haben. Der Gläubige (eigentlich: »Abergläubische«) freilich ist dann überzeugt, daß es sich bei einem solchen Mantra um die Schwingungsebene eines *bösen* Geistes handelt, der beim Aussprechen angerufen wird. Der Ungläubige wird sich mit dem Hinweis auf eine unrationelle Brustkorbvibration begnügen. Der Gläubige ist auch überzeugt, daß einem ein Mantra nur von einem Meister gegeben werden kann. Diesem obliegt, kraft seines Amtes, die richtige Auswahl, die er für seinen Schüler trifft, und er versieht das Mantra mit Energie. Diese Energie ist es dann, und nicht etwa die Silbenkombination an sich, welche das Mantra auf eine höhere spirituelle Ebene stellt und zur Anrufung geeignet macht. So denkt sich der Gläubige die zusätzliche Wirkung zur rein phonetisch-therapeutischen und tiefenpsychologischen.

Wichtig ist auf jeden Fall das regelmäßige Wiederholen (JAPA) derselben Kombination.

Der gläubige Katholik macht das auch mit Hilfe eines Rosenkranzes. Die beiden hier vorgestellten Mantras HAM-SA und UM-HUM sind unbedenklich. Bei den Hindus üben sie schon die kleinen Kinder. Sie zählen auch zu den leichtesten und zugleich wirksamsten.

4. Muskelkontraktion

In die bisher besprochene Dreierkombination Asana, Atembeobachtung und Silbendenken kann man eine vierte Übung integrieren. Dadurch erreicht man für spezifische Fälle eine Verstärkung der Wirkung. Man kann die beiden nun beschriebenen Übungen aber auch allein mit der Beobachtung der Atmung kombinieren, also ohne Asana und ohne Silbendenken. Es handelt sich um rhythmische Muskelzusammenziehungen. Im Yoga werden sie in *Mudras* und *Bandhas* unterschieden. Zwei von den vielen Mudras und Bandhas seien wegen ihrer spezifischen therapeutischen Wirksamkeit herausgegriffen.

Das Ashvini Mudra:

Seine Wirkung: Reinigung der Eingeweide des Bauches, insbesondere des Dickdarmes; Entlastung von Blähungen und indirekt Blutreinigung.

Durchführung: Mit der Ausatmug werden die Beckenbodenmuskulatur und die innere Mastdarmmuskulatur bewußt zusammengezogen und bei der Einatmung bewußt wieder entspannt. Anfangs macht man häufig den Fehler, daß man gleichzeitig reflektorisch die Bauchmuskulatur zusammenzieht. Das reine Ashvini Mudra aber besteht ausschließlich aus der alleinigen Betätigung der unter dem Mastdarm gelagerten Beckenbodenmuskulatur. Die Übung wird erleichtert, wenn man anfangs mit vorgebeugtem Oberkörper sitzt.

Manchmal treten während des Mudras ziehende Schmerzen im Kreuzbein-Steißbein-Bereich auf, meist bei Menschen, die auch unter Verstopfung leiden. Objektiv ist außer einem geringen Druckpunkt im unteren Kreuzbeinbereich bzw. oberen Steißbeinbereich nichts zu finden. Neuraltherapie aber an der angegebenen Stelle zeitigte häufig eine überraschende Verbesserung der Verstopfungsbeschwerden.

Das Oddiyana Bandha: Wirkung auf Lunge, Herz und Kreislauf. Hierbei wird der Nabel in Richtung Rippenbogen hochgezogen. Auch diese Übung gelingt anfangs bei leicht vorgebeugtem Körper besser. Hier wird während der Atmung nicht gewechselt. Man hält den hochgezogenen Nabel mit Hilfe der Bauchmuskulatur während einer ganzen Reihe von Ein- und Ausatmungszügen fest. Das gelingt anfangs 5 bis 20 Atemzüge lang, später steigert man sich durch Übung auf relativ unbegrenzte Zeit.

5. Die Medidation

In seinem Kommentar zum Kapitel 5, Vers 26, der Bhagavad-Gita erläutert Bhaktivedanta Swami Prabhupada das Wesen der Meditation folgendermaßen: »Die Schildkröte zieht ihre Nachkommenschaft auf, indem sie einfach über sie meditiert. – Sie legt ihre Eier auf dem Land ab und meditiert über sie, während sie im Wasser bleibt.« Dieser Satz zeigt sehr deutlich, was Meditation wirklich ist: Aufmerksame, liebevolle Hingabe durch Nachsinnen über *einen* und nur einen Gegenstand oder nur einen Sachverhalt. Dieser Satz zeigt aber auch, daß Meditation nichts mit Intelligenz zu tun hat. Etwa mit dem intelligenten abwägenden Überdenken eines Sachverhalts oder eines Problems auf Für und Wider. Für und Wider kann eine Schildkröte nicht abwägen. Wohl aber kann sie meditieren. Eigentlich liegt diesem Satz von Bhaktivedanta eine göttliche Aussage zugrunde: »Allein durch Anblicken, Meditation und Berührung sorgen die Fische, Schildkröten und Vögel für ihre Nachkommen. In ähnlicher Weise verhalte auch ich mich, oh PADMAJA!« In diesem Satz erklärt Krsna – man kann es ruhig so nennen – den Stellenwert der Meditation: Er stellt den mentalen Vorgang der Meditation neben Anblicken und Berühren. Die Kraft des Blickes kann heilsam sein, die Kraft der Berührung kann heilsam sein. Ebenso aber kann die Kraft der Meditation, des liebevollen Denkens an jemanden, heilsam sein.

Meditation hat nichts mit Intelligenz zu tun. Und dennoch führt sie zu den tiefsten fundamentalen Einsichten, die die Persönlichkeit überraschend prägen können. Mein kleiner Sohn – damals siebenjährig – hat eines Tages erklärt, er esse von nun an kein Fleisch mehr. Mit der Begründung: »Weil die Tiere dann sterben müssen.« In behutsamer Analyse konnte ich feststellen, daß er die Einsicht durch Meditation und nicht etwa durch Beeinflussung gewonnen hatte. Auf das hin habe ich mit ihm gar nicht debattiert, sondern stillschweigend seinen Standpunkt anerkannt und lediglich dafür gesorgt, daß er ausreichend Milchprodukte zur Verfügung hatte. Nun ißt er bereits seit neun Monaten kein Fleisch mehr. Die Meditation von damals, falls sie ihm überhaupt jemals bewußt gewesen ist, hat er längst vergessen. Der Grundsatz aber ist geblieben.

Dieses Beispiel, das ich hier gerne erzähle, soll auch zeigen: wissenschaftliche Erkenntnisse können einen Menschen in seiner Verhaltensweise bestimmen, aber nie so nachhaltig. Denn wissenschaftliche Erkenntnisse haben immer das mögliche Schicksal, durch neuere, bessere oder auch widersprechende Erkenntnisse überholt zu werden. Der Wissenschafter hat dann kaum große Schwierigkeiten, sich den neueren Standorten anzupassen. Er disponiert sein wissenschaftliches Weltbild einfach um.

Erkenntnisse, die durch Meditation gewonnen werden, gehen viel tiefer. Sie prägen meist ein für allemal und bilden für das weitere Leben einen unsichtbaren Leitfaden. Dazu die BHAGAVAD GITA, Kapitel 6, Vers 20–23: ». . . wenn man diese Stufe erreicht hat, weicht man niemals von der Wahrheit ab und denkt, daß es keinen größeren Gewinn gibt. In einer solchen Position gerät man niemals, nicht einmal inmitten der größten Schwierigkeiten, ins Wanken . . .«

Hier wird das auch zum Ausdruck gebracht, daß durch Meditation gewonnene Einsichten wahre Einsichten sind. Es soll und wird wohl so sein, daß jeder, der meditiert, letztliche ein positives Verhältnis zu Gott entwickelt. Dann ist Gott selbst zum häufigen oder ausschließlichen Inhalt der Meditation geworden. Das kann nun natürlich auch einem Ungläubigen passieren, wenn er einmal mit der Technik des Meditierens beginnt. Der dabei entstehende freie Raum im geistigen Ich kann leicht mit etwas angefüllt werden, was man vorher gar nicht angestrebt hat – mit Glauben. Das habe ich schon öfters beobachten können, und es hat sich bisher noch niemand darüber im Nachhinein beschwert.

Ebenso wie Meditation hat auch Glaube nichts mit Intelligenz zu tun. Intelligenz hindert nicht, tut aber auch nichts dazu. Es wird oft gesagt, daß Glaube verdummend wirke; das ist Unsinn. Wahrscheinlich berühren die beiden Aspekte einander gar nicht. Einstein war ein sehr gläubiger Mensch. Man kann sicher annehmen, daß er, wäre er ungläubig gewesen, deswegen noch lange kein noch besserer Mathematiker geworden wäre. Einstein hat auch gerne meditiert. Er sagte einmal, daß er viele seiner – auch wissenschaftlichen – Erkenntnisse gerade während des Meditierens gewonnen habe. Das stimmt sicher. Denn eines bringt regelmäßiges Meditieren immer: Ordnung der Gedanken und damit die Befähigung zu klaren Aussagen.

Der Grundzustand der Meditation ist gleichmäßige, liebevolle Aufmerksamkeit. Um die dazu nötige Konzentration zu entwickeln, kann man folgende Übungen ausführen:

– *Agochari Mudra:* Man nimmt den gewählten Asana ein und heftet die Konzentration auf die Nasenspitze.

– *Bhochari Mudra:* Hier richtet man die Aufmerksamkeit auf eine Stelle, die etwa eine Handbreit unter der Nase ist, zwei Querfinger vor dem Kinn. Wenn man den Handrücken flach vor das Kinn hält, trifft dort die Ausatmungsluft durch die Nase auf und bildet einen Wirbel. Diese Stelle kann man eigentlich nie sehen, da sie durch Wange, Nase und Mund verdeckt wird. Drum heißt dieser Mudra auch »Mudra der Leere«.

– *Der Chacheri Mudra:* Auch hier handelt es sich um eine Stelle, die man nie sehen kann. Sie befindet sich in der Mitte hinter beiden Augen. Normalerweise empfindet man dort nach einiger Übung einen größeren schwarzen Raum. Und nun bemüht man sich, diese Stelle so zu verkleinern, daß sie auf die Größe etwa einer Fliege schrumpft. Deshalb heißt der Chacheri Mudra auch »Mudra der schwarzen Fliege«.

Die Übungen werden stets mit offenen oder halb geschlossenen Augen durchgeführt. Das Ganze erscheint vorerst sinnlos und mag am Anfang auch mühsam sein. Aber man merkt bald, daß kleinere Beschwerden, wie leichte Kopfschmerzen, allein durch diese Übungen zum Verschwinden gebracht werden können. Wenn man nun einigermaßen geübt ist, beginnt man, sich auf diese Stellen nicht nur zu konzentrieren, sondern auch über sie zu meditieren. Man macht eigentlich nichts anderes, als eine dieser Stellen unverkrampft aber konstant liebevoll mit dem geistigen Auge zu betrachten. Am einfachsten ist es bei der Nasenspitze, denn hier kann man eine gewisse Hautempfindung, auf die man sich konzentriert, zur Unterstützung heranziehen. Um die liebevolle Betrachtung zu erleichtern, setzt man bewußt ein lockeres, freundliches, lächendes Gesicht auf. Man kann sich ruhig den Gesichtsausdruck einer Buddha-Statue ansehen und diesen imitieren. Nun entwickelt man das Gefühl, dem gewählten Punkt gegenüber, so nichtssagend er eigentlich ist, freundlich gesinnt zu sein. Und schon ist man mitten in der Meditation. Nun bleibt man, so lange es möglich ist, in diesem Zustand. Ähnlich wie bei der Atembeobachtung werden da und dort Gedanken auftauchen, Erinnerungen durch das Gehirn huschen und, sich auflösend, wieder verschwinden. Man läßt sie gewähren. Man holt sie nicht, und man hält sie auch nicht. Je weniger das Gemüt durch solche Gedanken und Erinnerungen während der Meditation beeinflußt wird, um so eher gelangt man in den Zustand, den Sri Aurobindo bei der Weiterkultivierung der Fähigkeit zu meditieren für so wichtig hält: Das Gefühl, daß man selbst gar nicht denkt, sondern die Empfindung, daß Gedanken und Erinnerungen von außen in das Bewußtsein eintreten, sich dort eine Zeitlang zeigen und dann wieder verschwinden. Man beobachtet dabei die Gedanken wie einen kleinen Käfer, der ins Blickfeld krabbelt und aus diesem sich wieder entfernt. Passiv und neutral, und nicht mit dem Gefühl aktiv Denkender. Von hier an ist man Intuitionen zugänglich. Problemlösungen braucht man sich nicht mehr mühsam erdenken, sie bieten sich, im wahrsten Sinn des Wortes, an. Es ist kein Geheimnis, daß viele Spitzendenker, sozusagen berufsmäßige Problemlöser in großen Konzernen, von dieser Methode Gebrauch machen. Freilich, von der Eingebung bis zur Offenbarung ist kein allzugroßer Schritt. Der passionierte Ungläubige muß hier schon auf der Hut sein. Sonst kann es ihm passieren, daß sein Weltbild ins Wanken gerät.

Meditation vermittelt »Gesundheit und Wohlbefinden«. Der gleiche Sant Kirpal Singh sagt auch: »Das Geheimnis des Erfolges auf dem Pfad ist Praxis – mehr Praxis und noch mehr Praxis.« Praxis der Meditation, das ist vielleicht der Punkt, an dem die meisten Menschen Schwierigkeiten haben werden, nämlich, sich die Zeit dazu zu nehmen. Ebenso, wie viele Schwierigkeiten haben, sich eine Stunde Zeit für die tägliche Bewegung zu nehmen. Man kann aber das Meditieren mit einer Tätigkeit, die man ohnedies täglich durchführt, koppeln, mit dem Einnehmen der täglichen Mahlzeiten. Hier braucht man keinen Asana einnehmen oder einen Muhdra verwenden, nur die reine Meditation. Man meditiert über den jeweiligen Bissen und seinen Inhalt, den man gerade im Mund hat. Das Wesen der Meditation ist ja stets damit erreicht, daß man seine liebevolle Aufmerksamkeit einem und nur einem Gegenstand widmet.

Nun kann man meditieren über den Geschmack, den man gerade empfindet, über das Nahrungsmittel selbst, wie es aus dem Boden gewachsen ist, wie es aus seiner Heimat bis an den Tisch gelangt ist, man kann auch über die Schutz- und Aufbauwirkungen meditieren, die dieses Nahrungsmittel im eigenen Körper entwickeln wird. Auch hier beobachtet man die Gedanken, wie sie kommen. Dabei kann es freilich geschehen, wie es meinem Sohn passiert ist, daß sich bei Fleischgenuß allmählich Bedenken einschleichen. Es kann auch passieren, daß sich letztlich der Gedanke einschleicht, Gott hat dies alles wachsen lassen, und man müßte ihm dafür dankbar sein. Vielleicht, weil dieses Beispiel so einfach ist, sieht man am besten, was Meditation eigentlich ist und wohin sie führen kann. Auch geht bald die innere Hast beim Essen verloren, man kaut viel besser, aber nicht wie eine Maschine, sondern in liebevoller Hinwendung. Freilich sollte man sich innerhalb der Familie absprechen, daß man von nun an Tischgespräche unterläßt. Bald werden alle, auch die Kinder, Freude an der Meditation während der Mahlzeiten haben. Und in manchen wird der Wunsch reifen, auch außerhalb der Mahlzeiten zu meditieren.

Man liest oft, daß ein Ernährungslehrer selbst anfangs kränklich war und durch die Ernährung, die er später propagierte, gesund wurde: etwa Waerland. Sicherlich wird die Ernährung auch einen großen Teil zur Gesundung beigetragen haben. Man darf aber auch annehmen: einer, der sich so sehr mit Ernährungsproblemen beschäftigt, hat gewollt – oder ungewollt – über diese Probleme meditiert, und das auch während des Essens.

Im Kapitel über Satvik wurde beschrieben, daß viele Yogis, bevor sie sich in ihre Meditationsphasen begeben, vorwiegend Wurzelgemüse zu sich nehmen, um dann leichter meditieren zu können. Es werden aber auch Speisen angegeben, die *während* der Meditation besonders dienlich sind:

Von den Körnern die Gerste,
von den Kernen Sesam,
von den Hülsenfrüchten Sojabohnen und heimische Bohnen,
sämtliche Nüsse,
ungesäuerte Milchprodukte,
die meisten Gemüse, möglichst frisch, und
die meisten Obstsorten, ebenfalls möglichst frisch.

Dagegen gibt es Nahrungsmittel, die bei Meditation behindernd sind:
Erbsen und Linsen,
Produkte aus Sauermilch,
Eier,
von den Blattgemüsen Spinat, und
von den Früchten die Wassermelonen
sowie sämtliche Fleisch, Fisch- und Geflügelsorten, auch
»alle säureerzeugenden Reizmittel, wie scharfe, bittere und saure Dinge.«[*]

Die vier Unermeßlichkeiten

Eine Meditationsform, die bereits tief in das Gebiet zwischen Glauben und Unglauben eindringt, ist die der Unermeßlichkeiten. Das sind Meditationen im Bewußtsein reiner, einfacher Gefühle. Es gibt positive Gefühle, wie etwa Zufriedenheit, Ausgeglichenheit, Zuneigung, und es gibt dementsprechend negative Gefühle, wie Unzufriedenheit, Unausgeglichenheit, Haß.

Gefühle kann man ebenso betrachten wie etwa Farben, deren große Vielfalt auf wenige Grundfarben reduziert werden kann: Gelb, Blau und Rot. Diese entsprechen den Sehzellen des Menschen. Wir besitzen nur diese drei Typen von farbempfindlichen Zellen, und unsere Gehirnstruktur ist darauf aufgebaut.

Wenn wir dennoch eine viel größere Anzahl von Farben als diese drei empfinden können, liegt es daran, daß es eine große Anzahl von Mischungsverhältnissen zwischen zwei oder drei dieser Grundfarben gibt.

Ähnlich sehen die östlichen Weisen die Gefühle, die reinen Empfindungen. Es gibt auch eine größere Anzahl von Empfindungen, alle lassen sich aber – nach östlicher Weisheit – auf vier Grundgefühle, das sind die reinen einfachen Gefühle, zurückführen:

[*] Ernährungsphysiologisch ist das nicht belegbar, es ist aber jahrhundertealte Joga-Erfahrung.

- Die Güte,
- das Mitleid,
- die Mitfreude,
- den Gleichmut.

Jeder Mensch, der eines dieser Gefühle ungetrübt und unvermischt empfindet, befindet sich im Zustand der Unermeßlichkeit. Jedes dieser Gefühle, von einem einzigen Menschen »einfältig« empfunden, durchdringt den ganzen Kosmos, die ganze Imanenz und reicht bis in die Transzendenz. Denn die Energie dieser reinen, einfachen Gefühle ist – vergleichen wir sie mit einem Sender – so stark, daß sie von jedem Punkt der Wirklichkeit des Kosmos als auch der Überwirklichkeit der Transzendenz empfangen werden kann.

Die Struktur unserer Gehirnzellen bedingt, daß wir drei Grundfarben und deren Mischungsverhältnisse empfinden können.

Die Struktur unserer Seele bedingt, daß wir vier Grundgefühle und deren Mischungsverhältnisse empfinden.

Wer die Grundfarben erkannt hat und sie gut voneinander zu trennen vermag, wird keine Schwierigkeiten bei der Verwendung und Verwertung von Farben haben.

Wer die Grundgefühle gut erkannt hat und sie voneinander trennen kann, wird keine Schwierigkeiten bei der Anwendung von Gefühlen am richtigen Platz und zur richtigen Zeit haben.

Die Meditation selbst ist nun einfach. Wichtig ist, daß sie immer von zwei zusätzlichen Einstellungen begleitet wird:
- Innere Bereitschaft des Verschenken-Wollens,
- Innere Einsicht in die eigene Unzulänglichkeit, in die eigene Unvollkommenheit.

Diese Meditation ist auch nicht an eine der verschiedenen Asanas, wie wir sie kennengelernt haben, gebunden, da die Gefühle selbst Asanas sind – nicht körperliche, sondern geistige Haltungen.

Nun geht man folgendermaßen vor:

Man versetzt sich in den Zustand der *Güte,* in den Zustand des Gütig-Seins. Sobald man diesen Zustand erreicht hat – das spürt man bald innerlich mehr oder weniger gut – ist man bereit, seine Güte zu verschenken. Dazu sendet man sich bewußt wie einen Lichtstrahl in die Welt. Diesem Licht soll keine Bestimmung mitgegeben werden, es ist in jeder Hinsicht unermeßlich. Keine Grenzen sollen dieses Licht der Güte aufhalten, und es werden auch vom Meditierenden keine Grenzen und Einschränkungen gestellt. Wohl aber ist man sich bewußt, daß man mit dem kleinen Licht der eigenen Güte nicht das ganze All mit einem Schlag erleuchten kann. Dazu ist man selbst zu unbedeutend und zu unvollkommen. Man schickt deshalb dieses Licht konzentriert nacheinander – ähnlich wie ein Leuchtturm – in alle Himmelsrichtungen. Man konzentriert sich – ständig im Zustand der Güte verharrend – darauf, zu beobachten, wie dieses Licht zunächst bei der Stirne hinauszieht, dann langsam hinüberschwenkt zur Schläfe, zum Hinterkopf, zur anderen Schläfe und wieder nach vorne, nach oben und nach unten – so daß man schließlich das ganze All erfaßt hat.

Diese Meditation dauert etwa zwei Minuten. Es ist aber für den Anfänger gar nicht so leicht, in einem dieser reinen, einfachen Gefühle konstant zu verharren. Aber wie vieles läßt sich das durch Übung erlernen.

In gleicher Weise kann man mit den drei anderen Unermeßlichkeiten, dem

Mitleid, der *Mitfreude* und dem *Gleichmut,* vorgehen. Jeweils ist das kontinuierliche Halten des Gefühls aus sich selbst heraus, das Verschenken des Gefühles durch freiwilliges Wegsenden bei gleichzeitiger Einsicht in die eigene Unzulänglichkeit (demütige Haltung), ein geschlossener Meditationsvorgang. Die demütige Haltung ist durch das langsame Abtasten des umgebenden Raumes – ohne ihn gleichzeitig erhellen zu wollen – gegeben.

Zum Unterschied von den anderen, bisher besprochenen Meditationen, bei denen man lediglich primär eine Vorentscheidung trifft, sich dann aber passiv verhält, sind die Meditationen der Unermeßlichkeiten aktive Vorgänge. Während der Dauer der Meditation produziert man ständig von neuem das Gefühl, das man durch freiwilliges Verschenken laufend verliert. So könnte man die vier Meditationen der Unermeßlichkeiten auch einen Schöpfungsakt nennen.

Hier ist der Mensch imstande, eine Nachschöpfung zu vollziehen. Güte aus sich heraus zu gebären, in die Welt zu senden und so alle Güte in der Welt zu vermehren.

In der Baghavad-Ghita, Vers 4 und 5, ist festgehalten, daß Gott alle Eigenschaften primär geschaffen hat: »Güte, Mitleid, Mitfreude, Gleichmut, Intelligenz, Wissen, Freiheit von Zweifel und Täuschung, Wahrhaftigkeit, Selbstbeherrschung und Ruhe, Freude und Schmerz, Geburt, Tod, Furcht, Furchtlosigkeit, Gewaltlosigkeit, Zufriedenheit, Muße, Ruhm und Schmach werden von mir allein geschaffen.«

Was wir als Gefühle empfinden, wären demnach Eigenschaften, die schon vor uns dagewesen sind; wir können sie nachschaffen. Das ist unsere menschliche Größe, das ist unsere Verpflichtung. Deshalb sind diese Meditationen gottgefällig, und deshalb wirken sie – das ist wohl eine Sache des Glaubens – heilkräftig.

Wer »*in Güte*« meditiert, der erfährt nach einigen Minuten ein großes Maß an Ausgeglichenheit. Man hat das Gefühl, sich auf sich selbst zurückzubesinnen, auf ein normales Maß zurückzugehen. Deshalb ist die Meditation der Güte besonders geeignet bei Streßzuständen.

Die *Meditation der Mitfreude* ist hauptsächlich dann angebracht, wenn es darum geht, psychische oder körperliche Kraft zu gewinnen.

Die *Meditation des Mitleids* dient der tieferen spirituellen Erleuchtung. Fern vom Tagesgeschehen, erkennt man, was alle Weisen aller Zeiten stets erkannt haben: daß das Leben prinzipiell leidträchtig ist und daß das eigene Leid nur ein Teil des Leides aller Lebewesen ist. Wenn man so das Leid als gegeben besser erkannt hat, kann man es auch besser überwinden.

Die *Meditation der Gleichmut* ist – jedoch nur, weil sie für den westlichen Menschen am schwierigsten ist – die höchste Form. Ihr Wert erklärt sich am besten darin, Glück und Leid gleichmütig zu erleben. Wer im Glück die überschäumende Kraft nicht verbraucht, kann diese in den Zeiten des Leides vermehrt einsetzen.

Wie alle Meditationen dienen auch die Unermeßlichkeiten der Übung. Jeder übt für sich allein für den Krisenfall, der dann gegeben ist, wenn eines der einfachen, reinen Gefühle wirklich angewendet werden soll.

Eines Tages kann es vorkommen, daß man Güte verteilen will. In diesem Augenblick muß man das bereits gelernt haben. Macht man es dann aber richtig, verstößt man nicht gegen das Karma. Man verhält sich richtig, und das schlägt sich – banal gesagt – in Wohlbefinden nieder, denn, so würde man es bei uns im Westen nennen: es gibt dann keine Gewissensbisse.

240

Das Gefühl, im Einklang mit der Natur und ihrem Schöpfer zu leben, schafft geistige und – so empfindet man es zumindest – körperliche Gesundheit.

Wir Menschen sind nicht als vollkommene Lebewesen geboren. Es ist ein Auftrag, oder eine Anleitung, daß wir von Meditationen dieser Art Gebrauch machen können, um uns in jeder Hinsicht, in geistiger wie auch in körperlicher, zu vervollkommnen. Die Effekte solcher Meditationen sind beachtlich, aber wie kann man sie erklären?

Die östlichen Weisen erklären sie folgendermaßen: Wenn man etwa in Güte meditiert, passiert folgendes: Vom Meditierenden aus geht ein Quantum an Güte durch Zeit und Raum bis in die Transzendenz. Und alles, was von diesem vom Meditierenden ausgehenden Licht erfaßt wird, kann davon Gebrauch machen, denn zu diesem Zweck wird es ja verschenkt.

Nun gibt es Menschen, die mehr davon benötigen; diese saugen es sozusagen auf. Und es gibt Menschen, die weniger davon benötigen: diese reflektieren es etwas verstärkt. Bei Menschen, die im gleichen Maß Güte benötigen wie der Meditierende selbst, findet ein Ausgleich statt. Im groben Schnitt wird sich alles immer ausgleichen: Was man an Güte verschenkt, bekommt man reflektiert zurück.

Denn selbst ist man etwa im Mittelmaß. Es gehört ja zur Einsicht in die eigene Unvollkommenheit, die eigene Bedeutungslosigkeit, auch anzuerkennen, daß man selbst nicht mehr als das Mittelmaß ist. Aber dennoch gibt es ein gottgeschaffenes Übergewicht, das bewirkt, daß man mehr an Güte zurückbekommt, als man selbst ausstrahlen kann. Das beruht auf der *Kontinuität der Meister.* Meister sind jene, die man allgemein als echte Gurus bezeichnet. Zu jeder Zeit – deshalb Kontinuität – gibt es etwa 10 bis 30 lebende Meister. Sie werden auch Gottmenschen genannt – Menschen, die von Gott mit besonderen Hilfskräften ausgestattet sind. Diese empfangen die Energie eines jeden, der in einer der Unermeßlichkeiten ehrlich meditiert, und schicken ihm quasi ein Riesengeschenkspaket im selben Gefühl, in dem er meditiert, zurück. Dadurch entsteht ein Übergewicht zugunsten des Meditierenden. Freilich, um das auch nur gedanklich anzunehmen: dazu gehört ein gewisses Maß an Glauben.

MEDITATION FÜR GLÄUBIGE

Die Meditation des Gläubigen ist das Gebet zu seinem wahren und wirklichen Gott. Alle beschriebenen Formen und Hilfen bei Meditationen sind für ihn nur Mittel und Disziplin zur Verinnerlichung, um sich seinem Gott zu öffnen. Mit dieser Öffnung zu Gott erschließen sich ihm, davon ist er auf Grund seines Glaubens überzeugt, neue Wege zum Heil, auch zur Heilung.

Man kann Therapie definieren als jedwede Aktivität, die geeignet ist, die Gesundheit wiederherzustellen. Demnach zählt für den Gläubigen das aktive Gebet um Heilung von Krankheiten zu den wirksamen Therapien: denn für ihn ist es dazu geeignet.

Es gibt auch keine Religion, die das in Frage stellt. So wurde erst vor kurzem die christliche Menschheit in Hirtenbriefen aufgefordert, für die Gesundung des erkrankten Papstes zu beten. Dabei gingen die Verfasser der Hirtenbriefe zweifelsohne von der Überzeugung aus, daß ein zweckgerichtetes Gebet einzelner oder vieler Menschen den Heilvorgang mitermöglichen und beschleunigen könne; ebenso, wie die nun Betenden davon überzeugt waren.

Ein Ungläubiger könnte einwenden, daß das zwar durchaus möglich sei, doch nicht Gott, sondern die geballten psychischen Kräfte des Betenden hätten die therapeutische Wirkung entfaltet. Für den Gläubigen sind diese eigenständigen psychischen Kräfte, die es geben kann und wohl auch gibt, zu schwach. Er betet zu Gott um Hilfe, weil er fühlt, daß er dieser Hilfe bedarf. Und manches deutet darauf hin, daß diese Hilfe auch gewährleistet wird.

Es gibt seltene, bestürzende Einzelfälle ebenso wie einfache, transparente Geschehen von Heilung und Linderung, die offenbar im Glauben wurzeln.

Zwei solcher eindeutiger Vorkommnisse, die der Verfasser gut kennt, sollen hier beschrieben werden:

I. Das einfache, transparente Geschehen
Die Krankheitsgeschichte einer derzeit knapp 70jährigen Frau: Von Geburt an verkrüppelte Füße; als Kind beginnende Verschlechterung des Sehvermögens, ab dem 15. Lebensjahr völlig erblindet.

Lange Zeit war sie »der unglücklichste Mensch«, bis sie im Gebet um Aufklärung über ihr Schicksal bat. Nach einiger Zeit wurde ihr folgender eigentümlicher Sachverhalt eröffnet. Sie sei in einem früheren Leben Königstochter gewesen. Damals habe sie einer Rivalin die Füße abhacken lassen. Und deshalb seien ihre eigenen Füße nun verkrüppelt. Im nächsten Leben sei sie wieder Königstochter gewesen. Diesmal habe sie einer Rivalin die Augen ausstechen lassen. Deshalb sei sie nun erblindet.

Diese unwahrscheinliche, märchenhafte Geschichte hat das eine Bemerkenswerte, daß die Frau unerschütterlich daran glaubt. Für sie ist ihr jetziger Zustand damit völlig gerechtfertigt. In ihrem Glauben an das eigene Verschulden ist sie so gesichert, daß sie von sich aus bereit ist, darüber zu debattieren: Sie sei nicht beeinflußt worden von einem Buch über Karma, dem Gesetz von Ursache und Wirkung, welches besagt, daß man böse Taten und Gedanken abtragen muß. Wenn nicht in diesem, dann in einem nächsten Leben. Davon habe sie erst später erfahren. Als ihr die Existenz ihres früheren Leben offenbart wurde, sei sie zurückversetzt worden und habe die wichtigen Passagen (wieder-)erlebt. »Kristallklar und so intensiv, daß ein Zweifel nicht möglich ist.«

Daß sie zweimal hintereinander als Königstochter gelebt habe, was dem Karma-Gesetz, wie es üblich verstanden wird, widerspricht, sei ihr auch aufgefallen; sie habe aber mit Sicherheit nicht in einem Leben beide Untaten vollbracht, was gewiß einleuchtender wäre, sondern es seien zwei aufeinanderfolgende, getrennte Leben gewesen.

Nun wünscht sie sich nur, daß sie möglichst lange am Leben bleibe, um mit Hilfe ihrer Behinderungen ihre Schuld gänzlich abzutragen. Und um dann das nächste Leben, von dessen Kommen sie nach allem überzeugt ist, gesund und geläutert beginnen zu können. Das war freilich nicht immer so. Vor ihrer Offenbarung, welche ihr diesen tiefen Glauben, gleichbedeutend mit dem Wissen um die Verflechtungen dieses Lebens mit früheren vermittelte, habe sie sich oft ein baldiges Ende ersehnt.

Der Glaube dieser Frau hat eine enge Beziehung zu ihrem Leiden. Art und Ausmaß ihrer Gebrechen sind demnach abhängig von Art und Ausmaß persönlicher Schuld, zwar nicht in diesem Leben, wohl aber auf dieser Welt. Diese Antwort erhält sie auf ihr forschendes Gebet. Sie erhält diese aber nicht abstrakt und verbal – man hätte ihr ein Buch über Karma in die Hände spielen können –, sondern aus direktem Erleben.

Ausnahmsweise wird ihr gestattet, die den derzeitigen Zustand verursachenden Abschnitte früherer Leben zu erfahren. Das gibt ihr das Wissen um einen an ihr vollzogenen Gnadenakt, zugleich auch, daß Gott sie nicht verlassen hat.

Dieses Hochgefühl – so nennt sie es selbst – wiegt mehr als die tägliche Bedrükkung ihrer Gebrechen. Diese sind ihr lieb geworden. Das Leiden hat einen positiven Stellenwert bekommen.

Wie man zu dieser Erzählung objektiv steht, ist völlig unerheblich. Verallgemeinern kann man das Geschehen sicher nicht. Dann müßte jeder Contergan-Geschädigte an seinem Schicksal selbst schuld sein und nicht etwa unzureichende wissenschaftliche Arbeit bei der Entwicklung des Medikamentes. Ihr Fall ist ihr persönlicher Fall, ihr persönlicher Glaube und ihr subjektives, also persönliches Wissen. Was man aber auch objektiv feststellen kann, ist, daß dieser Frau durch ihren Glauben geholfen wurde.

II. Der seltene, bestürzende Einzelfall traf eine junge Österreicherin:
Mit 17 Jahren erlitt sie einen schweren Verkehrsunfall mit Zertrümmerung des achten Brustwirbels und Durchtrennung des Rückenmarkes. Die Folge: komplette Querschnittslähmung. Diese Diagnose wurde von mehreren Kapazitäten bestätigt. Durch dieses schicksalhafte Ereignis wurde sie depressiv und lebensüberdrüssig. Auf Rat des behandelnden Arztes konnten ihr ihre – wohlhabenden – Eltern eine als Ablenkung gedachte ausgedehnte Weltreise bieten.

Nach einem Jahr kamen sie auch in die italienische Stadt U. In der dortigen Burg wurde ihr zu Ehren ein Empfang arrangiert. Einer der jungen Männer, die an ihr »vorbeidefilierten« – »er war angetrunken und nicht sehr sympathisch« – sagte zu ihr, er würde an ihrer Stelle nicht im Rollstuhl sitzen. Es sei ganz einfach: »Fahren Sie doch in die Kirche von A. Da kommen Sie zu Fuß wieder heraus.«

Diese – fragwürdige – Information schlug bei dem Mädchen ein »wie eine Bombe«. Von diesem Augenblick wünschte es sich nichts sehnlicher, als in die Kirche von A. zu gelangen, um dort geheilt zu werden. Daß dies an ihm geschehen würde, davon war es plötzlich überzeugt. Die Eltern waren entsetzt. Sie fürchteten die deprimierende Enttäuschung und versuchten der Tochter ihren Wunsch auszureden. Selbst gute Katholiken hielten die Aussage des jungen Mannes für das Gerede eines Betrunkenen.

Als alles nichts half, wurde der Bischof eingeschaltet. Der sagte nur etwa folgendes: »Ich kenne den jungen Mann, er entstammt einer angesehenen Familie, aber er geht selbst nur selten zur Kirche.« Der junge Mann wurde zitiert, um zu widerrufen. Er erschien gar nicht, ließ nur ausrichten: »Was wollen Sie, es stimmt ja wirklich: wenn Sie mit dem Rollstuhl hineinfahren, werden Sie zu Fuß herausgehen. Ob Sie es tun, ist Ihre Sache.«

Von der Kirche von A. waren zu dieser Zeit übrigens auch nicht mehr Wunderheilungen bekannt als von jeder anderen italienischen Kirche. Auch das wurde dem Mädchen mitgeteilt. Es gab dennoch nicht nach. Die Eltern vorerst auch nicht, und die ganze Auseinandersetzung gelangte an die Öffentlichkeit. Auch der Termin, an dem die Eltern der Tochter schließlich den Besuch der Kirche gestatteten. So gab es zahlreiche Schaulustige und damit spätere Zeugen.

»Am Anfang war gar nichts, dann durchzuckte es mich wie mit Feuer, und ich konnte alleine vom Rollstuhl auf die Knie gehen.« Tatsächlich konnte das Mädchen, gestützt, aber auf eigenen Füßen, die Kirche verlassen. Kurz darauf war es völlig geheilt. Was war wirklich geschehen, und wie kam diese außergewöhnliche Heilung zustande?

Man kann sich des Gefühls nicht erwehren, daß es gerade die Unstimmigkeiten und das Widerlogische an diesem Fall sind, welche das Mysterium des Glaubens und seiner möglichen Heilkraft näherbringen können.

Informationsträger ist ein sehr reicher, verwöhnter, aber ungehobelter junger Mann. Vielleicht soll man hinzufügen: kein Adonis. Zum Zeitpunkt der Informationsübergabe war er »angetrunken«. Von den anderen jungen Männern, die in der Burg an der Gelähmten »vorbeidefilierten«, wären – nach menschlichem Ermessen – die meisten würdiger gewesen. Hätten aber die anderen, würdigeren jungen Männer auch der später erfolgenden Aufforderung des Bischofs, zu widerrufen, ebenso wie dieser Widerstand geleistet? Wohl nicht, dazu waren sie zu folgsam und zu gut erzogen.

Zu diesem Zeitpunkt wußte noch niemand, daß es zu dieser Aufforderung des Bischofs kommen werde. Außer, wie schon das Sprichwort sagt, der Himmel. Im Nachhinein, wenn alle künftigen Winkelzüge bereits Vergangenheit geworden sind, ist es leicht, auch mit menschlicher Logik zu bestätigen: Die Auswahl dieses Ungehobelten war eben nachgerade – die beste.

Es sieht so aus, als ob das ganze Geschehen gezielt eingeleitet worden sei. Vorausgesetzt, daß der junge Mann aus einer Eingebung und nicht aus eigenem gesprochen hat. Dann aber war er Mittler, Medium. Dafür spricht, daß er, genaugenommen, eine Unwahrheit gesagt hatte. Bisher war nichts von Lähmungsheilungen in der Kirche von A. bekannt.

Und, fast noch überraschender, er blieb bei seiner Aussage, obwohl sämtliche Konsequenzen, menschlicher und moralischer Natur, bekannt waren. Er war also einziger und entscheidender Informationsträger. So oder so.

Der Gläubige hat bei der Behandlung derartiger Fragen keine Schwierigkeiten. Für ihn sind Eingebungen von oben mögliche Realität. Und er fragt nicht, wen sie trifft. Er kann auch abwägen, was wahrscheinlicher ist, ob der junge Mann seine Aussage erflunkert hat oder ob sie ihm eingegeben wurde. Beides paßt in sein Weltbild.

Der Ungläubige hat ein kleineres, eingeengtes Weltbild. Es gestattet ihm nur eine der Varianten zur Beurteilung: daß der junge Mann eine Unwahrheit gesagt hat, zumindest selbst einer Unwahrheit aufgesessen ist.

Was immer es ist, Eingebung oder Unwahrheit, jedenfalls löste es ein dramatisches und schicksalhaftes Geschehen aus. Der junge Mann tritt, nachdem er das Stichwort gegeben hat, von der Bühne ab. Die weitere Entwicklung liegt beim Mädchen. Die nächsten Wochen sind von der Unerschütterlichkeit seines Glaubens geprägt, und von den Versuchungen, denen es ausgesetzt war. Der Versucher trat in Form des Gefühls für Gehorsam gegenüber den Eltern auf, in der Glaubwürdigkeit des Bischofs, und, nicht zu vergessen, im Gewand der Logik. Autoritäten, wie man sie besser nicht aussuchen könnte.

Versuchungen treten stets als Autoritäten auf, aber hier waren sie besonders gut gewählt.

Es ist auch falsch, den Bischof, die Eltern, die Logik nun zu verurteilen. Sie haben ihre notwendige Rolle gespielt, ohne die es wohl kaum zur schließlich erfolgten Heilung gekommen wäre, also ganz im Sinne des Geschehens. Wieso wurde dieses Geschehen vollzogen?

Vielleicht, um eine armselige Gelähmte zu heilen. Sie lebt noch, den jungen Mann hat sie übrigens geheiratet, es war keine Märchenehe. Vielleicht, um der Kirche von A., altgedient, zu ihrer Wunderheilung zu verhelfen; vielleicht war es notwendig, weil die Schäflein in der Umgebung nachgelassen hatten. Vielleicht nur, damit es bestaunt und darüber berichtet wird.

Der in diesem Buch oft zitierte Sant Kirpal Singh sagt: »Für den Gläubigen ist stets Gott an erster Stelle und die Welt an zweiter Stelle.«

Das ist das Kriterium. Ebenso wie man aus den beiden Beispielen sieht: die Unerschütterlichkeit des Glaubens, die dem Zweifel, dem Versucher, keinen Spielraum erlaubt.

Sonst gibt es nicht viele Kriterien. Etwa, daß der Glaube für alle da ist. Buddha war ein Prinz, Mohammed ein Hirtenknabe, und Jesus ein Tischlergeselle.

Pathogene Reizzonen – Ein Anhang

Die pathogenen Reizzonen stellen einen möglichen Umweltfaktor dar, der das Wohlbefinden eines Menschen negativ beeinflussen kann. Viele sind von der Existenz dieser Reizzonen überzeugt, andere meinen, daß es sie nicht gibt ...
Unterirdische Wasseradern, geologische Erdverwerfungen, die wie Linien durch das Land ziehen und sich gelegentlich überkreuzen, sowie ein die ganze Erde umspannendes, unsichtbares »Gitternetz«, dessen »Stränge« meterweise auseinanderliegen, haben – nach Ansicht und Beobachtung vieler – Einfluß auf die darüber lebenden Pflanzen, Tiere, Menschen. Meist nachteiligen Einfluß. Tatsächlich wissen Bauern, daß häufig auch durch ihre Äcker Schneisen von einer Breite bis zu einigen Metern ziehen, manchmal kilometerlang, auf denen das Wachstum des Saatgutes verzögert oder verkümmert ist. Wenn der Bauer wünschelrutenkundig ist, kann er feststellen, daß diese Schneisen unterirdischen Wasserläufen entsprechen. Ändern diese, was manchmal vorkommt, ihre Richtung, so ändern sich auch, diesem Vorgang offenbar folgend, die wachstumsarmen Schneisen am Acker.
Auch wenn man Bäume beobachtet, erhält man von weitem schon Hinweise darauf, ob dort unterirdische Wasser fließen, oder nicht. Apfelbäume wachsen winkelschief, von der unbehaglichen Zone weg, und versuchen, ihre Krone neben den Wasserlauf zu setzen. Gelingt ihnen das nicht, gehen sie ein. In Apfelbaumkulturen kann man – entlang einer bestimmten Linie – ganze Reihen solcher abnorm wachsender Bäume sehen. In ihren bizarren Ausweichmanövern gleichen sie dann einander wie ein Ei dem andern: gleiche Reize – gleiche Reaktionen.
Erfahrene Heilkräutersammler wissen, daß sie manche ihrer Pflanzen nicht auf Flächen, wie auf Äckern, sondern entlang von Linien, etwa wie auf Wegen, suchen müssen. Hirtentäschel und Tollkirsche wachsen praktisch überhaupt nur über Wasserläufen. Aber nie über denselben. So verschieden die beiden Heilkräuter auch sind – eines ist das Gegengift des anderen –, so verschieden müssen offenbar ihre unterirdischen Reizzonen sein, welche sie, um gut wachsen zu können, suchen.
Auch Tiere reagieren darauf. Entweder sind ihnen Reizzonen angenehm, wie den Katzen, oder sie fliehen sie, wie die Hunde. Die Gegensätzlichkeit von Hund und Katze äußert sich also auch hier. Termiten lieben Reizzonen. Sie begnügen sich aber nicht mit einer gewöhnlichen Linie, es muß schon eine Reizzonen-Kreuzung sein ... Suchen die Eingeborenen Afrikas Wasser, so suchen sie zuerst nach Termitenbauten – und graben darunter nach ...

Wie reagieren Menschen auf diese Reizzonen?
Ich hatte mich bis vor zehn Jahren mit diesem Thema überhaupt nicht beschäftigt. Da wurde ich einmal mit einem Meßgerät von Ing. Ernst Haumer konfrontiert, welches nachwies, daß sich über Reizzonen zumindest die vegetative Reaktionslage eines Menschen ändert.
Ein Mensch, der sich über einer neutralen Stelle befindet, weist einen bestimmten Hautwiderstand und ein bestimmtes Gesamtkörperpotential auf. Wenn er sich nun, mit dem Meßgerät, über eine – mittels Wünschelrute, Pendel oder auch

UKW-Feldstärkemesser bzw. Szintillationszähler eruierte – Reizzone begibt, ändern sich die Werte: die Leitfähigkeit der Haut nimmt zu, das Gesamtkörperpotential nimmt ab. Das sind eindeutig negative Auswirkungen. Sie bedeuten, daß die Regulations- und die Reaktionsbereitschaft herabgesetzt ist. Man könnte das mit einer Art Schockwirkung vergleichen, ausgelöst durch die Reizzone.

Bedenklich an dem Ganzen ist etwas anderes: Während nach Postierung über der Reizzone sich die Werte bereits nach einer Minute voll verschlechtert haben – eine weitere Verschlechterung tritt auch bei längerem Aufenthalt darüber nicht auf –, dauert es nach deren Verlassen ein bis zwei Stunden, bis sich die Werte wieder neutralisiert haben.

Das sagt nun aus, daß Reizzonen nicht nur relativ prompt in den Körper einschlagen, sondern daß dieser auch nachhaltig gestört bleibt. Während einer beachtlichen Zeit ist er offenbar nicht imstande, seine Regulationskräfte ideal zu nutzen.

In vielen Fällen wird das keine weiteren Folgen haben. Wenn aber gerade in dieser Zeit die ausgleichenden Regulationen des Organismus besonders beansprucht werden, kann es schon sein, daß aus einer drohenden Krankheit ein echtes Geschehen wird.

Besonders kommt all das zum Tragen, wenn man sich ständig über solch einer Reizzone aufhält. Am Arbeitsplatz, auf dem Lieblingssessel, im Bett.

Eigenartigerweise deutet einiges darauf hin, daß neben der allgemeinen Beeinflussung des Vegetativums und der Regulation auch lokale Faktoren eine Rolle spielen. Wenn eine Reizzone, die etwa unter dem Bett verläuft, ständig oder nur bevorzugt die linke Schulter streift, wird diese vermehrt anfällig. Rheumatische, neuralgische Beschwerden häufen sich. Man kann diese nun mit den der Medizin zur Verfügung stehenden Maßnahmen meist erfolgreich behandeln. Doch nach einiger Zeit treten die Beschwerden von neuem auf. Erst wenn die Bettstelle anderswohin gestellt wird, tritt auch der bleibende Erfolg ein.

Das gleiche gilt für alle anderen Körperteile, für Kopf, Brust, Unterleib. Es gibt eigentlich schon zu viele diesbezügliche Beobachtungen, als das man dieses Phänomen einfach nur so wegwischen könnte.

Ein weiteres Phänomen ist, daß manche Reizzonen krankheitsspezifisch zu sein scheinen. So konnte ich vor Jahren in einer Stadt feststellen, daß entlang gewisser Fluchtlinien Krankheiten gehäuft auftreten. Eine dieser Linien war eine »Rheumalinie«, eine zweite eine »Psychosenlinie«, eine dritte die »Asthmalinie«. Weit über die normale Verteilung traten diese Krankheiten bei Bewohnern, die sich, quer durch die Stadt, auf einer dieser Linien befanden, vermehrt auf.

Während einer Nachprüfung durch Fachleute stellte sich heraus, daß es sich bei diesen Linien um geschlossene Einheiten handelte: Ein unterirdischer Wasserlauf (Rheuma), eine Therme (Asthma) und eine geologische Erdverwerfung (Psychosen).

Beim Studium der Geschichte dieser Stadt stellte sich schließlich heraus, daß bereits im vorigen Jahrhundert ein Arzt eine dieser Linien, die Psychosenlinie, entdeckt hatte. Er nannte sie damals »Selbstmörderlinie«.

Beobachtungen dieser Art sind also gar nicht so neu. Sie geraten nur, mangels handfester Beweise, oft in Vergessenheit und werden dann, wie das Beispiel dieser Stadt zeigt, hundert Jahre später und völlig unabhängig davon, neu entdeckt. Ein Umstand, der darauf hinweist, daß das Ganze eine sehr reale Grundlage haben kann, eigentlich haben muß.

Tatsächlich ist die Geschichte der Reizzonen und ihrer Wirkung auf den Menschen noch viel älter. So hat es im alten China schon vor viertausend Jahren ein Gesetz gegeben, nach dem der Bauherr verpflichtet war, das vorgesehene Grundstück durch einen Bausachverständigen auf seine Eignung als Baugrund und auf seine Unschädlichkeit (Reizzonenfreiheit) untersuchen zu lassen. Kaiser Yü (damals waren die Staatsmänner zugleich meist wissenschaftliche Spitzenkräfte) verfaßte ein Buch über die Wünschelrute. Ein bis heute erhaltenes Relief stellt ihn mit solch einer Rute dar.

Den alten Indern, Ägyptern, Persern, Medern, ebenso den Griechen, Etruskern und Römern, war die Fähigkeit des Rutengehens zum Aufsuchen von Wasser und zum Bestimmen von Reizzonen bekannt. Wenn also in so vielen Kulturkreisen das gleiche, meist voneinander unabhängig, entdeckt wird, muß wohl an einer Sache was dran sein.

Reizzonen sind schließlich keine Dämonen und wurden von den sonst dämonengläubigen Alten auch nicht als solche angesehen, sondern als ortsabhängige Gegebenheiten, über denen ein ständiger Aufenthalt nicht vorteilhaft ist.

Im Hinblick darauf hat sich nichts geändert. Wenn auch heute die Wissenschaft – völlig zurecht – nur das als wirklich gegeben annimmt, was stets reproduzierbar und belegbar ist. Doch ist es auch falsch, zu glauben, daß die exakte Wissenschaft das Thema »Reizzonen – Krankheit« negiert. Es ist lediglich, bis zur endgültigen Klärung, aufgeschoben.

Praktisch tut man gut daran, vorsorglich, schon vor der endgültigen wissenschaftlichen Klärung, die Konsequenzen zu ziehen, und den Reizzonen auszuweichen. Vor allem, da dies keine besonderen Schwierigkeiten bedeutet. Dazu braucht man einen Radiästheten (das ist ein in der Bestimmung von Reizzonen bewanderter Mensch) und läßt sich von ihm das Wohngebiet untersuchen. In der Folge ordnet man die am häufigsten benützten Möbelstücke – Sitzgelegenheiten, Betten usw. – so an, daß sie auf neutralem Boden stehen. Ausweichen ist, wie gesagt, immer die beste Lösung.

Es gibt moderne Geräte, die Reizzonen – mehr oder weniger überzeugend – ausschalten können. Gelegentlich aber nur die Wirkung der Zone auf die Wünschelrute und nicht auf den Menschen selbst. Solche Entstörgeräte sind – mit Abstand – das zweitbeste. Es bleibt dem Leser überlassen, ob er das Thema: »Reizzonen als störender Umweltfaktor« ernst nimmt oder nicht. Hier kann man nur einen persönlichen Rat geben: Sicherheitshalber sollte man es tun . . .

Literaturverzeichnis

Abehsera, Michel, Das makrobiotische Kochbuch, Bern 1980.

Anonym, Handgeschriebene Rezeptsammlung, 17. Jhdt.

Atkins, Robert C., Dr. Atkins Diät-Revolution, Frankfurt 1974.

Atkins, Robert C., Dr. Atkins Energie-Diät, Frankfurt 1977.

Aubert, Claude, Das große Buch der biologisch gesunden Ernährung, Wien 1980.

Bach, Edward, Blumen, die durch die Seele heilen, München 1979.

Bankhofer, Hademar, Die großen Naturheiler, Altendorf 1979.

Becker, F., Die Fleischnahrung, ein folgenschwerer Irrtum der Menschheit, Mannheim.

Bernau, Lutz, Schmerzfrei ohne Tabletten durch Akupressur, München 1975.

Bhaktivedanta, Swami Prabhupada, Bhagavad-Gita, wie sie ist, 1974.

Bircher-Benner, Handbuch für Frischsäfte, Rohkost und Früchtespeisen, Bad Homburg o. J.

Bischko, Johannes, Akupunktur für mäßig Fortgeschrittene, Heidelberg 1978.

Bischko, Johannes, Einführung in die Akupunktur, Heidelberg 1973.

Brauchle, Alfred, Das große Buch der Naturheilkunde, Gütersloh 1977.

Braun, Hans, Heilpflanzenlexikon für Ärzte und Apotheken, Stuttgart 1981.

Bruker, M. O., Gesund durch richtiges Essen, Düsseldorf 1979.

Bruker, M. O., Krank durch Zucker, o. J.

Budwig, Johanna, Das Fettsyndrom, Freiburg 1972.

Cudlipp, Edythe, Vitamine und Mineralien, Bonn 1978.

Davis, Roy Eugene, Meditation, 1978.

Dicke, E./Schliak, H./Wolff, A., Bindegewebsmassage, Stuttgart 1976.

Evers, Joseph, Warum Evers-Diät? Heidelberg 1980.

Exel, Wolfgang, Schmerzfrei ohne Gift, Wien 1981.

Frisch, Karl von, Du und das Leben, Ullstein 1974.

Furlenmeier, Martin, Wunderwelt der Heilpflanzen, Eltville 1978.

Fuye, R. de la/Schmidt, H., Die moderne Akupunktur, Stuttgart 1975.

Gamerith, Anni, Ehrfurcht vor Korn und Brot, Bad Goisern 1976.

Gamerith, Anni, Lebendiges Ganzkorn, Bad Goisern 1956.

Gharabaghi, M., Akupunktur, Klagenfurt 1981.

Gilbert/Charette, Homöopathische Arzneimittellehre in der Praxis, Stuttgart 1978.

Heilkräuter – Geschenke Gottes, Karlstein/Th.

Heilpflanzenkunde, Kleine, Zürich 1978.

Homöopathisches Repititorium, Karlsruhe 1980.

König, G./Wancura, J., Neue Chinesische Akupunktur, Wien 1975.

König, G./Wancura, J., Praxis und Theorie der Neuen Chinesischen Akupunktur, Band 1, Wien 1979.

Kunz-Bircher, Ruth, Gesund durch Bircher-Benner, Bern 1978.

Kuschinsky, G./Lullmann, H., Pharmakologie, Stuttgart 1972.

Kushi, Michio, Makrobiotik, der Weg der Natur, 1978.

Lang, C./Ranke, O., Stoffwechsel und Ernährung, Berlin.

Lassel, M.: Kräutergold, Rosenheim 1957.

Lehnartz, Emil, Chemische Physiologie, Berlin 1952.

Messègué, Maurice, Das Messègué-Heilkräuterlexikon, Wien 1976.

Nakamura, Jiro, Makrobiotische Ernährungslehre nach Ohsawa, Heidelberg 1976.

Neuthaler, Heinrich, Das neue Kräuterbuch, Salzburg 1978.

Pahlow, M., Das große Buch der Heilpflanzen, München 1979.

Pálos, Stephan, Consilium Acupuncturae, München 1978.

Rauch, Erich, Die Darmbereinigung nach Dr. med. F. X. Mayr, Heidelberg 1979.

Rauch, E./Mayr, P., Milde Ableitungsdiät, Heidelberg 1980.

Reckeweg, Hans, Homotoxikologie, Baden-Baden 1978.

Sant Kirpal Singh, Elixier, Bern 1978.

Sant Kirpal Singh, Karma, Das Gesetz von Ursache und Wirkung, Zürich 1972.

Sant Kirpal Singh, Die Krone des Lebens, Stuttgart 1974.

Sedlacek, E., Die Fußreflexzonen, Wien 1978.

Souci/Bosch, Lebensmitteltabellen für die Nährwertberechnung, Stuttgart 1978.

Sournia/Poulet/Martiny, Illustrierte Geschichte der Medizin, Band 1, Salzburg 1980.

Schall, Hermann, Nahrungsmitteltabellen, Leipzig 1929.

Schnitzer, J. G., Schnitzer Intensivkost – Schnitzer Normalkost, St. Georgen o. J.

Schnorrenberger, Claus, Stechen und Brennen, Stuttgart 1976.

Schwandt, Peter, Fettstoffwechselstörungen, München 1980.

Staubert/Bischoff, Du bist, was Du ißt, Hamburg 1977.

Stiefvater, Erich, Praxis der Akupunktur, Heidelberg 1973.

Treben, Maria, Gesundheit aus der Apotheke Gottes, Steyr 1980.

Van Aaken, Programmiert für 100 Lebensjahre, Celle 1974.

Vogler, Paul, Physiotherapie, Stuttgart 1975.

Waerland, Are, Handbuch der Gesundheit, Bern o. J.

Waerland, Ebba, Fest- und Alltagsrezepte, Bern o. J.

Walb, Ludwig, Die Haysche Trennkost, Heidelberg 1980.

Wenzel, E./Böhmig, U., PSI in der Medizin, Hartberg 1976.

Yogananda, Autobiographie eines Yogi, Bern 1979.

Namenregister

Sachregister